Jason Fung

KREBS

VERSTEHEN BEKÄMPFEN HEILEN

Bibliografische Information der Deutschen Nationalbibliothek
Die Deutsche Nationalbibliothek verzeichnet diese Publikation in der Deutschen Nationalbibliografie. Detaillierte bibliografische Daten sind im Internet über http://d-nb.de abrufbar.

Für Fragen und Anregungen
info@rivaverlag.de

Wichtige Hinweise
Dieses Buch ist für Lernzwecke gedacht. Es stellt keinen Ersatz für eine individuelle medizinische Beratung dar und sollte auch nicht als solcher benutzt werden. Wenn Sie medizinischen Rat einholen wollen, konsultieren Sie bitte einen qualifizierten Arzt. Der Verlag und der Autor haften für keine nachteiligen Auswirkungen, die in einem direkten oder indirekten Zusammenhang mit den Informationen stehen, die in diesem Buch enthalten sind.

Ausschließlich zum Zweck der besseren Lesbarkeit wurde auf eine genderspezifische Schreibweise sowie eine Mehrfachbezeichnung verzichtet. Alle personenbezogenen Bezeichnungen sind somit geschlechtsneutral zu verstehen.

1. Auflage 2021

Türkenstraße 89
80799 München
Tel.: 089 651285-0
Fax: 089 652096

Die englischsprachige Originalausgabe erschien 2020 bei HarperCollins Publishers, 195 Broadway, New York, NY 10007 unter dem Titel *The Cancer Code. A Revolutionary New Understanding of a Medical Mystery.*

Übersetzung: Dr. Kimiko Leibnitz
Redaktion: Simone Fischer
Umschlaggestaltung: Sonja Vallant, München
Satz: Müjde Puzziferri, MP Medien, München
Druck: GGP Media GmbH, Pößneck
Printed in Germany

ISBN Print 978-3-7423-1818-3
ISBN E-Book (PDF) 978-3-7453-1522-6
ISBN E-Book (EPUB, Mobi) 978-3-7453-1523-3

Jason Fung

KREBS

VERSTEHEN
BEKÄMPFEN
HEILEN

Wie Sie die Behandlung unterstützen und die Heilungschancen erhöhen

riva

Ich widme dieses Buch meiner wunderschönen Frau Mina und meinen Söhnen Jonathan und Matthew. Danke für eure Liebe, Unterstützung und Geduld. Ohne euch hätte ich es nicht geschafft.

Inhalt

Teil I

KREBS ALS ÜBERMÄSSIGES WACHSTUM

KREBSPARADIGMA 1.0

1

GRABENKRIEG

Ich nahm einmal an einer Krankenhausbesprechung teil, bei der der Leiter eines neuen Programms die Ergebnisse des Vorjahres präsentierte. In der Gemeinde waren für dieses neue Programm über 1 Million Dollar gesammelt worden, und die Hoffnung war groß. Ich gehörte nicht zu den Anwesenden, die von den vermeintlichen Erfolgen beeindruckt waren, aber ich schwieg – weil es mich eigentlich nichts anging und weil mir meine Mutter beigebracht hat, dass es besser ist zu schweigen, wenn man nichts Gutes zu sagen hat. Dennoch war ich der Meinung, dass dieses Programm eine reine Zeit- und Geldverschwendung war.

Die anderen Anwesenden waren jedoch voll des Lobes. »Toll gemacht! Herzlichen Glückwunsch! Hervorragende Arbeit!« Obwohl es offensichtlich war, dass im letzten Jahr erstaunlich wenig geleistet wurde, spielten die anderen Ärzte mit und taten so, als wäre alles in bester Ordnung. Niemand, mich eingeschlossen, erhob sich und rief: »Der Kaiser ist nackt!«

Dieses Problem besteht nicht nur in meinem Krankenhaus, sondern zieht sich durch das gesamte Gesundheitssystem; so funktioniert nun einmal jede Bürokratie. Während es in zwischenmenschlichen Beziehungen oft hilfreich ist, Kritik für sich zu behalten, ist ein solcher Ansatz in Forschung und Lehre kontraproduktiv. Damit wir Probleme lösen können, müssen wir sie zuerst erkennen. Nur dann können wir verstehen, warum unsere aktuellen Lösungen nicht greifen, und können diese im Anschluss verbessern. Schließlich hängen Menschenleben davon ab. Aber in der medizinischen Forschung stoßen Ansichten, die von der etablierten Lehrmeinung abweichen, auf wenig Gegenliebe. Dieses Problem zieht sich durch viele Fachdisziplinen, wozu die Erforschung von Adipositas, Typ-2-Diabetes und, ja, auch Krebs gehört.

Adipositas

Wir erleben gerade die größte Adipositas-Epidemie in der Menschheitsgeschichte. Wenn Sie einen Blick auf jede beliebige Statistik über die weltweite Entwicklung von Adipositas werfen, werden Sie feststellen, dass die Prognose düster ist. Noch im Jahr 1985 gab es keinen einzigen Bundesstaat in den USA, in dem die Adipositas-Prävalenz über 10 Prozent betrug. 2016 berichtete die amerikanische Behörde CDC (Centers for Disease Control and Prevention, zu Deutsch: Zentren für Krankheitskontrolle und -prävention), dass in allen Bundesstaaten die Adipositas-Prävalenz auf über 20 Prozent gestiegen war, und nur drei Bundesstaaten lagen unter 25 Prozent.[1] Die Adipositas-Prävalenz mit einem BMI über 30kg/m^2 lag laut Robert-Koch-Institut (RKI) 2014 in Deutschland bei 23 Prozent der Männer und 24 Prozent der Frauen.[2] Schlimm! Wir können dafür nicht die »schlechten Gene« als Grund vorbringen, weil sich dieser Wandel in den letzten 31 Jahren vollzogen hat, also innerhalb einer Generation. Es ist offensichtlich, dass neue Interventionen gefragt sind, und wir brauchen langfristig umsetzbare Lösungen, damit die Menschen abnehmen und ihr neues, gesundes Gewicht halten können.

Wir reden uns seit Jahrzehnten ein, dass es eine Lösung im Kampf gegen Adipositas gibt: Kalorien zählen. Die CDC sagt: »Um abzunehmen, müssen mehr Kalorien verbrannt als zugeführt werden. Weil ein Kilogramm Körperfett circa 7000 Kalorien enthält, muss man seine Kalorienzufuhr um 500 bis 1000 Kalorien pro Tag reduzieren, um einen wöchentlichen Gewichtsverlust von 0,5 bis 1 Kilogramm zu erzielen.« Das ist die übliche Standardempfehlung, die Ärzte, Ernährungsberater, Zeitschriften, Fachbücher und Zeitungen weltweit wiederholen. Genau diese Empfehlung bekam ich damals als Medizinstudent ebenfalls zu hören. Jeder Arzt, der behauptet, dass Abnehmen auch anders geht, wird als Scharlatan abgestempelt. Aber die Besessenheit, mit der sich die Ärzteschaft aufs Kalorienzählen verlegt hat, hat im Kampf gegen die Adipositas-Epidemie bisher nicht viel gebracht. Wenn wir nicht zugeben können, dass unsere Lösungen bei Weitem nicht ausreichen, werden wir der aufbrandenden Adipositas-Welle nicht viel entgegensetzen können.

Nur wenige können zugeben, dass der Ratschlag »Weniger essen, mehr bewegen« nicht greift. Doch der entscheidende erste Schritt, um das Adipositas-Problem zu lösen, besteht darin, unsere Fehler einzugestehen. Der Ratschlag, Kalorien zu zählen, ist weder nützlich noch wirksam. Wir müssen begreifen, dass Adipositas nicht auf ein kalorisches, sondern auf ein hormonelles Ungleichgewicht zurückzuführen ist. Erkennen wir die Wahrheit doch einfach an, damit wir Fortschritte erzielen und wirkungsvollere Interventionen entwickeln können. Nur dann haben wir eine Chance, in dieser Krise der öffentlichen Gesundheit eine Wende einzuleiten. Wie der brillante Ökonom John Maynard Keynes einmal gesagt haben soll: »Die Schwierigkeit besteht weniger darin, neue Ideen zu entwickeln, als den alten zu entkommen.«

Typ-2-Diabetes

Die besorgniserregende Epidemie von Typ-2-Diabetes spiegelt die Entwicklung von Adipositas sehr genau wider. Laut der CDC leidet etwa jeder zehnte US-Bürger an Typ-2-Diabetes, das heißt, dass es in den Vereinigten Staaten über 30 Millionen Betroffene gibt. Schlimmer noch, diese Zahl ist in den letzten Jahrzehnten gestiegen und es ist keine Änderung in Sicht, wie das Diagramm auf Seite 13 zeigt.

Die Zahlen in Deutschland sehen nicht besser aus: Laut der Deutschen Diabetes Gesellschaft (DDG) liegt die Zahl der Menschen mit einem dokumentierten Typ-2-Diabetes im Jahr 2020 bei mindestens 8 Millionen, zu der noch eine Dunkelziffer von rund 2 Millionen Betroffenen gerechnet werden muss.[3] Und auch hier steigt die Anzahl der Betroffenen von Jahr zu Jahr an.

Bei Typ-2-Diabetes werden standardmäßig blutzuckersenkende Medikamente wie Insulin verschrieben. Mit der Zeit benötigen die Patienten üblicherweise eine immer höhere Dosis. Wenn man mehr Insulin nehmen muss, ist es ziemlich offensichtlich, dass sich der Typ-2-Diabetes verschlechtert hat. Trotzdem beharrt die medizinische Fachwelt, also Forscher und

Ärzte, auf ihrer Position, dass Typ-2-Diabetes eine chronische und progressive Erkrankung ist, gegen die man nichts ausrichten kann.

Doch nichts davon ist wahr. Wenn ein Patient abnimmt, verbessert sich sein Typ-2-Diabetes fast immer ganz von selbst. Wir müssen nicht mehr Medikamente gegen Diabetes verschreiben; wir müssen die Ernährung der Patienten umstellen. Aber bisher wollten wir nicht zugeben, dass unser Behandlungsansatz fehlerhaft ist. Denn dann müssten wir von der liebgewonnenen Überzeugung abrücken, dass unsere Forscher und Ärzte gute Fortschritte im Kampf gegen eine schreckliche Krankheit erzielen. Ein Problem zugeben? Auf keinen Fall. Die Konsequenz? Eine anhaltende Epidemie. So wie bei Adipositas gilt auch hier: Wenn wir uns nicht eingestehen können, dass der vorherrschende Behandlungsansatz viel zu kurz greift und nicht funktioniert, werden wir weiterhin machtlos bleiben und den Betroffenen nicht helfen können.

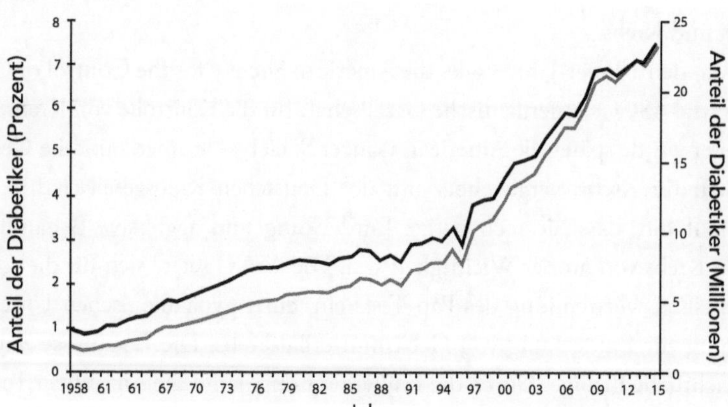

Anzahl und Anteil der US-Bevölkerung mit diagnostiziertem Diabetes, 1958 bis 2015

Krebs

Dies führt uns schließlich zu Krebs. In Bezug auf diese Krankheit machen wir doch sicher gute Fortschritte, oder? Wie hören fast täglich Berichte, dass unseren Wissenschaftlern ein Durchbruch oder ein neues medizinisches Wunder gelungen ist. Leider offenbart ein nüchterner Blick auf die Daten, dass die Krebsforschung beinahe jedem anderen medizinischen Bereich hinterherhinkt.

Zu Beginn des 20. Jahrhunderts erregte Krebs nicht viel Aufmerksamkeit. Damals stellten Infektionskrankheiten wie Lungen- oder Darmentzündungen und Tuberkulose für die öffentliche Gesundheit die größte Gefahr dar. Aber die hygienischen Bedingungen verbesserten sich, und 1928 entdeckte der britische Forscher Alexander Fleming das Penicillin, das die Welt veränderte. Die Lebenserwartung der Menschen stieg, und so richtete die Forschung die Aufmerksamkeit auf chronische Leiden wie Herzkrankheiten und Krebs.

In den 1940er-Jahren wies die American Society for the Control of Cancer (die ASCC, Amerikanische Gesellschaft für die Kontrolle von Krebs; aus dieser wurde später die American Cancer Society, die amerikanische Gesellschaft für Krebs, vergleichbar mit der Deutschen Krebsgesellschaft e. V.) darauf hin, dass die rechtzeitige Entdeckung und aggressive Behandlung von Krebs von großer Wichtigkeit war. Die ASCC setzte sich für die routinemäßige Verwendung des Pap-Tests ein, einer gynäkologischen Untersuchung zur Entdeckung von Gebärmutterhalskrebs. Die Ergebnisse zeigten beachtliche Erfolge: Durch die Früherkennung nahm die Anzahl der Todesfälle durch Gebärmutterhalskrebs drastisch und schnell ab. Ein fulminanter Beginn, doch die Anzahl der Todesfälle durch andere Krebsarten nahm weiterhin zu.

US-Präsident Richard Nixon sprach einige Jahrzehnte später ein Machtwort und kündigte in seiner Rede zur Lage der Nation 1971 »eine intensive Kampagne an, um ein Heilmittel für Krebs zu finden«. Er unterschrieb den National Cancer Act (Nationales Krebsgesetz) und stellte der Krebsforschung beinahe 1,6 Milliarden Dollar zur Verfügung. Überall herrschte

Optimismus. Das Land hatte nur wenige Jahre zuvor mit dem Apollo-Programm einen Mann auf den Mond gebracht. Krebs? Auch der sollte bald bezwungen sein. Manche Wissenschaftler prognostizierten zuversichtlich, dass der Krebs bis 1976, dem zweihundertjährigen Bestehen der Vereinigten Staaten, besiegt sein würde.

Das Jubiläum kam und ging, aber ein Heilmittel für Krebs war noch lange nicht in Sicht. 1981 dauerte der »Krieg gegen den Krebs« bereits ein Jahrzehnt, und die *New York Times* stellte die Frage, ob dieser extrem aufgebauschte, zehnjährige Krieg »echte Fortschritte im Kampf gegen diese gefürchtete Krankheit hervorgebracht hatte oder … eine Geldverschwendung in Höhe von 7,5 Milliarden Dollar gewesen sei«.[4] Die Zahl der Krebstoten nahm weiter unerbittlich zu, denn die Anstrengungen der letzten zehn Jahre hatten diese Entwicklung nicht aufgehalten. Im Krieg gegen den Krebs hatte man bisher eine herbe Niederlage kassiert.

Für Insider wie Dr. John Bailar III vom National Cancer Institute (NCI, zu Deutsch: Nationales Krebsinstitut), der auch als Berater für das *New England Journal of Medicine* und Dozent an der Harvard School of Public Health tätig war, war diese Feststellung nicht überraschend. 1986 hinterfragte Dr. Bailar in einem Leitartikel für das *New England Journal of Medicine* die Wirksamkeit des gesamten Krebsforschungsprogramms.[5] In seinem Beitrag bemerkte er, dass die Zahl der Krebstoten in Amerika zwischen 1962 und 1982 um 56 Prozent gestiegen war (Abbildung Seite 16). Auch unter Berücksichtigung des Bevölkerungswachstums stellte dies eine 25-prozentige Zunahme der Krebstoten zu einem Zeitpunkt dar, als die Todesfallzahlen bei praktisch jeder anderen Krankheit schnell abnahmen; die Zahl der nicht-krebsbedingten Todesfälle war um 24 Prozent gesunken. Dr. Bailar bemerkte, dass die Daten »keinen Beweis dafür liefern, dass 35 Jahre intensiver und zunehmender Anstrengungen zur Verbesserung der Krebsbehandlung eine nennenswerte Auswirkung auf das wichtigste Maß für das klinische Ergebnis hatten – Tod. Im Hinblick auf Krebs als Ganzes haben wir langsam an Boden verloren«. Er fragte laut: »Warum ist Krebs die einzige Haupttodesursache, bei der die altersangepasste Sterblichkeitsrate immer noch steigt?«

Als Insider der Krebskriege, der in der bekanntesten medizinischen Fachzeitschrift der Welt einen Beitrag veröffentlichte, rief Dr. Bailar im

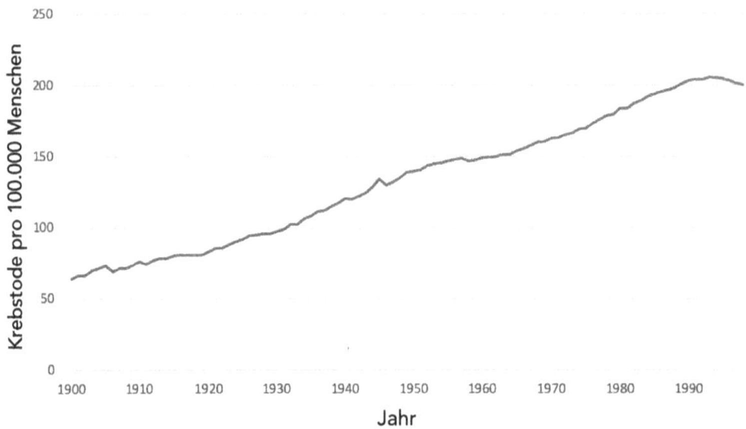

Krebssterblichkeit in den USA in den Jahren 1900 bis 2000

Grunde: »Der Kaiser ist nackt!« Er erkannte, dass es notwendig war, frischen Wind in die alte, verstaubte Krebsforschung zu bringen, die dieselben Krebsparadigmen wiederholte, die auf ganzer Linie versagt hatten. Indem er das Scheitern der medizinischen Fachwelt anerkannte, unternahm Dr. Bailar den ersten mutigen Schritt, um im Krieg gegen den Krebs einen Fortschritt zu erzielen.

Leider war der Rest des medizinischen Establishments noch nicht bereit, sich das Problem einzugestehen. Dr. Bailars Artikel wurde scharf kritisiert; er wurde im besten Fall als »fehlerhaft« und im schlimmsten Fall als »verwerflich« bezeichnet. In der sonst so manierlichen akademischen Welt war diese Wortwahl gleichbedeutend mit einer wüsten Beschimpfung.[6] Dr. Bailar wurde in den Fachkreisen, die er einst angeführt hatte, beinahe universell geächtet. Seine Motive und Kompetenz wurden immer wieder infrage gestellt.

Vincent DeVita Jr., der damalige Direktor des NCI, nannte Dr. Bailars Leitartikel unverantwortlich und irreführend und implizierte gleichzeitig, dass Dr. Bailar an »Realitätsverlust« leide.[7] Der Präsident der American Society of Clinical Oncology (Amerikanische Gesellschaft für klinische Onkologie) bezeichnete Dr. Bailar als »größten Schwarzseher unserer Zeit«. Er musste viele persönliche Angriffe über sich ergehen lassen, aber die Statistiken ließen sich nicht leugnen. Doch niemand wollte zugeben, dass Krebs auf dem Vormarsch war. Die Fachwelt reagierte auf die Botschaft, indem sie quasi den Boten tötete. »Alles ist bestens«, sagte sie, während sich die Leichen türmten.

Als Dr. Bailar elf Jahre später einen weiteren Artikel mit dem Titel *Cancer Undefeated* [8] veröffentlichte, hatte sich wenig verändert. Von 1982 bis 1994 hatte die Rate der Krebstoten um weitere 2,7 Prozent zugenommen. Der Krieg gegen den Krebs hatte nicht zu einer herben Niederlage geführt, sondern zu einem blutigen Gemetzel. Trotzdem konnte die Fachwelt das Problem nicht zugeben. Ja, es waren durchaus Erfolge zu verzeichnen. Seit den 1970er-Jahren war die Todesrate bei krebskranken Kindern um etwa 50 Prozent gefallen. Aber Krebs ist eine Krankheit, die typischerweise Erwachsene und ältere Menschen befällt, deshalb war dies zwar ein beachtlicher Sieg, jedoch nur einer in einer kleinen Schlacht. Von den 529 904 Krebstoten, die 1993 zu beklagen waren, waren nur 1699 Kinder (3 Prozent). Krebs versetzte uns einen schweren Schlag nach dem anderen, und wir brüsteten uns damit, ihm einen leichten Schubs versetzt zu haben.

Der Krieg gegen den Krebs erhielt frischen Wind durch die Erkenntnisse aus einer Genetikstudie, die in den 1980er- und 1990er-Jahren durchgeführt wurde. »Aha«, dachten wir, »Krebs ist also eine Erbkrankheit.« Es hatte sich eine neue Front im Krieg gegen den Krebs gebildet, und wir richteten unsere Anstrengungen darauf, die genetischen Schwächen von Krebs zu erforschen und zu Gunsten der Gesundheit zu nutzen. So entstand das Humangenomprojekt (Human Genome Project, kurz HGP), eine gigantische, viele Millionen Dollar teure internationale Kollaboration, die 2003 zum Abschluss kam. Die Forschungsgemeinde war sich sicher, dass diese genetische Landkarte einen vielversprechenden Schlachtplan gegen den Krebs darstellte. Wir hatten jetzt ein vollständiges Diagramm des gesamten menschlichen Erbguts, aber überraschenderweise half es uns nicht, den Krebs zu besiegen. 2005 wurde ein noch ehrgeizigeres Programm auf den Weg gebracht, der Krebsgenom-Atlas (The Cancer Genome Atlas, kurz TCGA). Aberhunderte menschlicher Genome wurden hierfür kartografiert in der Hoffnung, die Schwachstellen zu finden, die der Krebs vielleicht hatte. Auch dieser enorme Forschungsaufwand kam und ging, während der Krebs weiterhin unbeirrt und seelenruhig seinen Siegeszug fortsetzte.

Wir nutzten unseren Einfallsreichtum, ein gewaltiges Forschungsetat und Spendenaufrufe, um neue Waffen zu erschaffen und die harte Schale zu knacken, die den Krebs umgab. Wir glaubten, dass der Krieg gegen den Krebs ein hochtechnologischer Kampf mit intelligenten Waffen sein würde. Aber in Wirklichkeit ähnelte er mehr dem Grabenkrieg im Ersten Weltkrieg. Die Front veränderte sich nicht und der Krieg zog sich in die Länge, ohne dass ein Fortschritt erkennbar war. In der Zwischenzeit waren immer mehr Todesopfer zu beklagen.

Dieser Stillstand in der Krebsforschung steht in deutlichem Kontrast zu den beachtlichen Erfolgen in anderen medizinischen Bereichen. Von 1969 bis 2014 war in den USA die Anzahl der Todesfälle durch Herzkrankheiten trotz der steigenden Bevölkerungszahl um circa 17 Prozent gesunken. Aber Krebs? In derselben Zeit stieg die Zahl der Krebstoten um erschreckende 84 Prozent, wie das Diagramm auf Seite 19 zeigt.

2009 war in der *New York Times* eine Überschrift zu lesen, die diese Realität widerspiegelt: »Keine Fortschritte in der Krebsforschung in Sicht«[9]. Im Artikel war zu lesen, dass die angepasste Rate der krebsbedingten Todesfälle zwischen 1950 und 2005 um gerade einmal 5 Prozent gesunken war – während es 64 Prozent weniger Todesfälle durch Herzkrankheiten und 58 Prozent weniger Todesfälle durch Grippe und Lungenentzündungen gab. Und wieder versprach ein US-Präsident, diesmal Barack Obama, »einen neuen Angriff zu starten, um eine Krankheit zu besiegen, die sich auf das Leben beinahe jedes Amerikaners, mich eingeschlossen, ausgewirkt hat, indem wir in unserer heutigen Zeit nach einem Heilmittel für Krebs suchen«.[10] Der Nobelpreisträger James Wurzen, einer der Entdecker der DNA-Doppelhelix, bemerkte in einem Meinungsartikel, der 2009 in der *New York Times* erschien, dass im Jahr 2006 560 000 Amerikaner an Krebs verstorben waren, über 200 000 Tote mehr als 1970 – dem Jahr, bevor der »Krieg« begann.[11] Im Vergleich dazu: In Deutschland verstarben laut einer Auflistung der *Süddeutschen Zeitung* 1980 193 000 Menschen an Krebs, 2014 war die Zahl auf 224 000 Krebstote angestiegen.[12]

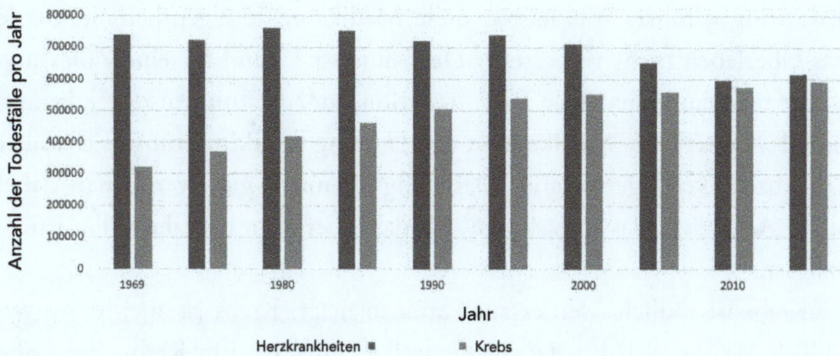

Jährliche Sterblichkeit von Herzerkrankungen versus Krebs

Ein Mangel an Fördergeldern war nicht der Grund gewesen, warum der Krieg gegen den Krebs ins Stocken geraten war. 2019 betrug das Budget für das National Cancer Institute 5,74 Milliarden Dollar, die aus Steuergeldern bereitgestellt wurden.[13] Nonprofit-Organisationen sprossen wie Pilze aus dem Boden. Es gibt mittlerweile mehr Nonprofit-Organisationen für Krebs als für Herzkrankheiten, AIDS, Alzheimer und Schlaganfall zusammengenommen. Die American Cancer Society (Amerikanische Gesellschaft für Krebs) generiert jedes Jahr über 800 Millionen Dollar durch »Spenden für den guten Zweck«.

Vielleicht denken Sie sich mittlerweile: »Aber was ist mit den bahnbrechenden Entdeckungen, die in den Nachrichten erwähnt werden? Das viele Geld muss doch Leben retten?« Es ist wahr, dass hinsichtlich der Behandlungsmethoden Fortschritte erzielt worden sind, und diese neuen Ansätze haben mit Sicherheit etwas bewirkt. Leider retten sie aber nicht so viele Leben, wie Sie vielleicht denken.

In den USA werden Krebsmedikamente nur dann von der Lebens- und Arzneimittelbehörde FDA (Food and Drug Administration) zugelassen, wenn sich ihre Wirksamkeit bei minimaler Toxizität nachweisen lässt. Aber die Wirksamkeit kann auf unterschiedliche Weise definiert werden – und gerettete Menschenleben gehören nicht unbedingt dazu. Leider haben ganze 68 Prozent der zwischen 1990 und 2002[14] von der FDA zugelassenen Krebsmedikamente nicht zwingend zu einer Erhöhung der Lebenserwartung geführt. Was leisten diese Medikamente eigentlich, wenn sie das Überleben nicht verbessern? Der häufigste Grund für eine Zulassung ist die sogenannte partielle Tumorreaktionsrate, die zum Ausdruck bringt, dass das betreffende Medikament den Umfang des Primärtumors um über 50 Prozent verringern kann. Das klingt ziemlich gut, wenn man dabei außer Acht lässt, dass dieses Maß für das Überleben beinahe völlig irrelevant ist.

Krebs ist tödlich, weil er zum Streuen neigt. Krebs ist auch deswegen tödlich, weil er sich bewegt, nicht, weil er groß ist. Ein Krebs, der keine Metastasen bildet, wird als »gutartig« bezeichnet, weil er nur sehr selten eine ernsthafte Erkrankung verursacht. Ein Krebs, der Metastasen bildet, wird als »bösartig« bezeichnet, weil er tendenziell tödlich verläuft.

Das weit verbreitete Lipom, das etwa 2 Prozent aller Menschen über 50 Jahre betrifft, ist beispielsweise eine gutartige Wucherung von Fettzellen. Es kann bis zu einer Größe von etwa 20 Kilogramm wachsen. Trotz dieses gewaltigen Umfangs ist dieser gutartige Krebs nicht lebensbedrohlich. Ein bösartiges Melanom (eine Form von Hautkrebs) kann jedoch nur 50 Gramm wiegen, aber aufgrund seiner Neigung zur Streuung 1000-mal tödlicher sein. Wenn sie erst einmal loslegen, sind manche Krebsarten unaufhaltsam.

Aus diesem Grund sind lokale Krebsbehandlungen wie die chirurgische Entfernung eines Tumors oder eine Strahlentherapie nur bedingt wirksam, wenn der Krebs bereits Metastasen gebildet hat. Die operierenden Ärzte bemühen sich daher, »alles zu erwischen«. Sie schneiden großflächig gesundes Gewebe aus dem Krebspatienten heraus, um selbst den kleinsten Rest einer Krebszelle zu entfernen. Krebsoperationen werden durchgeführt, um einer Metastasierung vorzubeugen, nicht, weil der Krebs zu groß geworden wäre. Für das allgemeine Überleben eines Patienten ist die Fähigkeit eines Krebsmedikaments, einen Tumor schrumpfen zu lassen, vernachlässigbar. Ein Medikament, das einen Tumor zur Hälfte zerstört, ist keinen Deut besser als ein chirurgischer Eingriff, mit dem ein Tumor zur Hälfte entfernt wird – ein solches Vorgehen ist beinahe völlig sinnlos. Die Hälfte zu erwischen ist genauso gut oder schlecht wie gar nichts zu erwischen.

Aber ein Großteil der neuen Krebsmedikamente wurde ausschließlich aufgrund dieses fragwürdigen Wirksamkeitsmarkers zugelassen. Von 1990 bis 2002 wurden für 45 neue Medikamente 71 neue Zulassungen erteilt. Lediglich 12 dieser Medikamente haben nachweislich Leben gerettet, und die meisten verlängerten das Leben der Patienten um nur einige Wochen oder Monate. Gleichzeitig erschien die Formulierung »bahnbrechender Durchbruch im Kampf gegen Krebs« in 691 Veröffentlichungen. Das ergibt die folgende fragwürdige Logik: 691 Durchbrüche = 71 Zulassungen für Krebsmedikamente = 45 neue Medikamente = 12 Medikamente, die das Leben von Patienten nicht nennenswert verlängerten.

Alle diese neuen Waffen im Krieg gegen den Krebs waren nicht mehr als der juwelenbesetzte Griff eines zerbrochenen Schwertes. Mitte der 2000er-Jahre schwand die Hoffnung im Kampf gegen den Krebs. Doch dann geschah etwas Seltsames. Wir fingen an zu gewinnen.

Eine neue Morgendämmerung

Trotz all der Unkenrufe und düsteren Aussichten zeichnete sich ein Silberstreif am Horizont ab. Die Anzahl der Krebstoten, die unter Berücksichtigung das zunehmenden Alters und Bevölkerungswachstums Anfang der 1990er-Jahre einen Höchststand erreicht hatte, nahm jetzt langsam, aber sicher ab. Was hatte sich verändert? Einen Beitrag haben sicher die Anti-Raucher-Kampagnen geleistet, die seit den 1960er-Jahren von Vertretern der Gesundheitsbehörden lanciert wurden. Aber nicht nur dies ist der Grund, denn unser gesamtes Verständnis von Krebs hat sich langsam gewandelt und zu neuen Behandlungsmethoden beigetragen, die unseren aktuellen Fortschritt herbeigeführt haben und hoffentlich auch künftig vorantreiben werden.

Die dringlichste Frage in der Krebsforschung ist zugleich am schwierigsten zu beantworten: Was ist Krebs überhaupt? Obwohl der Krieg gegen den Krebs mittlerweile schon seit Jahrzehnten geführt wird, kennen wir unseren Feind immer noch nicht. Das Manhattan-Projekt hatte eine eindeutige Zielsetzung: die Kernspaltung. Das Apollo-Projekt hatte eine eindeutige Zielsetzung: einen Mann auf den Mond zu schießen und (im Idealfall lebendig) wieder zurückzubringen. Im Zweiten Weltkrieg gab es einen eindeutigen Feind: Adolf Hitler. Aber was war Krebs? Er war ein schwer greifbarer, chamäleonartiger Gegner. Krieg gegen ein schwammiges Konzept zu führen, beispielsweise gegen Armut, Drogen und Terrorismus, führt in der Regel zu Frustration.

Wenn man ein Problem aus dem falschen Blickwinkel betrachtet, kann man es nicht lösen. Wenn man nicht in die richtige Richtung blickt, spielt es keine Rolle, wie schnell man läuft; man wird nie ans Ziel kommen. Dieses Buch möchte die Geschichte von Krebs erforschen. Es erhebt nicht den Anspruch, eine Heilung von Krebs in Aussicht zu stellen. Dies ist zum gegenwärtigen Zeitpunkt noch weitgehend unmöglich. Mein Ziel ist es vielmehr, eine Chronik der überraschenden Entwicklung unseres Verständnisses der geheimnisvollsten Krankheit der Menschheit zu schreiben. Es ist die vielleicht merkwürdigste und zugleich faszinierendste Geschichte, die die Wissenschaft zu erzählen hat. Was ist Krebs? Wie ist er entstanden?

In den letzten 100 Jahren vollzogen sich drei große Paradigmenwechsel, die unser Verständnis von Krebs nachhaltig prägten. Zuerst hielten wir Krebs für eine Krankheit des übermäßigen Wachstums. Das stimmt zwar, erklärt aber nicht, warum er wächst. Als Nächstes betrachteten wir den Krebs als Krankheit, die durch eine Akkumulation genetischer Mutationen entsteht, die ein übermäßiges Wachstum verursachen. Auch das stimmt, erklärt aber nicht, warum sich diese genetischen Mutationen akkumulieren. Erst in letzter Zeit hat sich ein völlig neues Verständnis von Krebs entwickelt.

Krebs ist eine Krankheit, die sich völlig von allem unterscheidet, womit wir es jemals zu tun hatten. Er ist keine Infektion. Er ist keine Autoimmunerkrankung. Er ist keine Gefäßerkrankung. Er ist keine Vergiftung. Krebs stammt ursprünglich aus unseren eigenen Zellen, verwandelt sich aber in eine fremde Lebensform. Mithilfe dieses neuen Paradigmas wurden neue Medikamente entwickelt, die zum ersten Mal ein Ende des Grabenkriegs in Aussicht stellen.

2

KREBS IN DER GESCHICHTE

Krebs ist eine prähistorische Krankheit, die bereits im alten Ägypten bekannt war. Der 1930 übersetzte *Papyrus Edwin Smith* enthielt das Heilwissen des Hohepriesters Imhotep, der um 2625 vor Christus lebte. Er beschreibt den Fall einer »Geschwulst in der Brust«, die kühl und fest war.

Infektionen und Abszesse sind normalerweise entzündet, und wenn man sie berührt, sind sie warm und schmerzhaft. Diese Geschwulst war jedoch fest, kalt, nicht schmerzhaft – und etwas viel Schlimmeres. Hinsichtlich einer möglichen Behandlung war der Autor ratlos. Der griechische Historiker Herodot schrieb um 440 vor Christus über die persische Königin Atossa, die wahrscheinlich an einem inflammatorischen Brustkrebs litt. In einer vor etwa 1000 Jahren errichteten Grabstätte in Peru wurde ein mumifizierter Leichnam mit einem Knochentumor entdeckt, der durch das trockene Wüstenklima erhalten geblieben war. Ein 2 Millionen Jahre alter menschlicher Kieferknochen, den der Archäologe Louis Leaky ausgrub, hatte Anzeichen eines Lymphoms, eines ungewöhnlichen Blutkrebses.[1] Krebs gibt es also schon so lange wie die Menschheit selbst.

Krebs ist ein omnipräsenter Gegner und wandelt mindestens genauso lange auf dieser Erde wie wir. Seine Hartnäckigkeit macht ihn einzigartig. Krankheiten kommen und gehen. Die Windpocken und der Schwarze Tod haben einst die Welt ins Chaos gestürzt, sind aber aus dem modernen Pantheon der gesundheitlichen Gefahren weitgehend verschwunden. Aber Krebs? Krebs war schon am Anfang da. Er war auch in der Mitte da. Und er ist immer noch da und wütet schlimmer als je zuvor.

Obwohl mehrere Tausend Jahre vergangen sind, in denen sich unser medizinisches Wissen stetig weiterentwickelt hat, werden wir immer noch vom Krebs heimgesucht. Krebs war in der Antike vermutlich eine seltene

Krankheit, weil sie vor allem ältere Menschen betraf und die Lebenserwartung damals nicht sehr hoch war. Wenn die Menschen aufgrund von Hungersnot, Pest und Krieg früh sterben, bietet Krebs keinen großen Anlass zur Sorge.

Der griechische Arzt Hippokrates (circa 460 bis 370 vor Christus), der oft als Vater der modernen Medizin bezeichnet wird, hat unseren alten Gegner möglicherweise sehr treffend als *karkinos* bezeichnet, zu Deutsch »Krebs« (womit das Tier »Krebs« gemeint ist). Das ist eine überraschend präzise und aufmerksame Beschreibung. Unter dem Mikroskop betrachtet sieht man, dass Krebs mehrere *spiculae* (strangförmige Ausläufer oder »Krebsfüßchen«) hat, die aus seinem Körper wachsen und mit dem er sich an angrenzendes Gewebe klammert. Wie eine Miniaturversion seines Namensvetters unterscheidet sich der Krebs von anderen tödlichen Krankheiten durch seine Fähigkeit, sich im Körper zu bewegen. Eine Schnittwunde am Oberschenkel entwickelt keinen Ableger am Schädel, aber ein Lungenkrebs kann schnell streuen und sich in der Leber ansiedeln.

Im zweiten Jahrhundert nach Christus benutzte der griechische Arzt Galen den Begriff *oncos*, zu Deutsch »Schwellung«, um Krebs zu beschreiben, der sich oft als Verhärtung beziehungsweise Knoten ertasten lässt. Die Begriffe *Onkologie* (die Lehre von den Tumoren), *Onkologe* (Krebsspezialist) und *onkologisch* (den Krebs betreffend) sind auf diesen Wortursprung zurückzuführen. Galen benutzte auch das Suffix *-om*, um Geschwülste zu bezeichnen. Ein *Hepatom* ist also ein Krebs der Leber. Ein *Sarkom* ist ein Krebs des Weichteilgewebes. Ein *Melanom* ist ein Krebs der melaninhaltigen Hautzellen. Celsus (circa 35 bis 50 nach Christus), ein römischer Enzyklopädist und Verfasser von *De Medicina*, übersetzte das griechische Wort *karkinos* erstmals in das, was wir heute als »Krebs« in Bezug auf die Krankheit bezeichnen. Der Begriff *Tumor* wird benutzt, um jede Form von lokal begrenztem, anormalem Zellwachstum zu beschreiben, das gut- oder bösartig sein kann.

Krebs wurde zunächst als unreguliertes, wucherndes und unkontrolliertes Gewebewachstum aufgefasst. Normales Gewebe hält sich an ein genau definiertes Wachstumsmuster. Eine normale Leber zum Beispiel wächst von der Geburt bis ins Erwachsenenalter und stellt das Wachstum dann ein. Sie behält ihre Größe also bei, sofern keine anderen Krankheiten intervenieren. Eine normale Niere wächst im Laufe des Lebens nicht kontinuierlich weiter, bis sie so groß wird, dass sie den gesamten Bauchraum ausfüllt. Krebszellen hingegen wachsen so lange weiter, bis sie sterben – oder bis der Mensch verstirbt.

Man unterscheidet normalerweise zwischen gutartigen und bösartigen Varianten. Ein gutartiger Krebs wächst, bildet aber keine Metastasen. Beispiele hierfür sind Lipome und Basalzellkarzinome der Haut. Diese können zwar sehr groß werden, ein gutartiger Krebs bereitet uns jedoch keine allzu großen Sorgen, weil er selten tödlich verläuft. Erst die Fähigkeit, sich im Körper zu bewegen und zu streuen, also zu metastasieren, ist für den Großteil aller Krebstode verantwortlich.

Wir verstehen unter Krebs normalerweise bösartige Formen, und dieses Buch wird nur von ihnen handeln. Die Namen der vielen Krebsarten (Brust-, Darm-, Prostata-, Lungen-, Knochenmarkkrebs) beschreiben normalerweise die Zellen, die zuerst entartet sind. Es gibt wahrscheinlich so viele Krebsarten, wie es Zelltypen im Körper gibt. Sie wachsen immer weiter und haben zudem die Fähigkeit, ihren Ursprungsort zu verlassen und sich an einer anderen Stelle anzusiedeln.

Jeder Krebs stammt von normalen Zellen ab. Brustkrebs stammt also von normalen Brustzellen ab, Prostatakrebs von normalen Prostatazellen, Hautkrebs von normalen Hautzellen. Das ist der besonders zermürbende und außergewöhnliche Aspekt, durch den sich Krebs von anderen Krankheiten unterscheidet – er entsteht in uns selbst. Krebs ist kein Eindringling, der von außen in den Körper gelangt. Er ist ein Ausbruch, der im Inneren entsteht. Der Kampf gegen den Krebs ist ein Kampf gegen uns selbst.

Obwohl jeder Krebs unterschiedlich ist, versucht dieses Buch, die Ursprünge von Krebs als übergeordnete Krankheit zu betrachten und mehr auf die Gemeinsamkeiten der verschiedenen Krebsarten zu blicken als auf ihre Unterschiede. Das ist die zentrale Frage dieses Buchs: Warum verwandeln sich bei manchen Menschen in manchen Situationen normale Zellen in Krebszellen, bei anderen aber nicht? Was verursacht Krebs?

Die alten Griechen glaubten an die Säftelehre, laut der alle Krankheiten auf ein Ungleichgewicht der vier Körpersäfte zurückgeführt werden kann: Blut, Schleim, gelbe Galle und schwarze Galle. Eine Entzündung war beispielsweise die Folge von zu viel Blut; Pusteln von zu viel Schleim; Gelbsucht von zu viel gelber Galle. Krebs galt als innerer Überschuss an schwarzer Galle. Eine lokale Ansammlung schwarzer Galle manifestierte sich als Tumor, der als Verhärtung ertastet werden konnte. Die Krankheit an sich war jedoch ein systemischer Überschuss, der den gesamten Körper betraf.

Die Behandlung von Krebs zielte daher darauf ab, die überschüssige schwarze Galle abzubauen, und hierfür griff man auf Methoden wie den Aderlass, bewusst herbeigeführtes Erbrechen und Abführmittel zurück. Weil Krebs als systemische Krankheit aufgefasst wurde, sah man von einer chirurgischen Entfernung des Tumors ab. Das war eine erstaunlich akkurate Beobachtung der alten Ärzte, die so manchem Krebspatienten eine grausame und blutige Operation ersparte. Weil es damals noch keine Desinfektionsmittel, Anästhesie und Schmerzmittel gab, war das Risiko größer, an der Operation zu versterben als am Krebs selbst.

Die Auffassung, dass Krebs die Folge eines unausgewogenen Verhältnisses der Körpersäfte war, blieb mehrere Jahrhunderte bestehen, hatte aber einen großen Nachteil. Drei der vier Säfte waren nachweisbar – Blut, Schleim und gelbe Galle – aber wo befand sich die schwarze Galle? Die Ärzte suchten und suchten, konnten sie aber nirgends entdecken. Tumore, die als lokale Manifestationen der schwarzen Galle galten, wurden untersucht, aber man fand in ihnen keine schwarze Galle. Wenn Krebs durch schwarze Galle verursacht wurde, wo war sie dann?

Als das 17. Jahrhundert anbrach, war die Säftelehre durch die Lymphtheorie abgelöst worden. Man glaubte, dass Krebs durch die Gärung und Zersetzung von Lymphflüssigkeit verursacht wurde, die sich im Körper gesammelt hatte und nicht richtig zirkulierte. Auch diese Theorie war fehlerhaft, enthielt aber trotzdem einige erstaunlich akkurate Beobachtungen über das Wesen von Krebs. Zum einen wurde die Tatsache anerkannt, dass Krebszellen von normalen, körpereigenen Zellen abstammten, die aus einem unbekannten Grund entartet waren. Zweitens verstand man, dass Krebs die Tendenz besaß, sich über die Lymphbahnen und Lymphknoten zu verbreiten.

Die Entwicklung des Mikroskops und der verlässlichen Einfärbung von Gewebeproben ermöglichte einen weiteren großen wissenschaftlichen Fortschritt. 1838 entstand die Blastemtheorie, die ihren Fokus nicht mehr auf Körperflüssigkeiten richtete, sondern auf Zellen. Der deutsche Pathologe Johannes Müller zeigte, dass Krebs nicht in der Lymphflüssigkeit entstand, sondern in den Zellen. Krebs, so glaubte er, stammte von den keimenden Elementen oder »Blastemen« zwischen diesen Zellen ab. Im selben Jahr untersuchte der Pathologe Robert Carswell mehrere weitverbreitete Krebsarten. Er zählte zu den ersten, die die Vermutung äußerten, dass sich der Krebs möglicherweise über das Blut bewegt.

Krebs bestand einfach aus Zellen, wenngleich diese bizarr aussahen und völlig unkontrolliert wuchsen. Das ist das, was ich als Krebsparadigma 1.0 bezeichne, das erste große moderne Paradigma, das uns hilft, Krebs zu verstehen. Krebs ist eine Krankheit des übermäßigen Wachstums. Wenn das Problem ein zu starkes Wachstum ist, dann ist die naheliegende Lösung, dieses Wachstum zu unterbinden. Diese Logik führte zu Operationen, Strahlen- und Chemotherapie, die auch heute noch die Grundlage für viele Maßnahmen bilden, mit denen wir Krebs zu behandeln versuchen.

Operationen

Die chirurgische Entfernung von Tumoren reicht bis ins 2. Jahrhundert nach Christus zurück, als Leonidas von Alexandria ein systematisches operatives Vorgehen bei Brustkrebs beschrieb, das daraus bestand, das gesamte befallene Gewebe und einen kleinen Rand des umliegenden, gesunden Gewebes zu beseitigen. Obwohl schon damals kauterisiert, also Metall erhitzt wurde, um die Blutung zu stillen, waren Operationen riskant. Das OP-Besteck wurde nicht sterilisiert. Wenn eine postoperative Infektion eintrat, gab es keine Antibiotika, um diese zu behandeln. Die meisten von uns würden es diesen frühen Chirurgen – die oft auch als Friseure tätig waren – nicht erlauben, unsere Haare zu schneiden, geschweige denn ein Geschwür zu entfernen. Eine besonders makabre Erfindung, die 1653 gemacht wurde, war die sogenannte Brustguillotine zur Amputation der betroffenen Brust.

Durch die moderne Anästhesie und Antiseptika wurden Operationen, die früher wie barbarische rituelle Opferungen anmuteten, zu halbwegs zumutbaren medizinischen Eingriffen. Die alten Griechen behandelten Krebs als systemische Krankheit, doch die Ärzte des 19. Jahrhunderts betrachteten Krebs zunehmend als lokale Krankheit, die sich mit einer Operation beheben ließ. Die naheliegende Lösung war es daher, alles wegzuschneiden – was sie auch taten. Als die technische Ausrüstung und das Wissen zunahmen, war in fast allen Fällen die lokale operative Entfernung des Tumors das Mittel der Wahl. Ob ein solches Vorgehen überhaupt nützlich war, stand auf einem völlig anderen Blatt.

Der Krebs kehrte unweigerlich zurück, normalerweise an der operierten Stelle. Wie bereits erwähnt, ist diese Krankheit wie eine Krabbe, die ihre unsichtbaren, mikroskopisch kleinen Scheren im angrenzenden Gewebe versenkt. Diese winzig kleinen Überreste führen unweigerlich zu einem Rückfall. Und so fingen die Ärzte an, eine neue Theorie zu entwickeln: Wenn eine kleine Operation gut ist, dann ist eine große Operation möglicherweise besser.

Anfang des 20. Jahrhunderts sprach sich Dr. William Halstead für zunehmend radikalere Eingriffe aus, um den Brustkrebs »mit Stumpf und Stiel« auszurotten. Das Wort *radikal*, wie in »radikaler Mastektomie« oder »radikaler Prostatektomie«, stammt von dem lateinischen Wort *radix* (zu Deutsch »Wurzel«) ab. Halstead entfernte nicht nur die betroffene Brust, sondern auch einen breiten Rand des umliegenden gesunden Gewebes, inklusive beinahe der gesamten Brustwand, der Brustmuskeln und der dort befindlichen Lymphknoten, die, wie er vermutete, den Samen enthielten, aus dem der Krebs wuchs. Die Komplikationen waren furchtbar, aber man ging davon aus, dass sich der Aufwand lohnte. Eine radikale Mastektomie führte vielleicht zu einer Verstümmelung und unsäglichen Schmerzen, aber bei einem Rückfall war die Alternative der Tod. Halstead glaubte, dass eine weniger invasive Operation falsch verstandenes Mitleid mit dem Patienten war. Dieser Ansatz wurde in den nächsten 50 Jahren zur operativen Standardbehandlung bei Brustkrebs; rückblickend erscheint die Brustguillotine im Vergleich dazu beinahe human.

Halsteads Resultate waren sowohl sehr gut als auch sehr schlecht. Patienten mit einem lokal begrenzten Krebs sprachen gut auf seine Behandlung an. Patienten, bei denen der Krebs gestreut hatte, sprachen extrem schlecht darauf an. Wenn ein Krebs Metastasen gebildet hatte, war das Ausmaß der Operation weitgehend irrelevant, weil sie die lokale Behandlung einer systemischen Erkrankung war. 1948 zeigten Forscher, dass sich mit einem weniger invasiven Eingriff eine vergleichbare lokale Kontrolle über die Krankheit erzielen ließ, dabei aber mit einem Bruchteil der Komplikationen einherging, die bei Halsteads Methode auftraten.

In den 1970er-Jahren ermöglichten Röntgenaufnahmen und CT-Scans eine frühere Entdeckung von Metastasen, die unnötige Operationen verhinderten. Außerdem konnte die genaue Stelle des Tumors festgestellt und damit das Ausmaß der erforderlichen Operation exakt definiert werden, bevor der Arzt das Skalpell in die Hand nahm. Heute wissen wir, dass solche gezielten Operationen potenziell heilend sind – sofern der Krebs in einem frühen Stadium diagnostiziert wird. Technologische Fortschritte haben die operationsbedingten Komplikationen immer weiter verringert und damit verbundene Todesfälle sind seit den 1970ern um über 90 Prozent[2] gesunken. Operationen bleiben daher eine wichtige Waffe im Kampf gegen den Krebs, aber nur zur richtigen Zeit und in der richtigen Situation.

Strahlentherapie

1895 entdeckte der deutsche Arzt Wilhelm Röntgen die Röntgenstrahlen, eine intensive elektromagnetische Strahlung. Diese Entdeckung brachte ihm 1901 den Nobelpreis ein. Die unsichtbaren Röntgenstrahlen konnten lebendes Gewebe beschädigen und töten. Ein knappes Jahr später bestrahlte der amerikanische Medizinstudent Emil Grubbe zum ersten Mal in der Geschichte der Medizin eine Patientin mit fortgeschrittenem Brustkrebs.[3] Grubbe, der auch Vakuumröhren herstellte, hatte seine Hand diesen neuen Strahlen ausgesetzt und sich einen Hautausschlag zugezogen, den er einem erfahrenen Arzt zeigte. Dieser erkannte den Gewebeschaden, schlug vor, die neuen Strahlen zu verschiedenen therapeutischen Zwecken einzusetzen, und regte an, diese bei Lupus und Krebs anzuwenden. Wie es der Zufall wollte, behandelte Grubbe zu jener Zeit eine Patientin, die an Lupus und Brustkrebs litt. Am 29. Januar 1896 setzte er den Brustkrebs eine Stunde lang Röntgenstrahlung aus. Eine ganze Stunde! Heute dauert eine Röntgenbehandlung nur wenige Sekunden. Grubbe dachte an seine Handverletzung und schützte die Bereiche um den Brustkrebs mit der Bleiauskleidung einer chinesischen Teekiste, die zufällig in der Nähe stand. Man möchte sich heute nicht ausmalen, was passiert wäre, wenn er kein begeisterter Teetrinker gewesen wäre.

Im selben Jahr entdeckte der französische Arzt Henri Becquerel mit den legendären Wissenschaftlern Marie und Pierre Curie die spontane Emission radioaktiver Strahlung; die drei Forscher erhielten für ihre Arbeit den Nobelpreis für Physik. Als Becquerel 1901 ein Glasröhrchen mit reinem Radium in seiner Westentasche trug, verbrannte er sich die direkt darunter befindliche Haut schwer. Forscher am Hôpital Saint Louis in Paris verwendeten sein Radium, um stärkere und genauere Strahlenbehandlungen zu entwickeln. 1903 behaupteten Forscher, einen Fall von Gebärmutterhalskrebs mit Radium geheilt zu haben.[4] 1913 wurde die »Glühkathode« verwendet, um die Qualität und Quantität der Strahlung zu steuern, wodurch es zum ersten Mal möglich wurde, eine Dosierung vorzunehmen, statt völlig willkürlich Röntgenstrahlen auf eine vermutete Läsion zu richten.

Die frühe Phase der Strahlenonkologie von 1900 bis 1920 wurde von den effizienten deutschen Forschern dominiert, die auf eine Behandlung mit einigen wenigen, aber großen und aggressiven Strahlendosen setzten. Es gab einige beeindruckende Remissionen – und einige beeindruckende

Nebenwirkungen –, aber kaum nachhaltige Heilungen. Verbrennungen und andere Verletzungen waren unvermeidbar, und 1927 erkannten französische Wissenschaftler, dass eine einzige Strahlendosis die Haut beschädigte, ohne sich sonderlich auf den darunterliegenden Krebs auszuwirken. Eine kleinere Strahlendosis, die über mehrere Tage hinweg verabreicht wurde (eine sogenannte fraktionierte Strahlentherapie), konnte aber das tieferliegende Ziel angreifen, ohne allzu große Kollateralschäden auf der Oberfläche zu verursachen. Dieses Phänomen ist darauf zurückzuführen, dass Krebszellen viel empfindlicher auf den Schaden durch Röntgenstrahlen reagieren als das umliegende normale Gewebe.

Die fraktionierte Strahlentherapie macht sich diese unterschiedliche Empfindlichkeit zunutze, um Krebszellen zu töten, während die normalen Zellen zwar verletzt werden, sich anschließend aber regenerieren können. Das ist auch heute noch die bevorzugte Methode der Strahlentherapie. In den 1970er-Jahren konnten durch Präsident Nixons Krieg gegen den Krebs die so dringend benötigten finanziellen Mittel für die Entwicklung dieser neuen Technologie bereitgestellt werden.

Operationen und Strahlung haben allerdings einen großen Nachteil: Sie sind lokale Behandlungen. Wenn ein Krebs nicht streute, waren diese Maßnahmen effektiv, wenn er aber bereits Metastasen gebildet hatte, boten diese Behandlungsformen wenig Hoffnung auf Heilung. Zum Glück hatte sich parallel dazu ein systemischerer Ansatz entwickelt, der auf chemischen Substanzen (Medikamente) basierte.

Chemotherapie

Die logische Lösung für einen Krebs, der bereits gestreut hatte, war die sogenannte »Chemotherapie«, ein systemisches, selektives Toxin, das Krebszellen zerstörte, wo auch immer sie sich versteckten, während normale Zellen weitgehend verschont blieben. 1935 gründete das Office of Cancer Investigations (zu Deutsch: Büro für Krebsuntersuchungen), das sich später mit dem National Cancer Institute (zu Deutsch: Nationales Krebsinstitut) zusammenschloss, ein methodisches Programm für das Screening von Krebsmedikamenten, bei dem über 3000 chemische Verbindungen untersucht wurden. Nur zwei schafften es bis zu den klinischen Versuchen und beide fielen schließlich aufgrund der hohen Toxizität durch. Die Suche nach einem zielgerichteten Toxin gestaltete sich schwierig.

Ein Durchbruch kam von völlig unerwarteter Seite: den tödlichen Giftgasen, die im Ersten Weltkrieg zum Einsatz kamen. Senfgas, das aufgrund seines leicht scharfen Geruchs so bezeichnet wird, wurde 1917 zum ersten Mal vom deutschen Militär eingesetzt. Es war von Fritz Haber entwickelt worden, einem brillanten Chemiker, der 1918 den Nobelpreis erhielt. Das tödliche Gas gelangte über die Haut in den Körper und verbrannte und zersetzte die Lunge. Die Opfer starben einen langsamen und qualvollen Tod, der sich über einen Zeitraum von bis zu sechs Wochen hinziehen konnte.

Seltsamerweise hatte Senfgas die eigenartige Tendenz, nur bestimmte Teile des Knochenmarks und weiße Blutkörperchen zu zerstören.[5] Es war mit anderen Worten ein zielgerichtetes Toxin. 1929 untersuchte der israelische Forscher Isaac Berenblum die krebserregende Wirkung von Teer und setzte in diesem Zusammenhang Senfgas ein, um ein Krebswachstum zu provozieren – paradoxerweise bildete sich der Krebs aber zurück.[6]

Zwei Mediziner an der Yale University stellten die Theorie auf, dass dieses zielgerichtete Toxin therapeutisch genutzt werden könne, um anormale weiße Blutkörperchen bei einem Krebs namens Non-Hodgkin-Lymphom zu töten. Nach erfolgreichen Tierversuchen probierten sie ihre Theorie an einer Testperson aus, von der nur die Initialen J. D. bekannt sind. Dieser 48-jährige Mann litt an einem fortgeschrittenen, strahlungsresistenten Lymphom und hatte in Kiefer und Brust Tumore, die so groß waren, dass er nicht mehr schlucken oder seine Arme verschränken konnte. Weil er keine andere Möglichkeit sah, willigte er in die streng geheime, experimentelle Behandlung ein.

Im August 1942 erhielt J. D. die erste Dosis Senfgas, die damals »Substanz X« genannt wurde.[7] Am vierten Tag waren Zeichen der Besserung erkennbar.

Am zehnten Tag war der Krebs völlig verschwunden.[8] Die Heilung schien beinahe wie ein Wunder, aber nur einen Monat später kehrte das Lymphom zurück, und die medizinische Akte von J. D. wurde am 1. Dezember 1942 geschlossen. Der Eintrag an jenem Tag bestand aus einem einzigen Wort: »verstorben«. Dennoch war diese Behandlung ein Anfang, weil sie bewies, dass dieser Ansatz effektiv sein konnte. Diese Behandlungsmethode, die als Chemotherapie bekannt wurde, war noch ganz neu, obwohl die Ergebnisse aufgrund des Zweiten Weltkriegs erst 1946 veröffentlicht wurden. Derivate von Senfgas, wie Chlorambucil und Cyclophosphamid, sind auch heute noch in der Chemotherapie im Einsatz.

Eine andere Form der Chemotherapie basierte auf dem Folsäurestoffwechsel. Folsäure ist ein essenzielles B-Vitamin und für die Zellneubildung erforderlich. Wenn im Körper ein Folsäuremangel besteht, können keine neuen Zellen gebildet werden, wodurch schnell wachsende Krebszellen einen Überlebensvorteil haben. 1948 war Sidney Farber, ein Pathologe an der Harvard Medical School, der erste Mediziner, der Medikamente mit folsäurehemmender Wirkung verwendete, um Kinder zu behandeln, die an einer bestimmten Art von Leukämie litten.[9] Die Remissionen waren spektakulär und der Krebs schmolz nur so dahin. Leider kehrte er jedes Mal zurück.

Die Entwicklung der Chemotherapie entwickelte sich stetig weiter. In den 1950er-Jahren gab es einige bemerkenswerte Erfolge bei der Behandlung seltener Krebsarten. Dr. Min Chiu Li, ein Forscher am National Cancer Institute, berichtete 1958, dass mehrere Fälle von Chorionkarzinomen (Plazenta-Tumoren) durch eine Kombination verschiedener Chemotherapeutika geheilt werden konnten.[10] Nur wenige Wissenschaftler glaubten ihm, und er wurde dazu aufgefordert, seinen Posten am NCI zu räumen, als er darauf bestand, seine »abstrusen« neumodischen Methoden anzuwenden. Er kehrte daraufhin an das Sloan-Kettering Hospital in New York zurück, wo seine Erkenntnisse über die chemotherapeutische Behandlung von Chorionkarzinomen wie auch metastatischem Hodenkrebs später bestätigt werden konnten.

Die Entwicklung verschiedener Arten von Medikamenten für die Chemotherapie eröffnete größere Handlungsspielräume. Wenn ein Toxin nicht ausreichte, warum sollte man nicht mehrere Toxine zu einem Cocktail zusammenmischen, dem keine Krebszelle etwas entgegensetzen konnte? Mitte der 1960er-Jahre verwendeten Dr. Emil Freirich und Dr. Emil Frei eine Kombination aus vier Medikamenten, um Kinder mit Leukämie zu behandeln, und erreichten damit eine Remissionsrate von 60 Prozent, die damals als geradezu revolutionär galt.[11] Die Remissionsrate für ein fortgeschrittenes Hodgkin-Lymphom stieg von fast null auf knapp unter 80 Prozent.[12] 1970 galt das Hodgkin-Lymphom als ein weitgehend heilbarer Krebs. Das Blatt schien sich zu wenden. Die Chemotherapie hatte an Ansehen gewonnen und den Sprung vom »Gift« zur »medikamentösen Behandlung« geschafft.

Die meisten Chemotherapeutika sind selektive Gifte, die vor allem schnell wachsende Zellen töten. Weil Krebszellen schnell wachsen, sind sie besonders anfällig für die Chemotherapie. Mit etwas Glück konnte man den Krebs töten, bevor man den Patienten tötete. Normale, schnell wachsende Zellen wie Haarfollikel oder die Magen- und Darmschleimhaut erlitten dabei Kollateralschäden, die zu bekannten Nebenwirkungen wie Haarausfall und Übelkeit sowie Erbrechen führten. Neuere Medikamente, wie viele der zielgerichteten Antikörper, werden aufgrund der negativen Konnotationen, mit denen die klassischen Medikamente behaftet sind, oft nicht mit dem Begriff der »Chemotherapie« bezeichnet.

Krebsparadigma 1.0

Das erste große Krebsparadigma, das ich als Krebsparadigma 1.0 bezeichne, identifiziert den Krebs als unreguliertes Zellwachstum. Wenn das Problem ein übermäßiges Wachstum ist, dann besteht die Lösung darin, dieses zu töten. Hierfür braucht man zelluläre Massenvernichtungswaffen, mit denen geschnitten (Operationen), verbrannt (Strahlentherapie) und vergiftet (Chemotherapie) wird. Wenn der Krebs lokal begrenzt ist, können Methoden angewendet werden, die den betroffenen Bereich lokal zerstören (Operation oder Bestrahlung). Wenn der Krebs bereits Metastasen gebildet hat, braucht man ein zielgerichtetes Toxin (Chemotherapie).

Das Krebsparadigma 1.0 war ein großer medizinischer Fortschritt, bei dem allerdings versäumt wurde, die grundlegendste Frage zu beantworten: Was bewirkte dieses unkontrollierte Zellwachstum? Was war die Ursache für Krebs? Um diese zu finden, müssen wir zunächst Folgendes wissen: Was ist Krebs überhaupt?

3

WAS IST KREBS?

Der legendäre Biologe Charles Darwin gilt als der erste Wissenschaftler, der sich mit dem Problem der »Lumper und Splitter« befasste.[1] Im frühen 19. Jahrhundert war in den Naturwissenschaften die Klassifikation ein wichtiger Forschungsaspekt. Biologen bereisten die Welt auf der Suche nach neuen Tier- und Pflanzenarten. Nach sorgfältiger Beobachtung wurden diese Exemplare in wissenschaftliche Kategorien wie Art, Familie, Gattung und Stamm unterteilt.

Hinsichtlich der Bildung von Kategorien vertraten Lumper und Splitter völlig andere Auffassungen. Sollten bestimmte Tiere zu einer Kategorie zusammengefasst oder unterschieden werden? Menschen, Bären und Wale können zum Beispiel zu Säugetieren zusammengefasst werden, aber man kann sie auch nach ihrem Habitat differenzieren, ob sie also an Land oder im Wasser leben. Die Zusammenfassung (»Lumping«, aus dem Englischen *to lump,* zu Deutsch »verklumpen«) reduziert die Anzahl der Kategorien, während die Aufteilung (»Splitting«, aus dem Englischen *to split*, zu Deutsch »teilen«) sie erhöht. Beide Methoden liefern unterschiedliche, aber wichtige Informationen. Während das Splitting individuelle Unterschiede hervorhebt, richtet das Lumping seinen Fokus auf Gemeinsamkeiten.

Der Begriff »Krebs« bezieht sich nicht auf eine einzelne Krankheit, sondern beschreibt eine Ansammlung verschiedener Krankheiten, die bestimmte Gemeinsamkeiten aufweisen. Je nach verwendeter Definition können wir mindestens hundert verschiedene Krebsarten identifizieren. Traditionell sind Krebsbiologen Splitter, sie betrachten jeden Krebs also abhängig von der Ursprungszelle als separate Krankheit. Krebszellen stammen von normalen menschlichen Zellen ab und behalten daher viele Eigenschaften der ursprünglichen Zellen bei. Brustkrebszellen zum Beispiel haben vielleicht Hormonrezeptoren wie Östrogen und Progesteron und unterscheiden sich in dieser Hinsicht nicht von gesunden Brustzellen. Prostatakrebszellen produzieren, genau wie gesunde Prostatazellen, das prostataspezifische Antigen (PSA), das im Blut gemessen werden kann.

Beinahe jeder Zelltyp im menschlichen Körper ist potenziell krebsartig. Krebs kann in Organen und im Weichgewebe entstehen, die häufigsten Varianten sind Brust-, Darm-, Prostata- und Hautkrebs. Es gibt auch verschiedene Arten von Blutkrebs, die manchmal als »flüssiger Krebs« bezeichnet werden, weil sie sich nicht als großer Tumor (Masse von Krebszellen) manifestieren. Hierzu zählen Leukämie, Myelome und Lymphome. Jeder Zelltyp verursacht eine andere Art von Krebs, der sich durch einen individuellen Verlauf und eine andere Prognose auszeichnet. Brustkrebs verhält sich zum Beispiel ganz anders als eine akute Leukämie und wird dementsprechend anders behandelt. Für die Behandlung kann es daher nützlich sein, die verschiedenen Krebsarten als separate Krankheiten zu betrachten (zu splitten), wodurch ihre Unterschiede und nicht ihre Gemeinsamkeiten hervorgehoben werden. Wenn wir uns auf die spezifischen Merkmale der verschiedenen Krebsarten konzentrieren, gelingt es uns allerdings nicht, dem Geheimnis von Krebs als großes, übergeordnetes Phänomen auf die Spur zu kommen.

Die renommierten Krebsforscher Doug Hanahan und Robert Weinberg erkannten, dass Krebs eine Ansammlung verschiedener Krankheiten ist, die bestimmte Eigenschaften teilen. Aber was sind das für Eigenschaften? In der umfangreichen Fachliteratur über Krebs hatte bisher noch niemand die wenigen Prinzipien kategorisiert, die erklären, in welcher Hinsicht sich die verschiedenen Krebsarten ähneln. Im Jahr 2000 beschlossen sie, die Prinzipien der malignen Transformation zu definieren, und veröffentlichten in der Fachzeitschrift *Cell* einen bahnbrechenden Artikel mit dem Titel *The Hallmarks of Cancer*.[2] Die Autoren erwarteten wenig Resonanz und dachten, dass ihre Arbeit schnell in Vergessenheit geraten würde.

Aber etwas an dieser Veröffentlichung war außergewöhnlich, und deshalb wurde sie schnell zur bekanntesten Publikation in der Geschichte der Krebsforschung. Sie legte den Grundstein dafür, Krebs als eine übergeordnete Krankheit aufzufassen und weniger als eine Reihe spezifischer Krankheiten. Hanahan und Weinberg machten sich dadurch zu Lumpern in einem Ozean von Splittern. Sie stellten die entscheidende Frage: Was macht Krebs … zu Krebs?

Die Merkmale von Krebs

Der ursprüngliche Artikel, der im Jahr 2000 erschien, zählte sechs Merkmale auf, die die meisten Krebsarten gemeinsam haben. 2011 wurden zwei weitere Merkmale identifiziert und hinzugefügt.[3] Obwohl es Hunderte von Krebsarten gibt, weisen die meisten von ihnen diese acht Gemeinsamkeiten auf, die für das Überleben von Krebszellen entscheidend sind. Ohne die meisten dieser acht Kennzeichen wäre ein Krebs kein Krebs mehr. Bei diesen acht Merkmalen handelt es sich um:

1. Aufrechterhaltung von Zellproliferationssignalen,
2. Umgehung von Wachstumssuppressoren,
3. Widerstand gegen den Zelltod,
4. Unsterblichkeit durch unbegrenzte Zellteilung,
5. Auslösung der Angiogenese (Bildung neuer Blutgefäße),
6. Aktivierung der Gewebeinvasion und Metastasierung,
7. Deregulierung des Zellstoffwechsels,
8. Vermeidung der Zerstörung durch das Immunsystem.

Merkmal 1: Aufrechterhaltung von Zellproliferationssignalen

Das erste und zweifellos elementarste Merkmal von Krebszellen ist, dass sie sich im Gegensatz zu normalen Krebszellen immer weiter replizieren und wachsen. Der menschliche Körper besteht aus Billionen von Zellen, deshalb muss jede Form von Wachstum streng reguliert und koordiniert werden. In der Kindheit und Jugend übersteigt die Geburt neuer Zellen den Tod alter Zellen, damit das Kind heranwächst. Im Erwachsenenalter hält sich die Anzahl neu gebildeter Zellen und absterbender alter Zellen die Waage, wodurch das Wachstum insgesamt eingestellt wird.

Dieses empfindliche Gleichgewicht kippt bei Krebs, der immer weiterwächst und zu anormalen Ansammlungen von Krebszellen, den Tumoren, führt. Das normale Zellwachstum unterliegt der strengen Regulierung über Hormonpfade, die wiederum durch Gene kontrolliert werden. Es gibt Gene, die Wachstum anregen, sogenannte *Protoonkogene*, und es gibt Gene, die Wachstum hemmen, sogenannte *Tumorsuppressor-Gene*. Diese beiden Arten von Genen funktionieren wie das Gas- und Bremspedal beim Autofahren. Protoonkogene beschleunigen das Wachstum. Tumorsuppressor-Gene verlangsamen es. Normalerweise sind diese Gene aufeinander abgestimmt.

Ein anormales Wachstum kann eintreten, wenn eine übermäßige Aktivierung der Protoonkogene (Gasgeben) oder eine Hemmung der Tumorsuppressor-Gene (Abbremsen) stattfindet. In bestimmten gewöhnlichen Situationen, wie bei der Wundheilung, werden kurzzeitig Wachstumspfade aktiviert. Sobald die Wunde verheilt ist, sollte sich das Wachstum verlangsamen und zum Normalzustand zurückkehren. Aber Krebszellen stellen das Wachstumssignal nicht ab und bewirken auch dann ein Wachstum, wenn es nicht mehr vorteilhaft ist. Wenn genetische Mutationen eine übermäßige Aktivierung von Protoonkogenen verursachen, werden sie als Onkogene bezeichnet. Die ersten bestätigten Onkogene wurden in den 1970er-Jahren entdeckt und *SRC-Gene* genannt, weil sie Sarkome (Weichteiltumore) verursachen.

Krebs ist nicht einfach ein unförmiger, stetig wachsender Zellhaufen, der alles verschlingt, was sich ihm in den Weg stellt, so wie im gleichnamigen Science-Fiction-Klassiker *Der Blob*. Krebszellen sehen sich in ihrem Bestreben, zu einem großen Tumor heranzuwachsen, mit vielen Herausforderungen konfrontiert, und diese Herausforderungen nehmen sogar noch zu, sobald sie Metastasen bilden. In seinen verschiedenen Entwicklungsstadien muss ein Krebs proliferieren, neue Blutgefäße bilden und sich auf die Reise begeben, um Metastasen zu bilden. Eine einzelne genetische Mutation ist normalerweise nicht in der Lage, alle diese Dinge zu leisten, deshalb sind die anderen Merkmale ebenfalls notwendig.

Merkmal 2: Umgehung von Wachstumssuppressoren

Viele normale Gene im menschlichen Körper hemmen aktiv das Zellwachstum. Das erste Tumorsuppressor-Gen (*Rb-Gen*) wurde im *Retinoblastom* entdeckt, einer seltenen Form von Augenkrebs bei Kindern. Eine genetische Mutation, die das Rb-Gen deaktiviert, löst die Bremse des Zellwachstums, wodurch das Wachstum angeregt und die Krebsentwicklung gefördert wird.

Gene, die bei Krebs besonders häufig betroffen sind, sind Tumorsuppressor-Gene, darunter *p53*, und man schätzt, dass es bei bis zu 50 Prozent der menschlichen Krebsarten mutiert ist. Die bekannten Tumorsuppressor-Gene *Breast Cancer Gene Type 1* und *Type 2* (zu Deutsch: Brustkrebsgen Typ 1 und 2), die normalerweise als *BRCA1* und *BRCA2* abgekürzt werden, sind schätzungsweise für 5 Prozent aller Brustkrebsfälle verantwortlich.

Merkmal 3: Widerstand gegen den Zelltod

Das allgemeine Gewebewachstum ergibt sich aus der Differenz zwischen neu gebildeten Zellen und absterbenden Zellen. Wenn normale Zellen altern oder so stark beschädigt sind, dass sie nicht mehr repariert werden können, durchlaufen sie den Prozess der *Apoptose*, des programmierten Zelltods. Zellen haben ein normales »Verfallsdatum«, das dafür sorgt, dass alles rund läuft und die Zellen regelmäßig erneuert werden. Rote Blutkörperchen zum Beispiel haben eine durchschnittliche Lebenserwartung von drei Monaten, bevor sie sterben und durch neue rote Blutkörperchen ersetzt werden. Alte Hautzellen werden bereits nach einigen Tagen ersetzt. Das ist vergleichbar damit, wenn Sie an Ihrem Auto einen Ölwechsel vornehmen wollen. Bevor Sie neues Motoröl einfüllen, müssen Sie erst das alte Öl ablaufen lassen. Im

Körper müssen alte oder beschädigte Zellen beseitigt werden, damit Platz für neue Zellen geschaffen wird, die die alten ersetzen können. Die Apoptose ist die geregelte Entsorgung einer Zelle, die ihren natürlichen Lebenszyklus überschritten und keinen Nutzen mehr hat.

Der Zelltod tritt entweder durch Nekrose oder Apoptose ein. Die *Nekrose* ist ein unbeabsichtigter, unkontrollierter Zelltod. Wenn man versehentlich mit einem Hammer auf seinen Finger schlägt, werden die Zellen auf chaotische und willkürliche Weise getötet. Der Inhalt einer Zelle verteilt sich in der Umgebung wie ein Ei, das auf der Straße aufschlägt. Dies sorgt für eine gewaltige Unordnung und verursacht eine signifikante Entzündung, die der Körper beheben muss. Nekrose ist ein toxischer Prozess, der möglichst vermieden werden sollte.

Die Apoptose ist ein aktiver Prozess, für den Energie benötigt wird. Diese kontrollierte Zellentsorgung ist so wichtig für das Überleben, dass die Apoptose evolutionär in so unterschiedlichen Lebewesen wie Fruchtfliegen, Würmern, Mäusen und Menschen erhalten geblieben ist.[4] Der Unterschied zwischen der Apoptose und Nekrose ist vergleichbar mit einer gepflegten, organisierten Abendgesellschaft und dem unangekündigten Besuch einer Horde grölender Kollegen, die Ihr Partner oder Ihre Partnerin zu einer spontanen Party nach Hause einlädt. In beiden Fällen findet ein großes Essen statt, aber die eine Mahlzeit läuft gesittet ab, während die andere mit Chaos und Lärm verbunden ist und damit endet, dass ein Gast betrunken auf dem Sofa einschläft.

Apoptose, der Mechanismus der kontrollierten Zelltötung, ist allen vielzelligen Organismen gemeinsam. Indem alte Zellen (zum Beispiel Hautzellen) sterben und durch neue ersetzt werden, wird der Organismus als Ganzes erneuert, obwohl die einzelne Zelle sterben muss. Um ein übermäßiges Wachstum zu vermeiden, muss das Verhältnis zwischen alten, entsorgten Zellen und neueren Ersatzzellen ausgewogen sein. Krebszellen widersetzen sich der Apoptose, verändern das Gleichgewicht von Zellteilung und Zelltod und bewirken auf diese Weise ein übermäßiges Wachstum.[5] Wenn weniger Zellen sterben, wird wahrscheinlich das gesamte Gewebe wachsen und die Entwicklung von Krebs begünstigt werden.

Merkmal 4: Unsterblichkeit durch unbegrenzte Zellteilung

1958 ging das wissenschaftliche Dogma davon aus, dass im Labor gezüchtete menschliche Zellen unsterblich seien, weil sie sich endlos replizieren konnten. Schließlich kann sich ein Pilz oder ein Bakterium in einer Nährlösung beliebig oft vervielfältigen. Aber Leonard Hayflick, ein Wissenschaftler am Wistar Institute der University auf Pennsylvania, konnte sich noch so sehr abmühen – es gelang ihm einfach nicht, menschliche Zellen dazu zu bringen, eine gewisse Lebensdauer zu überschreiten. Hayflick hatte am Anfang die Sorge, dass er möglicherweise einen grundlegenden Fehler beging. Gab er den Zellen vielleicht nicht die richtigen Nährstoffe oder arbeitete er nicht sauber genug? Doch nichts, was er tat, brachte die Zellen dazu, ihre Lebensdauer zu verlängern.

Nach drei erschöpfenden Jahren des Experimentierens schlug er die radikal neue Idee vor, dass Zellen nur eine begrenzte Anzahl von Teilungen durchlaufen, bevor sie ihren Dienst einstellen.[6] Diese Entdeckung, die für das Verständnis von Alterungsprozessen und Krebs so grundlegend ist, wurde von der wissenschaftlichen Gemeinde nicht sofort begrüßt, sondern es dauerte laut Hayflick »zehn oder fünfzehn schmerzhafte Jahre«, bis sie anerkannt wurde. Er erinnerte sich mit Bedauern, »dass es selbst in der Wissenschaft nicht einfach ist, eine Überzeugung zu erschüttern, die ein halbes Jahrhundert alt ist«.[7] Wir wissen jetzt, dass menschliche Zellen sterblich sind und sich nicht endlos vermehren können. Diese Beschränkung der Lebensdauer von Zellen wird heute Hayflick-Grenze genannt.

Zellen können sich nur 40 bis 70 Mal replizieren, bevor sie damit aufhören. Hayflick deutete dieses Phänomen korrekterweise als eine Form der Zellalterung, die im Zellkern stattfindet, der die Chromosomen enthält. Die Nobelpreisträgerinnen Elizabeth Blackburn und Carol Greider bewiesen später, dass Zellen mit der Verwendung von Telomeren, den Endkappen der Chromosomen, die Anzahl der Replikationen »mitzählen«, während sie sich unaufhaltsam der Hayflick-Grenze nähern. Die Telomerkappe schützt die DNA bei der Zellteilung und jeder Zyklus verkürzt die Telomere. Wenn ein Telomer zu kurz wird, kann sich die Zelle nicht mehr teilen, dann aktiviert sie die Apoptose. Dieser Prozess stellt einen natürlichen Schutz vor der unregulierten Proliferation von Krebs dar. Das Alter einer Zelle wird nicht in Jahren gezählt, sondern in der Anzahl der Replikationen.

Während normale Zellen sterblich sind, sind Krebszellen unsterblich; wie Bakterien unterliegen sie nicht der Hayflick-Grenze und können sich beliebig oft replizieren. Krebszellen bilden ein Enzym namens Telomerase, das die Länge der Telomere am Ende der Chromosomen verlängert. Weil sich die Telomerkappe niemals abnutzt, können sich die Zellen beliebig oft teilen. Dies verhindert den natürlichen Zellalterungsprozess *(Seneszenz)* und die Apoptose. In einer Zellkultur kann man Krebszellen endlos weiterwachsen lassen.

Unser Verständnis von Krebs haben wir einer Frau namens Henrietta Lacks zu verdanken, deren Geschichte mittlerweile bestens bekannt ist. Am 4. Oktober 1951 verstarb Frau Lacks im Johns Hopkins Hospital im Alter von nur 31 Jahren an Gebärmutterhalskrebs. Die Krebszellen, die ihrem Körper – ohne ihre Einwilligung – entnommen wurden, revolutionierten die Medizin. Zum ersten Mal gelang es Wissenschaftlern, eine Zelllinie außerhalb eines menschlichen Körpers endlos zu vermehren. Die nach Frau Lacks benannten HeLa-Zellen wurden in Studien über Impfstoffe, Genetik, Medikamentenentwicklung und Krebs verwendet. Es wurden über 50 Millionen Tonnen HeLa-Zellen gezüchtet, die in über 60 000 Fachveröffentlichungen erwähnt werden.[8]

Sobald sie die Hayflick-Grenze erreicht haben, können sich normale Zellen nicht mehr teilen. Krebszellen reproduzieren sich wie digitale Dateien. Man kann sie mit hundertprozentiger Wiedergabetreue beliebig oft vervielfältigen. Aus der Perspektive eines Organismus sorgt das Töten beschädigter oder alter Zelllinien dafür, dass alles rund läuft. Wenn Ihre Kleidung nach einer Weile Löcher bekommt, müssen Sie sie entsorgen und neue kaufen. Das ist auf jeden Fall besser, als weiterhin Ihre alten, zerschlissenen Schlaghosen aus den 1970ern anzuziehen. Wenn Zellen ihr nützliches Leben überschritten haben, werden sie getötet und ersetzt. Krebszellen umgehen die Apoptose und erzielen dadurch eine replikative Unsterblichkeit.

Merkmal 5: Auslösung der Angiogenese

Angiogenese ist die Bildung neuer Blutgefäße, die eine Versorgung mit frischem Sauerstoff und Nährstoffen ermöglicht und Abfallprodukte abtransportiert. Wenn ein Tumor wächst, liegen die neuen Zellen nicht in unmittelbarer Nähe zu den Blutgefäßen, so wie neue Häuser in einem Vorort nicht direkt an die Hauptstraßen gebaut werden können, weil dort bereits Häuser stehen. Für neue Häuser müssen neue Straßen gebaut werden, und in ähnlicher Weise müssen auch für neue Krebszellen neue Blutgefäße gebaut werden.

Die Angiogenese erfordert die enge Koordination der Wachstumssignale, die die zahlreichen verschiedenen Zelltypen senden. Ein Brusttumor zum Beispiel kann nicht immer weiter neue Brustkrebszellen bilden, die keinen Zugang zu den existierenden Blutgefäßen haben. Der Krebs muss die bestehenden Blutgefäße irgendwie dazu bringen, neue Verzweigungen wachsen zu lassen, so wie neue Häuser ihre Wasserleitungen an die bestehende Wasserversorgung anschließen müssen. In diesem Zusammenhang müssen neue glatte Muskelzellen, Bindegewebe und Endothelzellen (an der Innenseite der Blutgefäße) gebildet werden – eine unglaublich komplexe Aufgabe, die bewältigt werden muss, damit ein Tumor wachsen kann.

Merkmal 6: Aktivierung der Gewebeinvasion und Metastasierung

Die Fähigkeit, in anderes Gewebe einzudringen und dort Metastasen zu bilden, macht den Krebs so tödlich und ist für geschätzte 90 Prozent aller Krebstode verantwortlich. Wenn diese Metastasen erst einmal existieren, spielt es nur noch eine untergeordnete Rolle, was mit dem ursprünglichen Tumor geschieht. Wenn ein Krebs nicht metastasieren kann, wird er als gutartig bezeichnet, ist leicht zu behandeln und führt fast nie zum Tod. Gutartiger Krebs weist alle bisher genannten fünf Merkmale auf. Ohne die Fähigkeit zur Metastasierung ist Krebs eher eine lästige Störung des Wohlbefindens als eine ernste gesundheitliche Bedrohung.

Die Metastasierung ist vielleicht das Kennzeichen, das am schwierigsten zu realisieren ist, weil mehrere komplexe Zwischenschritte durchlaufen werden müssen. Damit ein Krebs streuen kann, müssen sich seine Zellen zuerst von der umgebenden Struktur befreien, in der sie normalerweise durch Adhäsionsmoleküle fixiert werden. Deswegen befinden sich Brustzellen normalerweise nicht im Blut oder in der Lunge. Die losgelösten Krebszellen müssen die Reise durchs Blut überleben und dann den Metastasenort besiedeln, eine fremde Umgebung, die sich völlig von ihrer alten Heimat unterscheidet. Auf jeder Station ihrer Reise erwirbt die Krebszelle neue, erstaunlich komplexe Fähigkeiten, die nur durch eine Vielzahl genetischer Mutationen der bestehenden Pfade möglich sind. Das ist in etwa vergleichbar mit Menschen, die versuchen, sich ohne einen Raumanzug auf dem Mars zu bewegen, und erwarten, sich dort wohlzufühlen.

Normalerweise gehen wir davon aus, dass die Metastasierung erst relativ spät in der Krebsentwicklung eintritt, das heißt nach einer langen Wachstumsphase des Primärtumors. Wir haben lange Zeit angenommen, dass der Krebs für eine ganze Weile relativ lokal und intakt bleibt, bevor er anfängt, Krebszellen ins Blut abzugeben. Neuere Beweise sprechen jedoch dafür, dass der ursprüngliche Krebs relativ früh Mikrometastasen abgeben könnte. Allerdings überleben diese Zellen in der Regel nicht.

NEUE MERKMALE

2011 veröffentlichten Hanahan und Weinberg eine Neuauflage ihres Artikels und ergänzten zwei neue Merkmale und zwei unterstützende Charakteristika, also Eigenschaften, die es den Krebszellen einfacher machen, ihre Kennzeichen zu erlangen. Das erste unterstützende Merkmal ist das der Genominstabilität und Mutationen. Krebs erreicht seine Kennzeichen durch die Mutation normaler Gene, die durch instabiles genetisches Material begünstigt wird. Das zweite unterstützende Merkmal ist die tumorfördernde Inflammation. Eine Entzündungsreaktion ist eine natürliche Reaktion auf eine Gewebeverletzung oder -reizung. Es handelt sich normalerweise um eine Schutzreaktion, in manchen Fällen kann sie aber das Fortschreiten von Krebs begünstigen.

Merkmal 7: Deregulierung des Zellstoffwechsels

Zellen benötigen eine verlässliche Energiequelle für die mehreren Hundert routinemäßigen Wartungsaufgaben, die sie jeden Tag vornehmen. Die Zellenergie wird in einem Molekül namens *Adenosintriphosphat* (ATP) gespeichert. Es gibt zwei Wege, wie aus Glukose Energie gewonnen werden kann: mit Sauerstoff (aerobe Respiration) und ohne Sauerstoff (anaerobe Fermentation). Der chemische Vorgang der oxidativen Phosphorylierung *(Oxphos)* ist die effizienteste Methode der Energiegewinnung. In diesem Prozess werden sowohl Glukose als auch Sauerstoff verbrannt, um 36 ATP-Moleküle und das Abfallprodukt Kohlendioxid zu erzeugen, das über die Atmung abgegeben wird. Die oxidative Phosphorylierung findet in den Mitochondrien statt, den Kraftwerken der Zellen.

Wenn kein Sauerstoff verfügbar ist, verbrennt die Zelle Glukose über einen chemischen Prozess namens Glykolyse, bei der nur zwei ATP-Moleküle und das Abfallprodukt Laktat erzeugt werden. Unter bestimmten Voraussetzungen kann das eine sinnvolle Maßnahme sein – es werden zwar weniger ATP-Moleküle gebildet, dafür wird aber kein Sauerstoff benötigt. Eine hochintensive Aktivität wie ein Sprint erfordert eine Menge Energie. Der Blutfluss reicht nicht aus, um den Körper mit dem nötigen Sauerstoff zu versorgen, deshalb greifen die Muskeln auf die anaerobe (ohne Sauerstoff auskommende) Glykolyse zurück. Das erzeugte Laktat ist für das allseits bekannte Muskelbrennen nach intensiver körperlicher Anstrengung verantwortlich. So wird auch ohne Sauerstoff Energie erzeugt, allerdings werden anstelle von 36 nur zwei ATP-Moleküle pro Glukosemolekül gebildet. Man kann also nicht weit sprinten, weil die Muskeln schnell ermüden und man anhalten muss, um sich auszuruhen. Wenn das im Blut akkumulierte Laktat abgebaut wird, regeneriert man sich.

Durch die oxidative Phosphorylierung in den Mitochondrien kann 18-mal mehr Energie pro Glukosemolekül erzeugt werden als durch Glykolyse. Aufgrund dieser höheren Effizienz verwenden normale Zellen fast immer die oxidative Phosphorylierung, sofern genügend Sauerstoff verfügbar ist. Krebszellen tun dies seltsamerweise nicht. Fast alle Krebszellen benutzen die weniger effektive Glykolyse, und zwar »auch dann, wenn genügend Sauerstoff vorhanden ist«.[9] Diese Entdeckung ist nicht neu, sondern wurde bereits 1927 von Otto Warburg beschrieben, einem der größten Biochemiker aller Zeiten. Diese Umprogrammierung des Energiestoffwechsels tritt in etwa 80 Prozent aller Krebsarten auf und wird als Warburg-Effekt bezeichnet.

Weil der Warburg-Effekt (aerobe Glykolyse) nicht so energieeffizient ist, benötigt Krebs viel mehr Glukose, um seinen Stoffwechsel aufrechtzuerhalten. Als Ausgleich exprimieren Krebszellen deutlich mehr GLUT1-Glukosetransporter auf ihrer Zelloberfläche. Dies erhöht die Rate, mit der Krebszellen Glukose aus dem Blut und in die Zelle schleusen können. Die Positronen-Emissions-Tomografie (PET), ein bildgebendes Verfahren der Nuklearmedizin, nutzt die Gier der Krebszellen nach Glukose. Hierbei wird radioaktiv gekennzeichnete Glukose in den Körper injiziert, und man gibt den Zellen Zeit, diese aufzunehmen. Ein Scan zeigt die Bereiche auf, in denen die Glukose schneller aufgenommen wird. Diese »Hotspots« sind ein Hinweis auf Krebsaktivität.

Dies ist ein sehr verblüffendes Paradoxon. Krebs, der schnell wächst, sollte eigentlich mehr Energie benötigen – warum entscheidet er sich also für den weniger effizienten Weg der Energiegewinnung? Das ist eine sehr merkwürdige, faszinierende Anomalie.

Merkmal 8: Vermeidung der Zerstörung durch das Immunsystem

Das Immunsystem sucht gezielt nach krebsartigen Zellen und zerstört diese. Die natürlichen Killerzellen unseres normalen Immunsystems durchsuchen das Blut ständig und halten nach fremden Eindringlingen wie Bakterien, Viren und Krebszellen Ausschau. Aus diesem Grund haben Patienten mit einem geschwächten Immunsystem, wie HIV-Kranke oder Organempfänger, die Immunsuppressiva einnehmen müssen, ein wesentlich höheres Krebsrisiko.

Um zu überleben, müssen Krebszellen das Immunsystem aushebeln, das ja aber darauf ausgerichtet ist, sie zu töten. Während ein Tumor in einem Gewebe wächst, könnte er auf irgendeine Weise vor der Immunzelle geschützt sein, die dieses Gewebe durchdringen muss. Wenn sich der Krebs jedoch über das Blut verbreitet, ist er anfällig und ständig von feindseligen Immunzellen umgeben.

Die Definition von Krebs

Die acht Merkmale stellen den besten wissenschaftlichen Konsens über das charakteristische Verhalten dar, das festlegt, was Krebs ist beziehungsweise nicht ist. Wenn man verschiedene Krebsarten zu einer Krankheit zusammenfasst, verliert man zwangsläufig die Details aus den Augen, aber es fällt leichter, das große Gesamtbild zu erkennen. Diese acht Merkmale können zu vier Hauptpunkten zusammengefasst werden; die Darstellung auf Seite 49 verdeutlicht dies. Etwas kann als Krebs betrachtet werden, wenn es:

- wächst – es erhält Zellproliferationssignale aufrecht (Merkmal 1), umgeht Wachstumssuppressoren (2), widersetzt sich dem Zelltod (3) und löst Angiogenese aus (5);
- unsterblich ist – es ermöglicht replikative Unsterblichkeit (4);
- sich bewegt – es aktiviert Gewebeinvasion und Metastasierung (6) und umgeht die Zerstörung durch das Immunsystem (8); und
- den Warburg-Effekt nutzt – es dereguliert den Zellstoffwechsel (7).

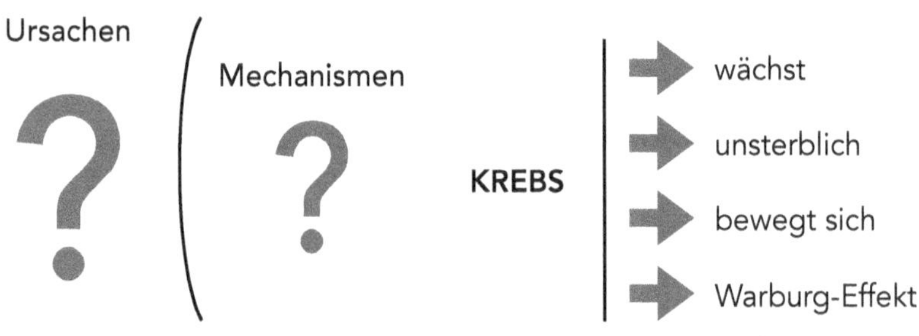

Krebsparadigma 1.0

In manchen Fällen sind Dutzende oder sogar Hunderte von genetischen Mutationen erforderlich, damit eine Zelle diese vier Kennzeichen entwickeln kann. Die Identifikation der Merkmale ist ein guter Ausgangspunkt, aber die bloße Beschreibung der Hauptmerkmale von Krebs sagt nichts darüber aus, warum (Ursachen) oder wie (Mechanismen) sich Krebs entwickelt.

Es wird oft behauptet, dass wir nicht wissen, was Krebs verursacht, aber in Wirklichkeit wissen wir bereits eine Menge über ihn.

4

KARZINOGENE

Was verursacht Krebs? Das ist die Eine-Million-Euro-Frage (oder eher die Eine-Milliarde-Euro-Frage). Die meisten Menschen, auch viele Ärzte, würden sagen, dass Krebs eine Krankheit ist, die durch genetische Mutationen verursacht wird. Die Mayo Clinic schreibt auf ihrer Webseite: »Krebs wird durch Veränderungen (Mutationen) der DNA in den Zellen verursacht.«[1] Das stimmt nicht ganz. Von einigen seltenen Fällen abgesehen sind genetische Mutationen der Mechanismus und nicht die Ursache einer Krankheit. Eine Zelle, die eine Reihe genetischer Mutationen entwickelt, wird zu Krebs. Auf genau diese Art und Weise entsteht Krebs. Aber warum entwickelte die Zelle diese Mutationen? Das ist der eigentliche Ursprung von Krebs. Was verursacht beispielsweise Lungenkrebs? Statt zu sagen, dass Krebs durch genetische Mutationen in den Zellen X, Y und Z hervorgerufen wird, wäre es akkurater zu sagen, dass Krebs durch Rauchen ausgelöst wird.

Faktoren, die die Entwicklung von Krebs verursachen, werden *Karzinogene* genannt, und diese sind schon seit einigen Jahrhunderten bekannt. 1761 beschrieb der Arzt, Botaniker und medizinische Autor Dr. John Hill aus London den ersten externen Krebserreger, einen rauchlosen Tabak.[2] Tabak wurde zuerst von den amerikanischen Ureinwohnern konsumiert. Die europäischen Forschungsreisenden importierten die Windpocken in die Neue Welt und exportierten den Tabak in die Alte Welt. Ich bin mir nicht sicher, welcher dieser beiden Faktoren mehr Menschen getötet hat und noch töten wird. 1614 war Tabak bereits in weiten Teilen Europas erhältlich, allein in London gab es schätzungsweise 7000 Tabakgeschäfte. Weil es als unschicklich und unhygienisch galt, Tabak zu rauchen, wurde er in der feinen Gesellschaft geschnupft. Dabei wurde eine Prise gemahlener Tabak inhaliert oder in die Nasenlöcher geschnupft, normalerweise, indem man ihn in eine

Hautfalte legte, die sich zwischen Daumenansatz und Handgelenk befindet. (Deshalb wird dieser Bereich in der Medizin auch heute noch manchmal als »anatomische Schnupftabakdose« bezeichnet.) Dr. Hill beschrieb zwei Fälle von »Nasengeschwüren«, die er für krebsartig hielt.

Dies war die erste bekannte Beschreibung eines Karzinogens, einer chemischen Substanz, die Krebs verursacht. Heute wird Tabak nur noch selten geschnupft; diese Form des Tabakkonsums ist mit dem Monokel und Frack außer Mode geraten, weswegen sie mittlerweile von begrenzter klinischer Signifikanz ist.

Während der Zusammenhang von Schnupftabak und Krebs eine Vermutung war, lieferte Sir Percivall Pott (1714 bis 1788) überzeugendere Beweise für die krebserregende Wirkung bestimmter chemischer Substanzen. Pott, der gebürtiger Londoner war und als einer der besten Chirurgen seiner Zeit galt, hatte seine Ausbildung am St. Bartholomews Hospital absolviert und seinen Meisterbrief vom Prüfungsausschuss der Gilde der Barbiere und Chirurgen erhalten.[3] Als er sich 1756 einen komplizierten Fußgelenkbruch zuzog, nutzte er die Zwangspause, um revolutionäre neue Thesen für eine Reihe medizinischer Themen aufzustellen. Er war ein aufmerksamer Beobachter von Krankheiten und ist auch heute noch bekannt, weil nach ihm die »Pott-Fraktur« des Fußgelenks wie auch die Pott'sche Krankheit benannt wurden, eine Tuberkulose der Wirbelsäule. Darüber hinaus entdeckte er die Ursache von Hodenkrebs.

1775 beschrieb Pott die wachsende Epidemie von Hodenkrebs, die vor allem unter den Schornsteinfegern Londons grassierte. Das große Feuer von 1666 hatte in London zu neuen Brandschutzbestimmungen geführt, die unter anderem kleinere Kaminschlote vorsahen. Diese bauliche Veränderung verringerte zwar das Risiko für einen weiteren Großbrand, die Reinigung dieser neuen Schornsteine wurde allerdings aufgrund des nötigen Einsatzes langer, gerader Bürsten deutlich erschwert. Durch die neue Form der Schornsteine entstanden mehr Ruß und Teeröl – weshalb sie häufiger gereinigt werden mussten. Die Schornsteine waren also kleiner, schmutziger und schwerer zu säubern. Was tun? Ganz einfach: Man rekrutierte kleine Kinder für diese Arbeit!

Schornsteinfeger-Lehrlinge fingen teilweise im Alter von dreieinhalb Jahren an, die meisten waren jedoch mindestens sechs Jahre alt, weil jüngere Kinder als zu schwach galten, nicht allzu lange arbeiten konnten oder zu schnell »fortgingen« (starben). Den Lehrlingen stand vertraglich ein Bad pro Woche zu, die meisten hielten sich aber an die Tradition der Londoner Schornsteinfeger und badeten nur dreimal im Jahr. Ein Bad lohnte sich schließlich kaum, wenn man am nächsten Tag gleich wieder in einen staubigen, schmutzigen, gefährlichen Schornstein klettern musste.

1773 erfuhr der einflussreiche Engländer Jonas Hanway, dass jedes Jahr nur sieben von hundert Waisenkindern überlebten. Kinder wurden oft in Arbeitshäuser gebracht, in denen menschenunwürdige Zustände herrschten. Hanway brachte die Gesetzgeber dazu, Kinderarbeit strenger zu regulieren, wodurch allerdings Tausende von hungrigen Kindern auf einen Schlag arbeits- und obdachlos wurden. Um nicht zu verhungern, mussten viele tagtäglich ihr Leben riskieren und in einen heißen Schornstein klettern, um dort Ruß abzubürsten. Schornsteinfegermeister hatten oftmals Dutzende von Kindern als Lehrlinge – so viele, wie sie sich leisten konnten.

Es gab zahllose schreckliche, qualvolle Arten, wie ein Kind sterben konnte, das in London als Schornsteinfeger arbeiten musste. Sie blieben manchmal in den Schornsteinen stecken, stürzten aus großer Höhe ab, erstickten in einer Rußwolke oder verbrannten bei lebendigem Leib. Wenn sie überlebten und in die Pubertät kamen, wartete ein letzter großer Schrecken auf sie: der Schornsteinfegerkrebs. Selbst bei achtjährigen Jungen wurde bereits Hodenkrebs diagnostiziert. Das Unheil nahm mit der sogenannten Rußwarze ihren Lauf. Wenn diese rechtzeitig entdeckt wurde, konnte sie mit einer Rasierklinge entfernt werden. Ansonsten drang der Krebs durch die Haut in den Hodensack und die Hoden und von dort in den Bauchraum. Zu diesem Zeitpunkt hatte er sich so weit ausgebreitet, dass er normalerweise nicht mehr heilbar war.

Weil Hodenkrebs unter anderen Umständen sehr selten vorkam, war sein Auftreten offensichtlich berufsbedingt. In anderen Ländern, in denen Schornsteinfeger Schutzkleidung trugen, trat er nur selten in Erscheinung. Pott erkannte, dass der Hodenkrebs durch den Ruß verursacht wurde, der sich in den Falten des Hodensacks einnistete und eine chronische Reizung erzeugte. Als die Gefahr erkannt wurde, der die Schornsteinfeger ausgesetzt waren, wurden Gesetze erlassen, um die Kinder zu schützen, und die Krankheit verschwand in der Versenkung.

Das Benzpyren im Steinkohlenteer, ein wesentlicher chemischer Bestandteil von Ruß, war voraussichtlich das Hauptkarzinogen. Während Ruß eines der am besten erforschten, chemischen Karzinogene ist, war es nur das erste von vielen.

Asbest

Asbest war in vielerlei Hinsicht das perfekte Material für das Zeitalter der Industrialisierung. Es ist ein häufig vorkommendes, natürliches Mineral, das in einen leichten Stoff eingearbeitet werden konnte. Es ist feuerfest und wärmeisolierend. Als sich die Welt von der Pferdekutsche verabschiedete und Dampflokomotiven, Automobile und die großen, zischenden Maschinen jener Zeit begrüßte, stieg der Bedarf nach einem feuerfesten, elektrisch nicht leitfähigen Material gewaltig. Leider verursachte dieses Material auch Krebs.

Asbest war ein idealer Stoff für Schutzkleidung, Isolierungen und Haushaltsprodukte. Asbestfasern sind biegsam, weich und lassen sich leicht zu Kleidung oder Wand- und Rohrisolierungen verarbeiten. Im Zweiten Weltkrieg entstand ein enormer Bedarf an feuerfestem Material, vor allem für Kriegsschiffe. In Nordamerika wurde Asbest oft Beton und anderen Baumaterialien beigemischt, um einen besseren Brandschutz zu gewährleisten. So fand Asbest seinen Weg in nordamerikanische Häuser, und aus diesem Grund wurden viele Millionen Menschen durch die Dämmung, Heizung und Klimaanlage in ihren eigenen vier Wänden dauerhaft diesem Karzinogen ausgesetzt.

Asbest wurde bereits im alten Ägypten verwendet. Die einbalsamierten Leichen der Pharaonen wurden in asbesthaltige Stoffstreifen gehüllt, wie der altgriechische Historiker Herodot in seinen Aufzeichnungen beschreibt. Die alten Römer webten Asbest in ihre Tischdecken und Servietten, die man reinigte, in dem man sie einfach ins Feuer warf. Netter Partytrick.

Aber selbst damals wusste man von der toxischen Wirkung von Asbest. Der griechische Geograf Strabo schrieb, dass Sklaven, die in Asbestminen arbeiteten, häufig unter einem »Lungenleiden«[4] litten. In Rom versuchten sich Asbestarbeiter zu schützen, indem sie Mund und Nase mit einer Maske aus Ziegenblase bedeckten.

Asbest war nützlich und teuer, und Menschenleben waren billig. Wenn also ein feuerabweisender Stoff benötigt wurde, war Asbest das Mittel der Wahl. Feuerfestes Geld? Im 18. Jahrhundert ließ die italienische Regierung Asbest in Geldscheine einarbeiten. Feuerfeste Kleidung? Die Feuerwehr von Paris trug in den 1850er-Jahren Mäntel aus Asbest.

Der Beginn der industriellen Revolution Anfang des 19. Jahrhunderts machte Asbest zu einem lukrativen Geschäft. In den letzten 100 Jahren wurden weltweit über 30 Millionen Tonnen gefördert, und in jener Zeit wurde er zu einem der am weitesten verbreiteten Umweltgifte.

Der kometenhafte Aufstieg von Asbest ging mit Lungenerkrankungen einher. Der erste Todesfall, der auf Asbest zurückgeführt werden konnte, wurde 1906 dokumentiert. Bei der Autopsie eines 33-jährigen Arbeiters wurde in der Lunge eine große Menge Asbestfasern entdeckt, die ihn von innen erwürgt hatten. Die Verwendung von Asbest erreichte in den USA 1973 ihren Höhepunkt, als seine gesundheitsschädlichen Auswirkungen bereits seit vielen Jahrzehnten bekannt war. Man kann Asbestfasern nicht sehen, schmecken oder riechen. Weil keine akuten gesundheitlichen Probleme auftreten, kann sich die Asbest-Exposition oft viele Jahrzehnte fortsetzen. Der menschliche Körper kann Asbest nicht abbauen oder ausstoßen, und wenn man es einatmet, reichert es sich in der Lunge an, die zunehmend vernarbt.

Krebs? Ja, das war auch ein Problem. 1938 zeigten Berichte, dass Asbest einen seltenen Krebs des Rippenfells verursachte, das sogenannte *Pleuramesotheliom*.[5] Asbest als Karzinogen zu identifizieren und diese Erkenntnis zuzugeben, sind allerdings zwei Paar Stiefel, und die Asbestkonzerne weigerten sich beharrlich, Asbest als Krebsverursacher anzuerkennen, weil es zu der Zeit natürlich ein hochlukratives Produkt war.

In den 1940er-Jahren bewies der Forscher Dr. Leroy Gardner das krebserregende Potenzial von Asbest, als 82 Prozent seiner Labormäuse, die Asbest inhaliert hatten, an Krebs erkrankten. Das war mehr als beunruhigend. Dr. Gardner wollte seine neuen wissenschaftlichen Erkenntnisse unbedingt veröffentlichen, doch sein Geldgeber, die Johns Manville Corporation, erinnerte ihn an seine Schweigepflicht. Ihre vertragliche Vereinbarung sah vor, dass das Unternehmen das Recht auf Zensur hatte. Die Studien, die ursprünglich vorgenommen worden waren, um die Unbedenklichkeit von Asbest zu belegen, erwiesen das genaue Gegenteil. Aber selbst mehr als vier Jahrzehnte später blieben diese potenziell lebensrettenden wissenschaftlichen Ergebnisse unter Verschluss.[6]

Die Vorenthaltung dieser wichtigen Informationen führte dazu, dass die Unternehmen weiterhin satte Gewinne einstrichen. Wie im alten Rom wurde Asbest hoch gehandelt, während Menschenleben eher nebensächlich waren. 1973 wurde das erste Gerichtsverfahren gegen Asbesthersteller gewonnen, und es folgten viele andere. Dies trieb schon bald alle Asbesthersteller in den Bankrott. Auch heute noch gibt es Klagen gegen Asbesthersteller, unter anderem eine der größten Sammelklagen in der Geschichte der USA. Erst die erbittert geführten Zivilprozesse der 1980er-Jahre machten die beklemmende Korrespondenz zwischen Dr. Gardner und seinem Geldgeber publik.

In den 1950er-Jahren, vor der weitverbreiteten Verwendung von Asbest im Häuserbau, lag die geschätzte Häufigkeit von Mesotheliom-Erkrankungen bei geschätzten ein bis zwei Fällen pro 1 Million Menschen.[7] 1976 war die Zahl auf 15 000 Fälle pro 1 Million Menschen gestiegen. Dies ist ein erschreckender Inzidenzanstieg um 1,5 Millionen Prozent.[8] Männer, die in den 1940er-Jahren geboren waren, hatten ein geschätztes Risiko von 1 Prozent, im Laufe ihres Lebens ein Mesotheliom zu entwickeln. Tödlich. Das Mesotheliom hatte sich von einer extrem seltenen, beinahe völlig unbekannten Krankheit zu einem Krebs entwickelt, der einen großen Teil der Gesamtbevölkerung betraf und auf eine Umweltursache zurückgeführt werden konnte: Asbest. Die Weltgesundheitsorganisation (WHO) gab 1986 ihre erste offizielle Warnung vor Asbest heraus, als die Gefahren längst bekannt waren.[9] Zu diesem Zeitpunkt war das Kind jedoch längst in den Brunnen gefallen.

Asbest und Tabak waren die ersten bekannten chemischen Karzinogene, aber sie sollten nicht die letzten bleiben. Die Internationale Agentur für Krebsforschung (IARC, im Englischen: International Agency for Research on Cancer), die der WHO angeschlossen ist, hat eine Liste bekannter und vermuteter menschlicher Karzinogene in folgende Gruppen unterteilt:

- Gruppe 1: karzinogen (krebserregend) für Menschen;
- Gruppe 2A: vermutlich karzinogen für Menschen;
- Gruppe 2B: möglicherweise karzinogen für Menschen;
- Gruppe 3: nicht klassifizierbar;
- Gruppe 4: vermutlich nicht karzinogen für Menschen.

Die Karzinogene der Gruppe 1 umfassen ein großes Spektrum an künstlich hergestellten Chemikalien, von Acetaldehyd und Arsen bis hin zu Vinylchlorid. Aber auch viele natürliche Substanzen sind in dieser Liste vertreten, wie Aflatoxin (das in Schimmelpilzen vorkommt) und Holzstaub. Gewisse Medikamente sind Karzinogene, wie das Chemotherapeutikum *Cyclophosphamid*. Interessant – ein Medikament gegen Krebs kann ihn auch verursachen. Strahlung, die manchmal eingesetzt wird, um Krebs zu behandeln, kann ihn auch verursachen. Welch eine Ironie.

Im Jahr 2018 wurden 120 Agenzien als Karzinogene der Gruppe 1 aufgelistet.[10] Im Vergleich dazu besteht Gruppe 4 aus einem einzigen Agens (*Caprolactam*, das bei der Herstellung von Nylon, Fasern und Plastik verwendet wird). Merkwürdig. Es gibt viele Dinge, die nachweislich Krebs erzeugen können, und nur eines, das es möglicherweise nicht tut. (Wir werden später noch darauf zu sprechen kommen.)

Strahlung

Eine der bekanntesten Persönlichkeiten, die zu Röntgenstrahlung und Radioaktivität forschte, war auch eine der ersten, die daran verstarb. Marie Curie (1867 bis 1934) kam in Polen als jüngstes von fünf Kindern zur Welt und galt als hochbegabt. 1891 zog sie nach Paris und lernte dort ihren späteren Ehemann Pierre kennen, mit dem sie bis zu seinem Tod nicht nur privat, sondern auch beruflich verbunden war.

Als die Curies im Februar 1898 mit einer uranhaltigen Pechblende arbeiteten, stellten sie fest, dass diese deutlich mehr Strahlung abgab als erwartet. Sie folgerten daraus, dass eine noch unbekannte radioaktive Substanz dafür verantwortlich sein musste; so entdeckten die Curies ein neues Element, dass sie zu Ehren von Maries alter Heimat Polonium nannten. Polonium war 330-mal radioaktiver als Uran.

Aber selbst nach der Entfernung des Poloniums blieb die Pechblende radioaktiv, und deshalb untersuchten die Curies das verbleibende Material, um winzige Mengen eines anderen neuartigen Elements zu extrahieren. Nur einige Monate nach der Entdeckung des Poloniums isolierten die Curies 1898 reines Radium. Das Notizbuch, in das Pierre Curie das Wort *radium* schrieb, abgeleitet vom lateinischen Wort für »Strahl«, ist auch heute noch hochgradig radioaktiv. Radium ist die radioaktivste Substanz, die jemals entdeckt worden war.

1903 erhielt Marie Curie für die Entdeckung der Radioaktivität den Nobelpreis für Physik. Ihr Ehemann Pierre starb bei einem Verkehrsunfall in Paris 1906, was sie aber nicht von ihrer ehrgeizigen Forschung abhielt. 1911 wurde ihr der Nobelpreis für Chemie verliehen, was sie zur ersten und bislang einzigen Person macht, die mit dem Nobelpreis für Physik und für Chemie ausgezeichnet wurde.

Das neu entdeckte Element Radium leuchtete im Dunkeln und zog schnell das öffentliche Interesse auf sich. Schon bald wurden mit Radium angereicherte Konsumgüter, wie lumineszierende Armbanduhren, hergestellt. Mehrere Millionen Ziffernblätter wurden aufwendig von Tausenden junger Frauen in Handarbeit mit Radium bemalt. Weil sie sehr präzise arbeiten mussten, pflegten die »Radiummädchen« ihre Pinsel mit Speichel zu befeuchten, wodurch sie unwissentlich radioaktive Farbe aufnahmen.

1922 war bereits offensichtlich, dass etwas ganz und gar nicht in Ordnung war, weil die Radiummädchen im wahrsten Sinne des Wortes zerfielen. Aus einem unerfindlichen Grund fielen ihnen die Zähne aus. Ein Zahnarzt beschrieb, wie ein gesamter Kieferknochen auseinanderbrach, als er diesen vorsichtig antippte. 1923 war dieser massive Knochenschwund ein so bekanntes Phänomen, dass er als »Radiumkiefer« bezeichnet wurde. Das aufgenommene Radium hatte sich in den Knochen des Kiefers eingelagert und dauerhaft Strahlung abgegeben, die sich durch den Knochen und das umliegende Gewebe gebrannt hatte. Ein Radiummädchen starb, weil sich das Gewebe an ihrem Hals zersetzte und ihr das Blut aus der Halsschlagader lief. Eine andere Frau ging im Dunkeln durch ihr Haus und bemerkte im Spiegel, dass ihre Knochen leuchteten. Ihr Körper hatte so viel Radium absorbiert, dass sie im wahrsten Sinne des Wortes strahlte – ein »Geistermädchen«. Die Frauen, die nicht zu Staub zerfielen, bekamen oft riesige Weichgewebstumore, sogenannte Sarkome. In den 1930er-Jahren war es bereits eine bekannte Tatsache, dass eine chronische Strahlenexposition Krebs verursachte.

Heute tragen Menschen, die aus beruflichen Gründen Strahlung ausgesetzt sind, schützende Bleischürzen, aber Marie Curie und ihre Kollegen arbeiteten täglich völlig ungeschützt in einer Umgebung, die mit der stärksten bekannten Strahlung bombardiert wurde. Auch sie blieben nicht von den Schrecken der Strahlenkrankheit verschont, sodass ein Wissenschaftler nach dem anderen auf diese mysteriöse Weise starb. Die jahrzehntelange Strahlenforschung führte dazu, dass Marie Curie chronisch erkrankte, weil das Radium ihr Knochenmark zerstörte (aplastische Anämie). 1995, als Marie und Pierre Curie im Panthéon in Paris beigesetzt wurden, um dort neben vielen anderen großen Persönlichkeiten der Geschichte Frankreichs öffentlich geehrt zu werden, mussten bleiverkleidete Särge verwendet werden, um die Besucher vor der gefährlichen radioaktiven Strahlung zu schützen, die immer noch von ihnen ausging. Die Curies werden für mindestens weitere 1500 Jahre in diesen speziellen Särgen bleiben müssen. Marie Curies persönliche Aufzeichnungen und Artefakte, die in Schaukästen ausgestellt sind, sind ebenfalls hochradioaktiv.

Marie und Pierre Curies Tochter Irène Joliot-Curie und ihr Schwiegersohn Frédéric Joliot-Curie führten die Arbeit ihrer Familie fort und forschten weiter. Sie entdeckten gemeinsam die künstliche Radioaktivität, wofür sie 1935 den Nobelpreis für Chemie erhielten. Aber Irène blieb vom Fluch der Strahlenkrankheit nicht verschont. Sie starb im Alter von 57 Jahren im Krankenhaus des Curie-Instituts in Paris an Leukämie.

Das Krebsrisiko nimmt mit der Strahlendosis linear zu. Es gibt zwei Arten von Strahlung: ionisierende oder nicht-ionisierende Strahlung. Ionisierende Strahlung besitzt genügend Energie, um molekulare Bindungen zu spalten und in Ionen zu zerlegen, wodurch die DNA einer Zelle geschädigt wird und die überlebenden Zellen instabile Chromosomen entwickeln, die stärker zu Mutationen neigen, wenn sich die Zelle repliziert.[11] Strahlung wird seit Jahrzehnten als Karzinogen der Gruppe 1 angeführt. Nicht-ionisierende Strahlung ist weniger intensiv, weshalb sie sich oft ohne bleibend Gewebsschäden verflüchtigt.

Obwohl chronische Strahlung ein Karzinogen ist, ist eine akute Strahlung vielleicht nicht so krebserregend wie ursprünglich angenommen. Am 6. August 1945, kurz vor dem Ende des Zweiten Weltkriegs, warf der amerikanische Bomber Enola Gay die erste Atombombe auf die japanische Stadt Hiroshima. Die Feuersbrunst, die sie entfachte, tötete etwa 8000 Menschen sofort und viele starben später an der Strahlenbelastung und den Verbrennungen.[12] Aber die größte Sorge der Überlebenden war das latente Krebsrisiko aufgrund der massiven Strahlenbelastung. 1950 begannen die Atomic Bomb Casualty Commission (ABCC, zu Deutsch: Kommission zur Untersuchung der Atombombenopfer) und Life Span Study (LSS, zu Deutsch: Lebensspannenstudie), den Gesundheitszustand der Überlebenden der Atombombe wie auch ihrer Kinder zu beobachten. Es zeigte sich in den nächsten 65 Jahren, dass es durchaus viele Krebsfälle gab, aber nicht in dem Ausmaß, das befürchtet worden war.

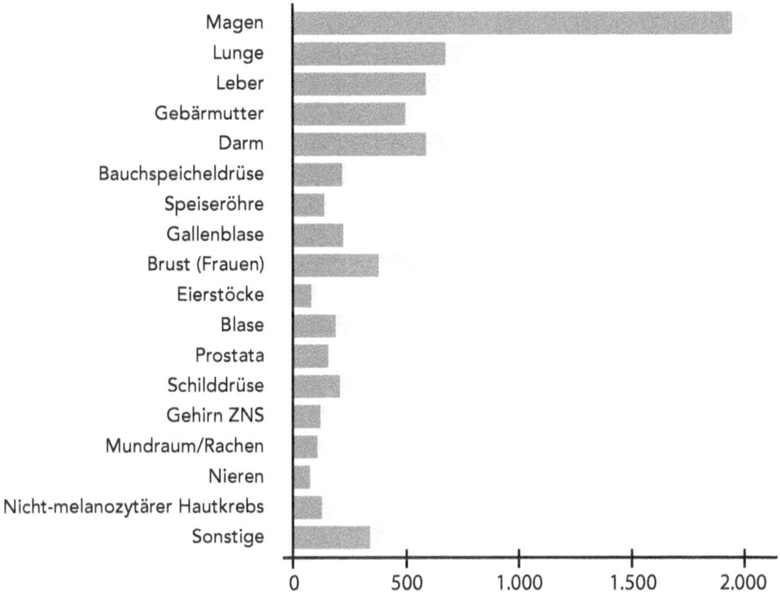

Die hellgrauen Balken zeigen den durch die Atombombe bedingten Anstieg der verschiedenen Krebsraten. Die dunkelgrauen Bereiche kennzeichnen das Basisrisiko für Krebs.

Man denkt oft, dass die Überlebenden der Atombombe besonders häufig an Krebs erkrankten und deformierte Kinder zur Welt brachten, aber zum Glück war das nicht der Fall. Die Krebsraten stiegen zwar an, aber minimal (normalerweise um weniger als 5 Prozent), und die Lebenserwartung sank um nur wenige Monate. Das Risiko war zwar real, aber das Ausmaß größtenteils eingebildet.

Alle Lebensformen auf der Erde sind ständig einer natürlich auftretenden ionisierenden Strahlung ausgesetzt, die aus dem Weltall kommt. Die Zellen schützen sich mit stärkeren antioxidativen Abwehrmechanismen und strahleninduzierter Apoptose.[13] Wenn Zellen durch Strahlung irreversibel geschädigt werden, begehen sie rituellen Selbstmord und werden aus dem Körper entfernt. Kehren wir also zu unserer ursprünglichen Frage zurück: Was verursacht Krebs?

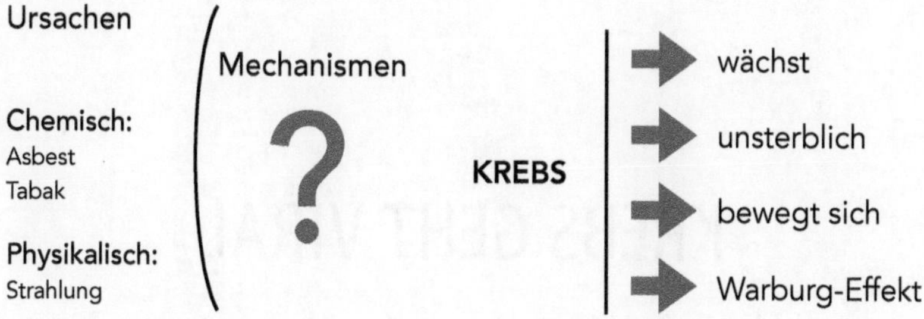

Krebsparadigma 1.0: Die Hauptursachen für Krebs

Wir wussten, dass bestimmte chemische Agenzien Krebs verursachen. Uns war auch bekannt, dass physikalische Agenzien, wie zum Beispiel Strahlung, Krebs verursachen. Aber schon bald wurde eine ausgefallene Theorie aufgestellt: Könnte Krebs nicht auch durch einen Virus verursacht werden?

5

KREBS GEHT VIRAL

Der irische Chirurg Denis Parsons Burkitt war elf Jahre alt, als er durch einen Unfall auf einem Auge erblindete. Er vergrub sich in seine Schulbücher, und nach seiner Ausbildung zum Chirurgen trat er dem Medizincorps der irischen Armee bei. Er wurde in Afrika stationiert, wo er seine wichtigsten Entdeckungen machen sollte. Sein fehlendes Augenlicht kompensierte er mit einem großen medizinischen Weitblick und so wurde er zu einem der einflussreichsten Ärzte seiner Zeit.

1957 staunte Burkitt, als er einen fünfjährigen Jungen behandelte, der an multiplen Kiefertumoren litt. In all seinen Jahren im Dienst der Medizin war ihm ein solcher Fall noch nie untergekommen. Aber dieser Junge war nur der erste von vielen Patienten mit eigenartigen Tumoren. Kurze Zeit später sah er ein zweites Kind mit vier Kiefertumoren und multiplen Tumoren im Bauchraum. Die Biopsie ergab »kleines rundes Zellsarkom«. Es war Krebs.

Zwei Kinder, die in relativ kurzer Zeit diesen (für ihn) sehr ungewöhnlichen Krebs hatten, weckten Burkitts Neugier. Als er die Unterlagen des örtlichen Krankenhauses durchging, stellte er fest, dass es 29 weitere Kinder mit ähnlichen Krebserkrankungen gab. Diese Art von Krebs war in Afrika offenbar keine Seltenheit, doch Burkitt wusste nichts darüber und in der medizinischen Fachliteratur war auch nichts darüber nachzulesen. 1958 veröffentlichte er seine Entdeckungen im *British Journal auf Surgery.*[1]

Dieser Krebs war nicht auf dem gesamten afrikanischen Kontinent verbreitet. Kurz nach der Veröffentlichung des Artikels zeigten lokale Krebsspezialisten Burkitt, dass dieser Krebs, der in gewissen Teilen Afrikas geläufig war, in Südafrika nicht vorkam. Burkitt fing an, den »Lymphom-Gürtel, der quer durch den afrikanischen Kontinent verlief«, zu skizzieren, woraus

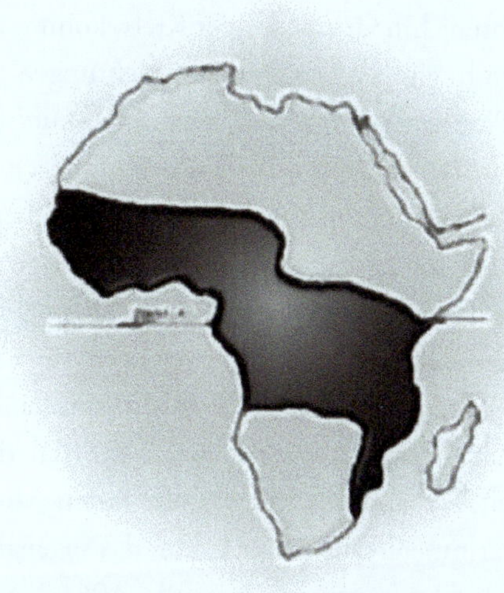

Der Lymphom-Gürtel zieht sich quer durch Mittelafrika.

sich die oben stehende Karte ergab.[2] Dabei fiel ihm auf, dass der Krebs geografisch klar abgesteckt werden konnte. Mithilfe seiner Karte erkannte er, dass die Höhe über dem Meeresspiegel und die Entfernung zum Äquator die Hauptfaktoren für die Krebsinzidenz waren. Daraus schloss er, dass die Temperatur eine entscheidende Determinante für die Krankheitsanfälligkeit der Bevölkerung war. In Afrika war diese Form der regionalen Verbreitung einer Krankheit nicht außergewöhnlich. Infektionskrankheiten, die zum Beispiel durch Stechfliegen übertragen wurden, folgten immer demselben Muster. Aber es handelte sich hier um Krebs, nicht um eine Infektion.

Konnte es so etwas wie einen krebserregenden Virus geben? Vielleicht war dieser Gedanke gar nicht so abwegig, wie er zunächst erschien. 1910 gelang es dem Hühnervirologen Peyton Rous am Rockefeller Institute, ein Sarkom von einem Huhn auf ein anderes zu übertragen. Das krebserregende Agens wurde *Rous-Sarkom-Virus* (RSV) genannt und Rous erhielt 1966 für seine Entdeckung den Nobelpreis für Medizin. 1935 wurde festgestellt, dass ein Papillomvirus bei Kaninchen Tumore verursachte; und in den 1940er-Jahren gelang es Wissenschaftlern, bei Katzen und Mäusen Viren zu isolieren, die Leukämie verursachten. Aber konnte ein Virus auch bei Menschen zu Krebs führen? Ein virusbedingter Krebs konnte vielleicht bei einer Handvoll Hühnern in einigen Forschungseinrichtungen gezüchtet werden, die medizinische Pionierarbeit leisteten, aber in der klinischen Medizin war praktisch nichts darüber bekannt. Aber Daten lassen sich nun einmal nicht leugnen und es interessiert sie nicht, was der Mensch über sie denkt.

Der Krebs trat bei den afrikanischen Kindern in Gegenden auf, in denen die Außentemperatur nicht unter 15,5 Grad Celsius fiel und eine jährliche Niederschlagsmenge von über 50 Zentimetern gemessen wurde – optimale Wachstumsbedingungen für Moskitos. Der afrikanische Lymphom-Gürtel war praktisch identisch mit den Risikogebieten für Malaria, Gelbfieber und die Schlafkrankheit Trypanosomiasis, die alle durch Moskitos übertragen wurden. Burkitt vermutete, dass dieser Krebs, das sogenannte *Burkitt-Lymphom*, durch eine Infektion verursacht wurde. 1961 sandte Burkitt einige Tumorproben nach London, die der Pathologe Michael Anthony Epstein untersuchen sollte, der Zugang zu einem modernen Elektronenmikroskop hatte.

Epstein legte eine Kultur der Tumorzellen an, die er wachsen ließ, und stellte einen herpesartigen Viruspartikel fest.[3] Dieses zuvor unbekannte Virus und das erste bei Menschen nachweislich krebsverursachende Virus wird heute *Epstein-Barr-Virus* (EBV) genannt. Es hat sich gezeigt, dass es eines der am häufigsten vorkommenden Viren weltweit ist, und man nimmt an, dass 90 Prozent aller Erwachsenen dieses Virus in sich tragen.[4] In Industrieländern tritt die Infektion mit EBV üblicherweise in der Jugend auf, die manchmal mit Symptomen einer infektiösen Mononukleose (»Mono«) einhergeht. Weil EBV durch Speichel übertragen wird, wird es manchmal auch als »Kusskrankheit« bezeichnet. In Afrika erfolgt die Infektion jedoch normalerweise bei der Geburt. In Uganda sind zum Beispiel schätzungsweise 80 Prozent aller Kinder unter einem Lebensjahr bereits mit EBV infiziert, während es in Amerika unter 50 Prozent sind. Doch warum bekamen nur einige Kinder Krebs, wenn beinahe die ganze Welt mit EBV infiziert ist? Und warum war das Lymphom auf den Lymphom-Gürtel beschränkt? Das sind gute Fragen, auf die es immer noch keine verbindlichen Antworten gibt.

Das Burkitt-Lymphom wird möglicherweise durch eine Co-Infektion von EBV mit Malaria verursacht.[5] In den 1960er-Jahren verwendeten die afrikanischen Inseln Sansibar und Pemba das toxische Schädlingsbekämpfungsmittel DDT (Dichlordiphenyltrichlorethan), um ihrer Moskitoplage Herr zu werden. Die Malaria-Rate nahm drastisch ab, von 70 auf 5 Prozent, und die Rate der Lymphom-Fälle sank genauso drastisch. Als das hochgiftige DDT verboten wurde, nahm die Zahl der Malaria-Erkrankungen wieder zu, und damit auch die Zahl der Lymphome. Beides schien Hand in Hand zu gehen.

Durch den Einsatz des Wirkstoffs *Chloroquin* zur Malaria-Prophylaxe sank die Anzahl der Fälle von Burkitt-Lymphomen in Tansania um beachtliche 82 Prozent. Als eine zunehmende Medikamentenresistenz diesem Programm ein Ende setzte, stieg die Malaria-Rate wieder und die Lymphom-Rate stieg um 273 Prozent.[6] Der genaue Mechanismus der Krankheit ist immer noch nicht bekannt, aber Malaria stimuliert vielleicht eine Überproduktion von B-Lymphozyten (das sind die malignen Zellen beim Lymphom). Diese Zellen werden dann mit EBV infiziert, das sie irgendwie krebsartig macht.

In anderen Teilen der Welt verursacht EBV einen völlig anderen Krebs, nämlich den Nasenrachenkrebs namens Nasopharynx-Karzinom (NPK). Es ist ein weltweit selten auftretender Krebs, der aber in Hongkong, Taiwan und bei den Ureinwohnern Alaskas und Grönlands geläufig ist. 2012 machte dieser Krebs nur 0,71 Prozent aller weltweiten Krebsfälle aus, 71 Prozent der NPK-Fälle traten allerdings in Südostasien auf.[7] Es ist nicht bekannt, warum EBV trotz beinahe universeller Exposition bei verschiedenen Populationen völlig verschiedene Krankheiten verursacht. In Südchina ist NPK die dritthäufigste Krebsart[8] und es gibt dort mehr als zehnmal so viele Fälle wie in Europa und Amerika.

Wie das Burkitt-Lymphom wird auch das NPK mit einer EBV-Infektion in der frühen Kindheit assoziiert. In Hongkong sind nahezu 100 Prozent aller Kinder bis zum zehnten Lebensjahr mit EBV infiziert. Asiaten, die in andere Länder auswandern, erkranken viel seltener am NPK – eine Tatsache, die gegen eine rein genetische Prädisposition spricht. Das Risiko für NPK sinkt bei chinesischen Einwanderern in den USA um etwa 50 Prozent.[9] Es wurde bereits spekuliert, dass in Salz eingelegter Fisch, der früher ein beliebtes traditionelles Gericht in China war, möglicherweise das fehlende Bindeglied ist. Die Konservierung mit Salz war in China ineffizient, wodurch eine signifikante Verunreinigung und Bildung von N-Nitrosaminen möglich werden konnte, die nachweislich krebserregend sind.

Das Special Virus Cancer Program

Die Entdeckung, dass Krebs durch Infektionen verursacht werden konnte, schlug hohe Wellen. Sie eröffnete die erschreckende Möglichkeit, dass Krebs ansteckend sein könne. Aber so wie die Hoffnung in der Büchse der Pandora blieb, bot sie auch die Möglichkeit einer Heilung. Bakterien können schließlich mit Antibiotika getötet werden. Es gab zwar noch keine antiviralen Medikamente, aber es gab Impfstoffe, und sobald diese großflächig angewandt wurden, waren sie sehr effektiv, um Viren unschädlich zu machen und Ausbrüche viraler Infektionskrankheiten zu verhindern. Vireninfektionen wie Masern, Mumps, Polio und Windpocken, die früher typische Kinderkrankheiten waren, sind heute fast ausgestorben.

Das National Cancer Institute (zu Deutsch: Nationales Krebsinstitut) bemühte sich darum, diese spannenden neuen Möglichkeiten auszuloten. 1964 wurde das Special Virus Cancer Program (SVCP, zu Deutsch: Spezielles Viruskrebs-Programm) gegründet, um weitere virusbedingte Ursachen von Krebs zu identifizieren. Im Laufe des nächsten Jahrzehnts erhielt das SVCP über 10 Prozent aller Fördermittel für die Krebsforschung – beinahe 500 Millionen Dollar. Im Gegensatz dazu betrugen die Forschungsgelder, die für die Untersuchung der Rolle der Ernährung bei Krebs eingesetzt wurden, nicht einmal ein Zwanzigstel dieser Summe.

Das SVCP war eine gewaltige Aufgabe und es war das Kernstück von Präsident Nixons Krieg gegen den Krebs. Hunderten von Affen wurden menschliche Tumore eingesetzt, weil man herausfinden wollte, ob diese übertragbar waren. Letztlich brachte das Projekt trotzdem wenig brauchbare Daten hervor. In Fachkreisen stand das SVCP in keinem sehr guten Ruf und man munkelte, dass es eher politischen als wissenschaftlichen Zwecken diente.[10] Wissenschaftler vermuteten, dass dieses Programm in Wirklichkeit die Absicht verfolgte, den Anschein von Fortschritt zu erwecken, obwohl sich faktisch kaum etwas tat. Ein bekannter Forscher bemerkte: »Das SVCP war extrem ineffektiv und hatte vielleicht sogar eine negative Wirkung.« Andere Forscher bemerkten zynisch, dass das Motto des SVCP hätte lauten müssen: »Wir testen wirklich jeden Unsinn.«

Fehlende Kontrollinstanzen führten dazu, dass sich die Entscheidungsträger gegenseitig Multi-Millionen-Dollar-Verträge zuschoben, und die *New York Times* berichtete, dass die Manager des SVCP »oft auch die Empfänger großer Geldsummen sind, die sie mit vollen Händen ausgeben«. Als das National Cancer Advisory Board (zu Deutsch: Nationales Krebsberatungsgremium) 1974 die Interessenkonflikte scharf kritisierte, wurde das SVCP neu organisiert.[11] Wenn man dieses Projekt aus heutiger Sicht betrachtet, kommt einem unweigerlich das Wort »Geldverschwendung« in den Sinn.

Das Programm wurde 1980 eingestellt, und der Großteil der wissenschaftlichen Gemeinde war davon überzeugt, dass Infektionen und Viren wenig bis gar nichts mit Krebs zu tun hatten. Doch nur einige Jahre später gab es neue Beweise, die wieder darauf hindeuteten, dass Infektionen die Hauptursache für bestimmte Krebsarten sind.

Hepatitis B und C

Die *Virushepatitis* (Leberentzündung) wird in der medizinischen Literatur schon seit Jahrtausenden beschrieben. Das auffälligste Symptom ist die Gelbsucht, eine deutliche Gelbfärbung der Augäpfel und der Haut. Das erste Virus, das identifiziert wurde, Hepatitis A, findet sich häufig in dicht besiedelten Großstädten und Armeekasernen – also an Orten mit vielen Menschen auf engem Raum – und wird durch fäkale Kontamination übertragen. Andere Formen der infektiösen Hepatitis, die eine chronische

Lebererkrankung verursachen, wurden durch kontaminierte Körperflüssigkeiten übertragen, beispielsweise durch Blutkonserven und Geschlechtsverkehr.

Zu Beginn des 20. Jahrhunderts führte die vermehrte Verwendung von Injektionsnadeln unbeabsichtigt zu einer Verbreitung der Virushepatitis. Spritzen und Nadeln waren teuer, deshalb wurden sie regelmäßig wiederverwendet, oftmals ohne angemessene Sterilisierung. 1885 führte eine Massenimpfung von Hafenarbeitern in Bremen zu einem Ausbruch der Gelbsucht; dasselbe geschah in einer Heilanstalt für psychisch Kranke im saarländischen Merzig, wo 25 Prozent der Geimpften an Gelbsucht erkrankten. Bluttransfusionen, die im Zweiten Weltkriegs exponentiell zunahmen, waren ebenfalls ein Risikofaktor für Virenhepatitis. 1947 trat Hepatitis B auf, obwohl das Virus selbst noch nicht identifiziert worden war. Dann kam Dr. Barry Blumberg, der 1976 den Nobelpreis für Medizin erhalten sollte.

Blumberg war ein amerikanischer Arzt und Genetiker, dessen Forschungsinteresse weder Lebererkrankungen noch Viren galt, sondern der Diversität von Populationen. Als er die Vielzahl der Proteine im menschlichen Blut untersuchte, kam ihm der Gedanke, dass Bluttransfusionen zur Bildung neuer Proteine führen könnten. 1961 entdeckte er ein neues Protein, das er als *australisches Antigen* bezeichnete, weil es im Blutserum eines australischen Ureinwohners entdeckt worden war.[12] Als Blumberg der Spur des australischen Antigens folgte, stieß er auf das Hepatitis-B-Virus, eines der kleinsten DNA-Viren, die Menschen befallen können. Das Hepatitis-B-Virus ist in Asien endemisch und wird oft von Mutter zu Kind übertragen, was dazu führt, dass sich viele asymptomatische Kinder eine chronische Infektion zuziehen, die das Risiko für einen späteren Leberkrebs drastisch erhöht.

1981 ergaben Studien, dass bei einer chronischen Hepatitis-B-Infektion das Leberkrebsrisiko 200-mal höher ist.[13] 2008 war Leberkrebs im weltweiten Durchschnitt der fünfthäufigste Krebs bei Männern und der siebthäufigste bei Frauen; etwa die Hälfte dieser Erkrankungen und Todesfälle trat in China auf.[14]

Impfungen gegen Hepatitis B waren ab Anfang der 1980er-Jahre verfügbar, und viele asiatische Länder riefen Impfkampagnen ins Leben, mit denen der Leberkrebs bei Kindern praktisch ausgelöscht werden konnte. Heute werden in mindestens 177 Ländern weltweit Säuglinge routinemäßig gegen Hepatitis B geimpft. Chronische Infektionen und Lebererkrankungen haben drastisch abgenommen, und dieser Rückgang hat positive Implikationen für die Zukunft von Leberkrebs.

Nach der Identifikation von Hepatitis B in den 1960er-Jahren verringerte sich die Anzahl der Fälle von Hepatitis nach Transfusionen, die sogenannte *Posttransfusionshepatitis*, die aber nicht gänzlich verschwand. Das ließ darauf schließen, dass es ein noch unbekanntes, durch Blut übertragbares Virus gab, das eine chronische Lebererkrankung verursachen konnte.[15] Diese Variante wurde als *Non-A-Non-B-Hepatitis* (zu Deutsch: Weder A- noch B-Hepatitis) bekannt, weil es schlicht und einfach weder Hepatitis A noch Hepatitis B war. (Wissenschaftler sind ein merkwürdiger Menschenschlag. Ich verstehe nicht, warum nicht gleich jemand etwas gesagt hat wie: Hey Leute, es ist nicht Hepatitis A und es ist auch nicht Hepatitis B. Was haltet ihr davon, wenn wir es vielleicht, na ja, zum Beispiel Hepatitis C nennen?«)

Das Hepatitis-C-Virus wurde erst 1989 identifiziert, weil die Virusmenge im Blut um einiges geringer ist als bei Hepatitis B. Hepatitis B und C führen zu einer chronischen Lebererkrankung. Auf dem Höhepunkt der Virusverbreitung waren schätzungsweise 160 Millionen Menschen weltweit an Hepatitis C erkrankt und viele Betroffene bekamen Leberkrebs. Das Virus wird hauptsächlich durch verunreinigte Nadeln übertragen. Nach dem Zweiten Weltkrieg führte die Mehrfachverwendung von Impfnadeln vor allem in Italien zu frühen Ausbrüchen von Hepatitis C. Danach waren hauptsächlich Drogenabhängige betroffen, die sich Nadeln teilten. Heute können hochmoderne antivirale Medikamente bis zu 90 Prozent der Betroffenen heilen, und das verspricht Hoffnung für die Zukunft.

Leberkrebs entwickelt sich erst nach vielen Jahrzehnten der chronischen Infektion und Entzündung. Etwa 80 Prozent aller Leberkrebsfälle stehen mit Hepatitis B (HBV) und Hepatitis C (HCV) in Zusammenhang. HBV ist für schätzungsweise 50 bis 55 Prozent dieser Krebsfälle verantwortlich, HCV für 25 bis 30 Prozent.

Humanes Papillomvirus

In den 1970er-Jahren bemerkte Dr. Harald zur Hausen, der am Deutschen Krebsforschungszentrum in Heidelberg tätig war, dass es viele wissenschaftliche Abhandlungen über Genitalwarzen gab, die sich bei Frauen zu Krebs entwickelten. Es war bekannt, dass das *Humane Papillomvirus* (HPV), von dem es Hunderte Unterarten gibt, Genitalwarzen verursacht. Aufgrund dieser Beobachtung vermutete er, dass HPV sowohl Genitalwarzen als auch Gebärmutterhalskrebs verursachte. Krebsforscher, denen das Fiasko des Special Virus Cancer Program noch in den Knochen steckte, waren von seiner Theorie nicht erbaut. In einem Interview mit dem Nobelpreiskomitee erinnerte sich zur Hausen später: »Mein Vorschlag wurde damals nicht begrüßt.«[16]

Zur Hausen, der seiner Beobachtung nachgehen wollte, machte das HPV zu seinem Forschungsschwerpunkt. 1979 konnte er erstmals den HPV-Subtyp 6 aus Genitalwarzen isolieren, aber dieser Subtyp stand in keiner Verbindung zu Gebärmutterhalskrebs. Daraufhin isolierte er den HPV-Subtyp 11, der für den Gebärmutterhalskrebs ebenfalls weitgehend irrelevant war. 1983 isolierte er schließlich den HPV-Subtyp 16. Volltreffer! In etwa der Hälfte aller Fälle von Gebärmutterhalskrebs konnte virale DNA vom HPV-Subtyp 16 nachgewiesen werden. Zur Hausen hatte somit den unwiderlegbaren Beweis erbracht, dass eine Infektion mit dem HPV-Subtyp 16 für die Entwicklung von Gebärmutterhalskrebs eine große Rolle spielte. Ein Jahr später klonte er HPV 16 und HPV 18, von denen man mittlerweile weiß, dass sie den Großteil aller Fälle von Gebärmutterhalskrebs verursachen.

1999 wurde HPV in 99,7 Prozent aller Fälle von invasivem Gebärmutterhalskrebs nachgewiesen.[17] Es gibt über 100 humane Papillomviren, aber nur 13 verursachen Krebs. Die Typen 16 und 18 sind in Nordamerika am weitesten verbreitet und machen 70 bis 80 Prozent aller Fälle von Gebärmutterhalskrebs aus. Es sollte noch über ein Jahrzehnt dauern, bis zur Hausen die wissenschaftlichen Beweise vorlegen konnte, für die er 2008 mit dem Nobelpreis für Medizin ausgezeichnet wurde.

Der revolutionäre Kreislauf hatte sich geschlossen – von der Identifikation und Isolierung des Virus über seine Entdeckung in der Krebszelle bis hin zur Entwicklung von Impfstoffen, die einen bis zu 95-prozentigen Schutz vor HPV bieten. Auch heute noch ist Gebärmutterhalskrebs ein globales Problem. 2012 gab es geschätzte 500 000 Neuerkrankungen weltweit und 266 000 Todesfälle,[18] in Deutschland erkranken jährlich rund 4500 Frauen an Gebärmutterhalskrebs.[19] Aber die Impfprogramme gegen die HPV-Subtypen 16 und 18, die 2007 ins Leben gerufen wurden, haben die Infektion und das Risiko für prämaligne Warzen um mehr als 50 Prozent reduziert.[20] Der lang gehegte Traum einer Krebsimpfung scheint in greifbare Nähe gerückt zu sein.

Helicobacter pylori

Einer der verblüffendsten Erfolge im Krieg gegen den Krebs war der überraschende weltweite Fortschritt bei der Bekämpfung von Magenkrebs. Der Fortschritt war deshalb so verwirrend, weil sich Forscher seit Jahrzehnten nicht erklären konnten, warum sich Magenkrebs auf dem Rückzug befand. Es war so, als würde man das Wimbledon-Turnier gewinnen, ohne zu wissen, wie man Tennis spielt. Magenkrebs ist besonders tödlich, weil es keine frühen Warnsymptome gibt. Wenn die Diagnose vorliegt, ist es oft schon zu spät.

Es war auch kein trivialer Erfolg. In den 1930er-Jahren war Magenkrebs in den USA und Europa der Krebs mit den meisten Todesfällen.[21] 2019 belegte er in den USA »nur« Platz 7 in der Liste der tödlichsten Krebsarten. In Deutschland stellt Magenkrebs bei Männern die zehnthäufigste Tumorerkrankung dar, bei Frauen die achthäufigste.[22] Eine der aggressivsten Krebsarten weltweit verlor ihre Durchschlagskraft, aber wir wussten nicht, warum.

Es gibt weltweit große Unterschiede bezüglich der Anzahl von Magenkrebsfällen. In Japan gibt es zehnmal mehr Fälle von Magenkrebs als in den USA, aber wenn ein Japaner in die USA auswandert, sinkt sein Risiko für

Magenkrebs drastisch, und diese Tatsache deutet darauf hin, dass die Ursache weniger in den Genen als vielmehr in der Umwelt zu suchen ist. Je nachdem, ob ein Japaner in Japan oder in den USA lebt, steigt beziehungsweise fällt sein Risiko für Magenkrebs erheblich. Was könnte für die großen Unterschiede und den stetigen Rückgang von Magenkrebserkrankungen verantwortlich sein? Die Antwort kam von einer unerwarteten Quelle: von zwei unbekannten australischen Ärzten, die Magengeschwüre untersuchten.

1981 sahen sich Dr. Barry Marshall und Dr. Robin Warren Objektträger seltsam anmutender Bakterien an, die den Mägen von Patienten entnommen worden waren. Diese Bakterien waren bereits seit über einem Jahrhundert bekannt, wurden aber immer wieder als zufällige Stämme abgetan, die bei der Bearbeitung der Objektträger entstanden. Damals dachte man, dass der Magen eine völlig sterile Umgebung war. Man nahm an, dass Magensäure ein aggressives, hochgradig saures Milieu schuf, in dem alle Bakterien starben. In den 1980er-Jahren hätte jeder Wissenschaftler die Wahrscheinlichkeit, dass ein Bakterium im Magen überleben kann, als Unsinn abgetan – jeder Wissenschaftler mit Ausnahme von Marshall und Warren. Marshall, der davon überzeugt war, dass diese Bakterien existierten, versuchte sie aus Gewebeproben zu züchten. Er scheiterte bei den ersten 33 Versuchen, aber bei den Patienten 34 und 35 machten seine Laborassistenten zum Glück einen Fehler.

Bakterienkulturen wurden routinemäßig nach zwei Tagen entsorgt, weil man annahm, dass es nach dieser Zeit keine brauchbaren Bakterien gab. Die Kulturen der Patienten 34 und 35, die versehentlich zu lange im Inkubator geblieben waren, wurden positiv. Die Bakterien waren da, sie brauchten nur ungewöhnlich lange zum Wachsen. Marshall identifizierte das langsam wachsende Bakterium *Helicobacter pylori (H. pylori)* als ursächliches Agens von Magengeschwüren.

Erstaunlicherweise kann H. pylori jahrzehntelang im Magen überleben. Er nutzt das Protein *Urease*, um das stark saure Milieu zu neutralisieren, und wächst unter seiner eigenen schützenden Tarnkappe. Genstudien zeigen, dass H. pylori den menschlichen Magen bereits seit über 58 000 Jahren bevölkert. [23] Wir hatten H. pylori übersehen, obwohl es die ganze Zeit da gewesen war.

Marshall hatte allerdings ein Problem. Niemand glaubte ihm. In seiner Verzweiflung züchtete er die Bakterien eines Gastritis-Patienten, »schwenkte die Organismen, die in einer trüben Brühe schwammen, und trank sie«.[24] Sehr ekelhaft – aber hocheffektiv. Fünf Tage später entwickelte Marshall eine Mageninfektion und bewies damit, dass H. pylori die Entzündung verursachte, die zu einem Geschwür führte.

Das war eine verblüffende Entdeckung. Bis in die 1980er-Jahre hinein glaubte praktisch jeder Arzt und Forscher weltweit, dass Magengeschwüre stressbedingt waren. Die Behandlung von Magengeschwüren bestand hauptsächlich im Erlernen von Entspannungsmethoden. Wie Sie sich vorstellen können, waren lange Waldspaziergänge und Meditation nicht gerade effektiv, um eine Infektion zu bekämpfen.

Wenn die meisten Magengeschwüre durch Bakterien verursacht wurden, bedeutete das, dass Antibiotika Abhilfe schaffen konnten. Ein Cocktail aus drei Medikamenten, darunter zwei Antibiotika, die über einen Zeitraum von ein bis zwei Wochen eingenommen wurden, heilt mittlerweile etwa 80 Prozent aller H.-pylori-Infektionen.[25] Für diese Erkenntnisse erhielten Marshall und Warren 2005 den Nobelpreis für Medizin.

Etwa die Hälfte der Weltbevölkerung ist mit H. Pylori infiziert, aber die meisten Betroffenen haben keine Symptome. Die Verstädterung und schlechten Hygienebedingungen in vielen Teilen Asiens legten den Grundstein dafür, dass sich H. pylori immer stärker ausbreiten konnte. Mitte der 1990er-Jahre wurde eine verblüffende Ähnlichkeit zwischen der weltweiten Prävalenz von H.-pylori-Infektionen und Magenkrebs festgestellt. In Korea zum Beispiel, einem Land mit einer der höchsten Magenkrebsraten weltweit, tragen 90 Prozent aller Erwachsenen im Alter von über 20 Jahren H. pylori in sich.[26] Es wurde schnell klar, dass H. pylori nicht nur chronische Infektionen und Geschwüre verursachte, sondern auch Magenkrebs.

Eine Infektion mit H. pylori wird mit einem 16-fach höheren Krebsrisiko assoziiert.[27] Sie beginnt mit einer chronischen Magenentzündung *(Gastritis)*, aus der ein Gewebeschwund *(Atrophie)*, dann eine Umwandlung des Gewebes *(Metaplasie)*, ein anormales Zellwachstum im Körpergewebe *(Dysplasie)* und schließlich Krebs wird. 1994 stufte die Internationale Agentur für Krebsforschung (IARC, im Englischen: International Agency for Research on Cancer) H. pylori als ein Karzinogen der Gruppe 1 ein (bei Menschen definitiv krebserregend). Man schätzt, dass es für 5,5 Prozent aller Krebsfälle weltweit verantwortlich ist.[28]

Die seuchenhafte Verbreitung von H. pylori hat in den letzten Jahrzehnten dank verbesserter Hygiene- und Wohnbedingungen abgenommen. Weniger H. pylori bedeutet weniger Magenkrebs – der wahrscheinliche Schlüssel für unseren erstaunlichen Erfolg bei der Reduktion von Magenkrebs. Wir gewannen den Krieg, obwohl wir uns den Sieg nicht erklären konnten. Die Vernichtung des H.-pylori-Bakteriums durch Antibiotika verringerte die chronische Entzündung, die zu prämalignen Magenläsionen führt.[29] Eine seltenere Form von Magenkrebs, das sogenannte *Mukosa-assoziierte lymphatische Gewebe (MALT-Lymphom),* tritt auch bei Menschen mit H. pylori auf. Im Frühstadium kann ein MALT-Lymphom durch die Zerstörung von H. pylori vollständig geheilt werden.[30] Nur 10 Prozent aller mit H. pylori Infizierten entwickeln ein Magengeschwür, 1 bis 3 Prozent entwickeln Magenkrebs und weniger als 1 Prozent entwickeln ein MALT-Lymphom.[31] Aber wenn man diese Zahlen mit der Hälfte der Weltbevölkerung multipliziert, werden sie signifikant.

Krebsparadigmen

Kehren wir zu unserer ursprünglichen Frage zurück: Was verursacht Krebs? Chemische Karzinogene wie Asbest, Tabak und Ruß verursachen Krebs. Auch physikalische Karzinogene wie Strahlung verursachen Krebs.

Virale und bakterielle Infektionen sind ebenfalls Karzinogene – geschätzte 18 Prozent aller Krebsarten können auf Infektionskrankheiten zurückgeführt werden, sie sind daher gar nicht so selten.[32] Die Hauptterreger sind Helicobacter pylori, Humane Papillomviren, Hepatitis-B- und -C-Viren, das Epstein-Barr-Virus, HIV und einige andere.

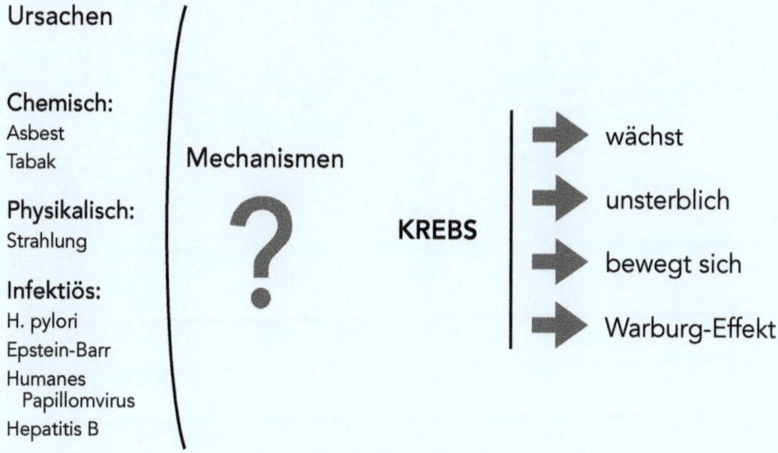

Krebsparadigma 1.0

Zu Beginn der 1960er-Jahre schienen alle Puzzleteile ein stimmiges Gesamtbild zu ergeben. Wir kannten viele Faktoren, die Krebs verursachen. Aber was haben diese Faktoren gemeinsam, wenn man Krebs als Ganzes betrachtet? Was ist der Mechanismus, der sie vereint? Das oben abgebildete Krebsparadigma 1.0 konnte diese wichtige Frage nicht beantworten. Mit Beginn der 1970er-Jahre kam jedoch ein neues Paradigma auf, das unser Verständnis nachhaltig verändern sollte.

Teil II

KREBS ALS ERBKRANKHEIT

KREBSPARADIGMA 2.0

6

DIE SOMATISCHE MUTATIONSTHEORIE

Die genetische Revolution

1866 veröffentlichte Gregor Mendel seine heute legendäre Abhandlung über Pflanzenhybride, in der er unter anderem die runde beziehungsweise runzlige Samenform von Erbsen beschrieb, und begründete damit das Forschungsfeld der Genetik. Das Wort *Genetik* wurde 1906 von dem Biologen William Bateson eingeführt, der damit die neue »Wissenschaft von der Vererbung und Variation«[1] beschrieb. Merkmale wie die Augen- und Haarfarbe werden von Generation zu Generation weitergegeben; sie werden durch Abschnitte der *Desoxyribonukleinsäure* (DNA) kodiert, die Gene, die in den Chromosomen enthalten sind.

Der deutsche Biologe Theodor Boveri bemerkte 1902, dass einige Seeigeleier mit einer anormalen Anzahl von Chromosomen zu übermäßigem Wachstum neigten und sich in dieser Hinsicht wie Krebszellen verhielten. Er vermutete, dass bestimmte Gene in den Chromosomen das Wachstum anregten und dass Mutationen dieser Gene das übermäßige Wachstum verursachten.[2] Boveri stellte außerdem die Hypothese auf, dass es umgekehrt auch Gene geben musste, die das Wachstum hemmten. Wenn man sich eine Schnittverletzung zuzieht, muss der Körper Gene aktivieren, die den Zellen das Signal geben, sich zu vermehren und die Wunde zu schließen. Sobald die Wunde verheilt ist, müssen andere Gene der Zelle sagen, dass sie mit dem Wachsen aufhören soll. Boveri skizzierte diese Hypothese in seinem Buch *Zur Frage der Entstehung maligner Tumoren* (1914).[3]

Boveris Grundannahmen stellten sich mit der Entdeckung eben jener Gene als richtig heraus, die heute als Onkogene (Gene, die Zellwachstum fördern) und Tumorsuppressor-Gene (Gene, die Zellwachstum hemmen) bezeichnet werden. Die ersten menschlichen Onkogene wurden in den 1970er-Jahren identifiziert, als die Entdeckung gemacht wurde, dass bestimmte Stämme des Rous-Sarkom-Virus (RSV) bei Hühnern Krebs verursachten, andere Stämme hingegen nicht. Indem sie die beiden Virengenome miteinander verglichen, isolierten Forscher das erste Onkogen der Welt – das für die krebsartige Transformation verantwortliche SRC-Gen. 1976 leiteten die Nobelpreisträger Harold Varmus und Mike Bishop eine Wende in der Onkogenetik ein, indem sie das erste menschliche Äquivalent des SRC-Gens entdeckten, wodurch sich SRC von einem seltenen Hühnervirus zu einem Hauptakteur in der Genetik der meisten Krebsarten bei Menschen (und Tieren) entwickelte.

Bei den meisten Krebsarten lassen sich zahlreiche Veränderungen der Onkogene und/oder Tumorsuppressor-Gene nachweisen. Das SRC-Gen regt das Zellwachstum normalerweise an – vergleichbar mit der Betätigung des Gaspedals, wenn man sein Auto beschleunigen will. Das Rous-Sarkom-Virus bewirkt eine Mutation des SRC-Gens, aktiviert es auf unangemessene Weise und löst damit das unregulierte Wachstum aus, das ein typisches Merkmal von Krebs ist. Ende der 1970er-Jahre wurden zwei weitere, bei Menschen sehr häufig vorkommende Onkogene entdeckt, die *MYC*- und *EGFR*-Gene.[4]

Tumorsuppressor-Gene halten normalerweise das Zellwachstum an, so wie beim Autofahren das Bremspedal verlangsamt und stoppt. Eine Mutation, die diese Gene deaktiviert, wird daher das Zellwachstum anregen – als würde man den Fuß vom Bremspedal nehmen, wodurch man – auch ohne Gas zu geben – schneller fährt. Das Tumorsuppressor-Gen p53, das 1979 identifiziert wurde, ist bei menschlichem Krebs das am häufigsten mutierte Gen.[5]

Diese neuen Entdeckungen schienen perfekt zu erklären, warum Krebszellen so schnell wachsen. Die Aktivierung der Mutationen in den Onkogenen und die Deaktivierung der Mutationen in den Tumorsuppressor-Genen könnten das Zellwachstum beschleunigen und zu Krebs führen. Diese Erkenntnisse kamen in der *somatischen Mutationstheorie* (SMT) zusammen, die als neuer wissenschaftlicher Standard galt und den Krebs in erster Linie als Krankheit betrachtet, die durch die Akkumulation genetischer Mutationen verursacht wird. Somatische Zellen sind alle Körperzellen bis auf Keimbahnzellen wie Spermium und Eizelle, die für die geschlechtliche Fortpflanzung zuständig sind. Mutationen in den somatischen Zellen (wie Brust, Lunge oder Prostata) akkumulieren sich, und eine zufällige Anhäufung dieser Mutationen kann ausreichen, um Krebs zu verursachen. Diese Betrachtungsweise, die ich Krebsparadigma 2.0 nenne und das auf Seite 81 zu sehen ist, beherrschte die Krebsforschung der 1970er-Jahre und wird auch heute noch von der American Cancer Society (Amerikanische Gesellschaft für Krebs) vertreten, die folgende einfache Aussage macht: »Krebs wird durch Veränderungen der Zell-DNA verursacht – ihres genetischen ›Bauplans‹.«[6]

Diese Sichtweise wurde von Forschern geteilt, die annahmen, dass bestimmte vererbte Genmutationen Krebs verursachten, ohne dass ein externes Agens erforderlich war. Familiäre oder erbliche Krebserkrankungen sind relativ selten und machen nur circa 5 Prozent aller Krebsarten aus, das heißt, dass der überwältigende Großteil (95 Prozent) sporadische Mutationen sind. Dennoch bewies die SMT, dass Krebs eine Krankheit der genetischen Mutationen sein konnte.

So verursacht beispielsweise eine einzelne vererbte genetische Mutation im *Retinoblastom-Protein*, einem Tumorsuppressor-Gen, bei Kindern einen seltenen Augenkrebs. Eine vererbte Mutation des *Von-Hippel-Lindau-Tumorsuppressors* erhöht das Risiko für Nierenkrebs. Bei Brustkrebs sind die Gene BRCA1 und 2 bekannt dafür, mit einem hohen Brustkrebsrisiko einherzugehen, aber sie machen nur geschätzte 5 Prozent aller Brustkrebsfälle aus. Im Großen und Ganzen tragen vererbte Gendefekte nicht viel zu Krebs bei, aber diese seltenen Fälle bestätigten den zugrunde liegenden, einenden Mechanismus der Karzinogenese.

Man wusste nun: Vererbte Mutationen verursachen Krebs. Chemische Substanzen, Strahlung und Viren können ebenfalls genetische Mutationen oder andere Veränderungen des genetischen Codes bewirken, die zum fehl-

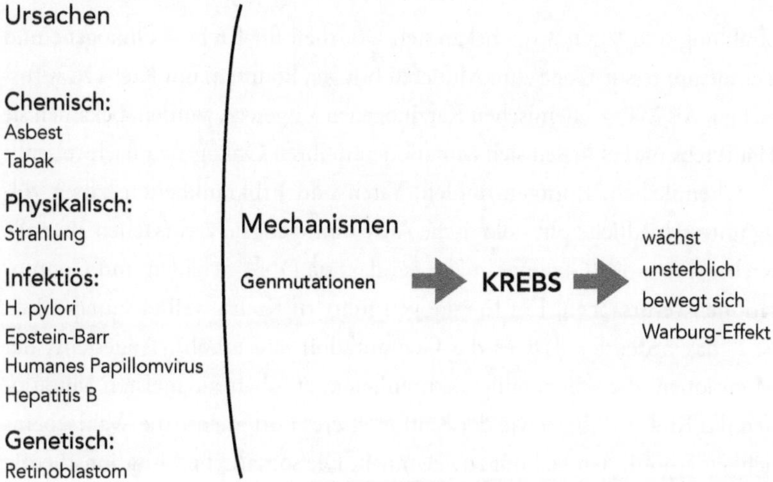

Krebsparadigma 2.0

regulierten Wachstum von Krebs führen. Volltreffer! Die Puzzleteile passten perfekt zusammen und ergaben ein schlüssiges Bild.

Eine einzige Mutation reicht selten aus, damit sich normale Zellen in Krebszellen verwandeln. Eine normale Zelle verfügt über verschiedene Mechanismen, um beschädigte DNA zu reparieren. Wenn der Schaden klein ist, kann er oft noch korrigiert werden. Wenn der Schaden allerdings zu groß ist und die Reparaturen an der DNA zu aufwendig sind, akkumulieren sich die Mutationen. Liegen mehrere kritische Mutationen vor, entsteht Krebs. Die gängigsten Krebsarten erfordern multiple Mutationen.

Aber wie akkumulieren sich die Mutationen? Asbest, Tabak oder Strahlung können zwar dazu führen, dass sich Gene verändern, sie sind aber nicht gegen ein spezifisches Gen oder Chromosom gerichtet. Die indirekte Antwort der SMT war, dass diese Mutationen nicht geplant waren, sondern sich mehr oder weniger zufällig akkumulierten. Es ist einfach nur Pech, wenn alle kritischen Mutationen gemeinsam auftreten.

Die neuen genetischen Hilfsmittel, die in den 1970er-Jahren entwickelt wurden, zeigten, dass Krebszellen randvoll mit Genmutationen waren. Als die 1980er-Jahre anbrachen, bestätigten Tiermodelle, dass chemische Agenzien,

Strahlung und Viren – die bekannten Ursachen für Krebs – Onkogene und Tumorsuppressor-Gene zum Mutieren bringen konnten, um Krebs zu verursachen. Als Mäuse chemischen Karzinogenen ausgesetzt wurden, bekamen sie Hautkrebs und es ließen sich Mutationen in ihren Onkogenen nachweisen.[7]

Chemikalien, Röntgenstrahlen, Viren und Erbkrankheiten haben völlig unterschiedliche physiologische Auswirkungen, sie verursachen aber alle Krebs. Ihre große Gemeinsamkeit ist, dass sie DNA-Schäden und Genmutationen verursachen. Ein Karzinogen führt zu Krebs, weil es mutagenisch ist – das bedeutet, dass es die Genmutationsrate erhöht. Angesichts der Mutationen, die sich zufällig akkumulieren, erhöhen die meisten Mutationen das Krebsrisiko, so wie der Kauf mehrerer Lotterielose die Wahrscheinlichkeit erhöht, den Jackpot zu gewinnen. Die somatische Mutationstheorie nahm folgende, auf Seite 83 dargestellte Ereigniskette an:

1. Normale somatische Zellen (in Lunge, Brust oder Prostata) erleiden einen DNA-Schaden.
2. Wenn die Rate der DNA-Reparatur mit der Rate der DNA-Verletzung nicht Schritt halten kann, mutieren zufällige Gene.
3. Eine zufällige Mutation in einem Gen, das das Wachstum steuert (Onkogene oder Tumorsuppressor-Gene) verursachen ein übermäßiges und anhaltendes Wachstum. Dies ist ein wichtiger erster Schritt auf dem Weg zu einer krebsartigen Transformation, aber nicht der einzige, weil Wachstum nur eines von vielen Kennzeichen von Krebs ist.
4. Im Lauf der Zeit akkumulieren sich andere Genmutationen. Wenn ein Schwellenpunkt erreicht ist und bestimmte kritische Fähigkeiten (Kennzeichen) zusammenkommen, verwandelt sich die Zelle vollständig in eine Krebszelle.

Die meisten Krebsarten erfordern multiple Mutationen. Das ist in etwa vergleichbar mit einem Baseballspiel. Mit einem guten Schlag kann man einen Homerun erzielen, für den man einen Punkt erhält. Analog dazu kann eine einzige furchtbare Mutation, wie das Retinoblastom, zu Krebs führen. Aber im Baseball kann man auch mit mehreren Schlägen punkten. Die Erhö-

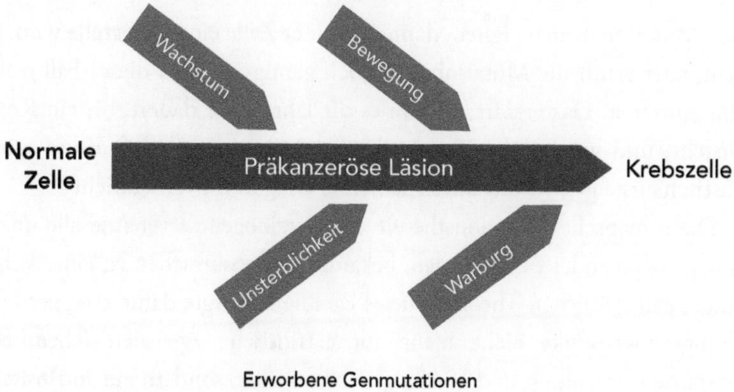

hung der Mutationsrate – zum Beispiel durch Tabakkonsum – erhöht das Mutationsrisiko. Wenn sich genügend Mutationen angehäuft haben, werden sich die Zellen früher oder später zufällig in Krebszellen verwandeln, so wie eine unendliche Anzahl von Affen, die zufällig auf die Tasten einer unendlichen Anzahl von Schreibmaschinen hämmern, irgendwann einmal den Roman *Krieg und Frieden* tippen werden.

Diese zufälligen Mutationen verleihen dem Krebs die »Superkräfte«, die er braucht, um zu gedeihen. Die Fähigkeit, ständig weiterzuwachsen, unsterblich zu werden, sich zu bewegen und den Warburg-Effekt zu nutzen, geht weit über das hinaus, wozu normale Zellen fähig sind. Indem diese Zellen alle Superkräfte akkumuliert haben, die das Verhalten von Krebszellen definieren, replizieren sie sich und wachsen. Die dadurch entstehende Masse an Krebszellen, der Tumor, ist ein genetischer Klon dieser ursprünglichen Krebszelle. Zu den Grundpostulaten der SMT zählen:

1. Krebs wird durch die Aneignung multipler DNA-Mutationen verursacht.
2. Diese Mutationen akkumulieren sich zufällig.
3. Alle Tumorzellen stammen von einem ursprünglichen Klon ab.

Die meisten Genmutationen sind tödlich, aber ein kleiner Teil ist neutral oder sogar vorteilhaft. Die Wahrscheinlichkeit, sich zufällig alle erforderlichen Mutationen anzueignen, damit aus einer Zelle eine Krebszelle wird, ist klein, aber wenn die Mutationsrate hoch genug ist, wird dieser Fall trotzdem eintreten. Das erklärt, warum es oft Jahrzehnte dauert, bis ein Krebs entsteht, und warum das Krebsrisiko bei Menschen über fünfundvierzig drastisch ansteigt (wie das unten stehende Diagramm verdeutlicht).[8]

Die somatische Mutationstheorie der Karzinogenese vereinte alle unabhängig voneinander existierenden, bekannten Krebsursachen zu einer kohärenten, ganzheitlichen Theorie. Dieses Paradigma sorgte dafür, dass der Forschungsschwerpunkt nicht mehr auf extrinsische Agenzien (chemische Substanzen, Strahlung und Viren) gerichtet wurde, sondern auf intrinsische Defekte (genetische Mutationen). Alle diese Karzinogene verursachten durch Genmutationen den Samen von Krebs. Während sowohl der Samen als auch der Boden für das Wachstum wichtig sind, schien der Samen laut SMT die wichtigste Komponente zu sein. Krebsartige Zellen ähneln normalen Zellen, weil sie von normalen Zellen abstammen. Krebszellen sind also keine fremden Eindringlinge, sondern mutierte Versionen unserer eigenen Zellen. Wir hatten den Feind erblickt und uns selbst gesehen.

Die somatische Mutationstheorie war ein Durchbruch, der neue Forschungs- und Behandlungsansätze versprach. Krebs wurde jetzt als Problem

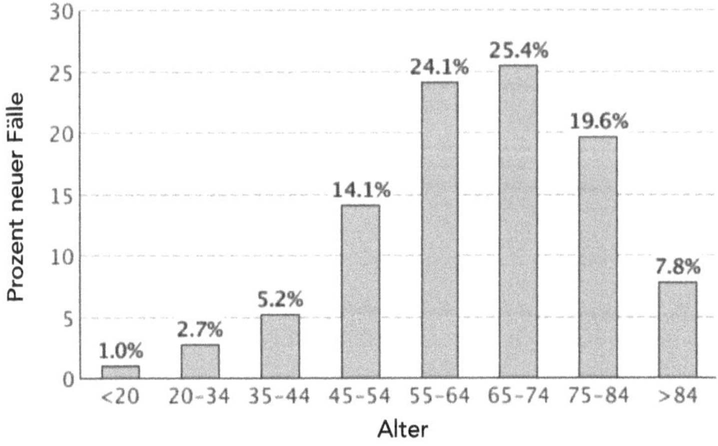

Prozent neuer Krebserkrankungen nach Altersgruppe: alle Krebsherde

betrachtet, bei dem Zellen und Genmutationen im Mittelpunkt standen. Wenn es uns also möglich wäre, diese Mutationen zu finden und zu behandeln, würden wir Krebs heilen können. SMT führte zu einigen erstaunlichen Prognosen und Erfolgen. Statt einfach nur das traditionelle Handwerkszeug der Krebsmedizin zu verwenden – und Patienten aufzuschneiden, zu verbrennen oder zu vergiften – konnten wir unglaublich präzise molekulare Werkzeuge anwenden, um völlig neue pharmazeutische Heilverfahren zu entwickeln. In den 1980er-Jahren konnte die SMT gute Erfolge vorweisen und eine der spektakulärsten Waffen bereitstellen, die es im Kampf gegen den Krebs gab und auch heute noch gibt.

Das Philadelphia-Chromosom

1960 untersuchten die Forscher Peter Nowell und David Hungerford an der University of Pennsylvania in Philadelphia menschliche Chromosomen bei Leukämie. Zwei Patienten mit *chronischer myeloischer Leukämie* (CML), einer seltenen Form von Blutkrebs, wiesen eine charakteristische Chromosomenanomalie auf. Das war eigenartig. Ein Chromosom war deutlich kleiner als üblich.[9] Es erhielt aufgrund seines Entdeckungsortes den Namen *Philadelphia-Chromosom.* Wenn sich gesunde Zellen normal teilen, geben sie jeder neuen Tochterzelle die genau gleichen Chromosomen mit auf den Weg. Beim Philadelphia-Chromosom landete ein Teil von Chromosom 9 bei Chromosom 12 und umgekehrt. Diese Anomalie trat in fast allen Fällen von CML auf, und auch nur dort – sonst hatte kein anderer Krebs dieses Merkmal.

Das Philadelphia-Chromosom produzierte ein anormales Protein namens *bcr/abl-Kinase*, das das Zellwachstum normalerweise je nach Situation präzise an- und ausschaltet. Doch das anormale bcr/abl-Protein schaltete das Zellwachstum an und niemals aus. Dieses unkontrollierte Wachstum führte schließlich zu Krebs. Forscher suchten nach einem neuen Medikament, um diese Kinase zu hemmen, und 1993 wählte sich der Pharmakonzern Ciba-Geigy (heute Novartis) den vielversprechendsten Kandidaten aus, *Imatinib*, um ihn an Menschen zu testen.

Klinische Medikamententests an Menschen laufen normalerweise in drei Phasen ab. Die Studien in Phase 1 dienen ausschließlich der Beurteilung der Toxizität des Medikaments. So können die Forscher eine sichere Dosis festlegen, damit in nachfolgenden Untersuchungen die Wirksamkeit des Medikaments geprüft werden kann. In diesen frühen Versuchen führte die Einnahme einer Tagesdosis von 300 Milligramm bei erstaunlichen 53 von 54 Patienten zu einer Verbesserung der CML. Das grenzte an ein Wunder. Die Forscher hätten sich schon gefreut, wenn in dieser Phase alle Testpersonen am Leben geblieben wären, aber jetzt standen sie kurz davor, ein potenzielles Heilmittel zu finden. Mehr noch, es gab keine Hinweise, dass bei dieser Dosis eine signifikante Medikamententoxizität vorlag.

Die größeren Tests in Phase 2 prüfen die Wirksamkeit, und bei etwa zwei Dritteln aller Medikamente, die sich im Entwicklungsstadium befinden, ist die Reise hier zu Ende. Pharmazeutische Forscher freuen sich normalerweise schon, wenn ihr Medikament es schafft, eine Handvoll Krebszellen zu töten, ohne dass dabei der Patient das Zeitliche segnet. Imatinib bestand Phase 2 mit wehenden Fahnen. So etwas hatte es noch nie gegeben – beachtliche 95 Prozent der Patienten mit CML im Frühstadium wurden ihre leukämischen Zellen vollständig los. Noch erstaunlicher war, dass das Philadelphia-Chromosom bei 60 Prozent der behandelten Patienten nicht mehr nachweisbar war. Dieses Medikament tötete nicht einfach nur die CML-Krebszellen; es heilte den Krebs an sich.

Es war ein Wundermittel, aber noch faszinierender war, dass es einen Beweis für das Konzept dieses neuen Paradigmas von Krebs als Erbkrankheit lieferte. Imatinib sollte das erste Medikament in einer Reihe neuer, zielgerichteter Medikamente sein, die zugleich effektiver und weniger toxisch waren als herkömmliche Behandlungsmethoden wie Chemotherapie. Wie bereits erwähnt, sind Chemotherapeutika selektive Gifte, die Krebszellen geringfügig schneller töten als normale Zellen. Wenn Chemo so etwas wie eine Art Flächenbombardierung war, dann waren die neuen Medikamente die »präzisionsgelenkten Bomben« in unserem Waffenarsenal, die bestimmte Ziele ins Visier nahmen, um Krebszellen zu zerstören, ohne dabei große Kollateralschäden zu verursachen.

Imatinib, das unter dem Markennamen *Glivec* vertrieben wird, ist der unangefochtene Superstar einer Krebsbehandlung mittels Gentherapie. Vor der Einführung von Imatinib kostete CML jährlich ungefähr 2300 Amerikaner das Leben; 2009, als die Behandlung mit Imatinib anfing, sank die Anzahl der CML-bedingten Todesfälle auf 470. Dieses orale, nahezu nebenwirkungsfreie Medikament war so erfolgreich, dass man annahm, es würde eine neue Ära der Präzisionsonkologie anbrechen.

Mit der Einführung von Imatinib läutete die Wissenschaft ein neues Zeitalter der gentherapeutischen »Krebsheilung« ein. Auf der Titelseite der Ausgabe vom 28. Mai 2001 verkündete das *Time Magazine*: »Es gibt neue Munition im Krieg gegen den Krebs. Das sind die Patronen.« Daneben war ein Foto von Imatinib abgebildet. Es war eine völlig neue und bessere Art der Krebstherapie, die gerade rechtzeitig zu Beginn des neuen Jahrhunderts eintraf.

Das Paradigma von Krebs als Erbkrankheit hatte sich in der Hitze des Gefechts bewährt. Das Auffinden der für den Krebs verantwortlichen genetischen Anomalie führte zur Identifikation des anomalen Proteins, die wiederum zur Entdeckung eines Medikaments zur Neutralisierung dieses Proteins führte, wodurch dieser Krebs praktisch geheilt wurde. Ja, CML trat zwar relativ selten auf, aber das war nur der Anfang. Schon bald wurde mit der Entwicklung des Medikaments *Trastuzumab* ein weiterer großer Sieg errungen, diesmal im Kampf gegen Brustkrebs. Im Gegensatz zu CML war Brustkrebs weit verbreitet und nach Lungenkrebs der zweithäufigste tödliche Krebs bei Frauen.

HER2/neu

1979 suchte der Forscher Robert Weinberg am Massachusetts Institute of Technology nach Onkogenen. Er entdeckte einen krebserregenden DNA-Abschnitt, den er neurologischen Tumoren von Ratten entnommen hatte und daher *neu* nannte. Das menschliche Äquivalent wurde 1987 entdeckt und *Human Epidermal Growth Factor Receptor 2 (HER2,* zu Deutsch: humaner epidermaler Wachstumsfaktor-Rezeptor) genannt, weshalb diese Gene als *HER2/neu* bekannt wurden, ein potentes Onkogen. Bis zu 30 Prozent aller Brustkrebsfälle weisen eine bis zu 100-fach erhöhte Überexpression des HER2/neu-Gens auf. Ein solcher Krebs ist viel aggressiver und oft tödlicher als ein Krebs ohne diese Überexpression.

Das neu gegründete, aber schon bald riesige Pharmaunternehmen Genentech lokalisierte das HER2/neu-Gen mithilfe von DNA-Sonden, doch die Frage blieb offen: Wie konnte man es blockieren? Herkömmliche Medikamente sind kleine Moleküle, die in einer Chemiefabrik synthetisiert werden können, aber kein Molekül konnte das HER2-Protein so blockieren wie Imatinib die bcr/abl-Kinase. Aber in den 1980er-Jahren war die gentechnische Revolution deutlich vorangeschritten, und Genentech hatte eine völlig neue Form der Krebstherapie entwickelt, die einen weiteren großen Fortschritt darstellte.

Ein gesundes Immunsystem bildet Antikörper, das heißt Proteine, die Eindringlinge bekämpfen. Antikörper sind hinsichtlich ihrer Ziele sehr spezifisch. Eine Infektion mit dem Masernvirus regt zum Beispiel den Körper zur Produktion von Antikörpern an, die Masern erkennen. Nachdem der Körper die Infektion erfolgreich bekämpft hat, bleiben diese Antikörper erhalten. Falls man wieder den Masern ausgesetzt wird, erkennen die bereits existenten Antikörper das Virus sofort und aktivieren das Immunsystem, das sich aufmacht, den Feind zu zerstören. Deswegen erkrankt man nur sehr selten zweimal im Leben an den Masern. Antikörper wirken, weil sie spezifische DNA-Abschnitte erkennen, und Genentech begriff, dass HER2/neu auch nichts weiter als ein DNA-Abschnitt war.

In einer gentechnischen Meisterleistung erschufen die Wissenschaftler von Genentech einen Maus-Antikörper, der das HER2/neu-Protein binden und blockieren konnte. Würde man einem Menschen einen Maus-Antikörper injizieren, würde dieser allerdings sofort als Fremdkörper erkannt und vom menschlichen Immunsystem zerstört werden. Genentechs originelle Lösung war es, einen hybriden Maus-Mensch-Antikörper zu erschaffen, um das HER2/neu-Gen mit hoher Spezifität zu blockieren, und daraus wurde das Medikament Trastuzumab (Handelsname Herceptin).

Aber es gab noch ein anderes Problem. Nur etwa 30 Prozent aller Brustkrebspatientinnen tragen ein anormales HER2/neu-Gen, deshalb wäre es extrem verschwenderisch und teuer, jeder Betroffenen dieses überaus kostspielige Medikament zu verabreichen. So kamen die Wissenschaftler auf die Idee, einen einfachen Gentest zu entwickeln. Auf diese Weise wurde Trastuzumab nur den Patientinnen verabreicht, bei denen eine Überexpression des anormalen HER2/neu-Gens vorlag.

Diese spannende Entwicklung läutete eine neue Ära der Krebstherapie ein. Medikamente waren nicht länger nur präzisionsgelenkte Waffen, sondern konnten individuell auf den Nutzer oder die Nutzerin zugeschnitten werden. Ein Medikament musste nicht bei allen Patienten wirken, die an einer Krankheit litten, um einigen wenigen Betroffenen zu helfen. Wir konnten nur jene Personen definieren und behandeln, die vermutlich davon profitierten. Dieser Ansatz sparte Geld und bewahrte Patienten vor unnötigen Nebenwirkungen. Erstaunlich. Die Medizin hatte endlich den Heiligen Gral der Gentherapie gefunden. Wenn wir die Handvoll Mutationen identifizieren konnten, die bei jeder Person die Entwicklung von Krebs anregen, konnten wir das richtige Medikament oder den richtigen Antikörper wählen. Behandlungen könnten durch Gentests personalisiert werden, um die Krankheit rückgängig zu machen und möglicherweise zu heilen.

Noch vor der Zulassung durch die FDA flehten Brustkrebspatientinnen Genentech an, das Medikament im Rahmen des »Compassionate Use« (zu Deutsch: Anwendung aus Mitgefühl[10]) freizugeben. Noch wusste niemand, ob es funktionierte, aber Patientinnen mit metastatischem Brustkrebs hatten keine andere Wahl und Trastuzumab war ein Hoffnungsschimmer. 1995 schuf Genentech das erste von der FDA zugelassene Compassionate-Use-Programm für Krebsmedikamente. Der Plan erwies sich als vorausschauend. 1998 wurde Trastuzumab von der FDA für HER2-positiven Brustkrebs zugelassen und war somit bereit für die große Bühne. 2005 zeigten Tests an Menschen, dass Herceptin das Risiko für einen Tod durch Brustkrebs um etwa ein Drittel reduzierte.[11] Das genetische Zeitalter der präzisen, personalisierten Krebsmedizin hatte fulminant begonnen. Ab sofort würde der Himmel voller Geigen hängen, oder?

Krebsparadigma 2.0

Die genetische Revolution hatte Anfang der 2000er-Jahre eine große Wende eingeläutet. Unser Arsenal im Krieg gegen den Krebs bestand bis dahin aus undifferenzierten Strategien, mit denen Zellen getötet wurden: durch Schneiden (Operationen), Verbrennen (Strahlung) und Vergiften (Chemotherapie). Einen Krebs in Schutt und Asche zu legen, schien plump im Vergleich zum Einsatz hochspezifischer Antikörper, die auf bestimmte Gene abzielten, um den »Feind« mit Toxinen zu bombardieren. Nur die »Schurken« gingen zugrunde und die Kollateralschäden, die bei den älteren Behandlungsmethoden so häufig zu beklagen waren, verringerten sich. Wir versetzten dem Krebs einen Schlag nach dem anderen und der Sieg schien in greifbarer Nähe. Wir hatten neue Waffen, die den Krebs mit seinem harten Panzer durchdringen konnten. Wir hatten neue Verteidigungsmechanismen gegen seine tödlichen Scheren. Der nächste Schritt bestand darin, die ein oder zwei genetischen Mutationen für jeden Krebs zu identifizieren – so, wie es uns bereits bei CML und der HER2/neu-positiven Untergruppe von Brustkrebs gelungen war.

Imatinib bewies, dass das Konzept bei »flüssigen« Tumoren des Blutes funktionierte, wie CML, und Trastuzumab bewies, dass dieses Konzept auch bei festen Tumoren erfolgreich war. Man musste nur die Mutationen der verschiedenen Krebsarten finden und die richtigen Medikamente entwerfen, um sie zu zerstören.

Die genomische Revolution war unaufhaltsam und sie schien nicht abzureißen. Vielmehr beschleunigte sich das Tempo des technologischen Fortschritts und des medizinischen Wissens. Die neuen Medikamente waren in der Entwicklung zwar sehr aufwendig, aber preislich entsprechend hoch angesetzt, und die ersten Medikamente fuhren satte Gewinne ein. Zahllose Start-ups, große Pharmakonzerne und Universitäten beteiligten sich am neuen Goldrausch. Mit einer Landkarte des menschlichen Genoms sollte es ein Kinderspiel werden, die Mutationen zu finden, die den Forschern damals noch fehlten, um Krebs zu heilen.

Unser Verständnis von Krebs hatte sich erheblich gewandelt. Hatten wir zunächst angenommen, es handle sich dabei um eine Krankheit des übermäßigen Wachstums, gingen wir jetzt davon aus, dass Krebs eine Krankheit ist, die durch genetische Mutationen verursacht wird, die das übermäßige Wachstum verursachen. Wir waren der Wahrheit über den Ursprung von Krebs ein gutes Stück nähergekommen: Karzinogene verursachen Krebs, indem sie Genmutationen verursachen. Jetzt, da wir die eigentliche Ursache von Krebs verstanden, konnten wir Medikamente entwickeln, die Menschenleben retteten.

Zu Beginn des 21. Jahrhunderts hatten viele den Eindruck, dass wir kurz davorstanden, in einer krebsfreien Welt zu leben. Imatinib und Trastuzumab wurden sofort zu Kassenschlagern. Aber wie so viele andere One-Hit-Wonder sollte sich der erste Hit als der beste herausstellen.

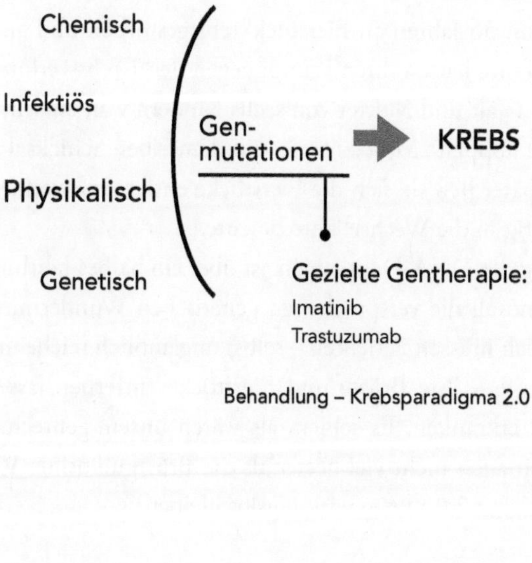

Behandlung – Krebsparadigma 2.0

7

KREBS UND DAS BETT DES PROKRUSTES

2013 traf Oscarpreisträgerin Angelina Jolie die Entscheidung, ihre beiden Brüste operativ entfernen zu lassen, nachdem sie erfahren hatte, dass ihr Test für die BRCA1-Genmutation positiv ausgefallen war, wodurch ihr Risiko erheblich stieg, an Brust- oder Eierstockkrebs zu erkranken. Jolies Mutter war im Alter von 56 Jahren an Eierstockkrebs gestorben und auch ihre Großmutter und Tante hatten ihren Kampf gegen den Krebs verloren. Jolie, die damals 38 Jahre alt und Mutter von sechs Kindern war, entschied sich für eine präventive doppelte Mastektomie, um demselben Schicksal zu entgehen; zwei Jahre später ließ sie sich die Eierstöcke entfernen, wodurch sie ihren Körper vorzeitig in die Wechseljahre brachte.

Seit der Entdeckung der DNA-Doppelhelix ist über ein halbes Jahrhundert vergangen. Wo sind all die versprochenen genetischen Wundermittel geblieben? Schlussendlich müssen Patienten – selbst unglaublich reiche und einflussreiche Prominente – ihre Brüste und Eierstöcke entfernen lassen, um nicht an Krebs zu erkranken. Es schien, als wären unsere gentechnischen Errungenschaften auch nicht viel besser als die Brustguillotine. Wie konnte das Krebsparadigma 2.0 nur so wirkungslos bleiben?

Zwillingsstudien

Der deutlichste Beweis, der gegen eine primär genbedingte Entstehung von Krebs spricht, stammt aus Zwillingsstudien. Eineiige Zwillinge besitzen identische Gene, während zweieiige Zwillinge im Durchschnitt nur 50 Prozent

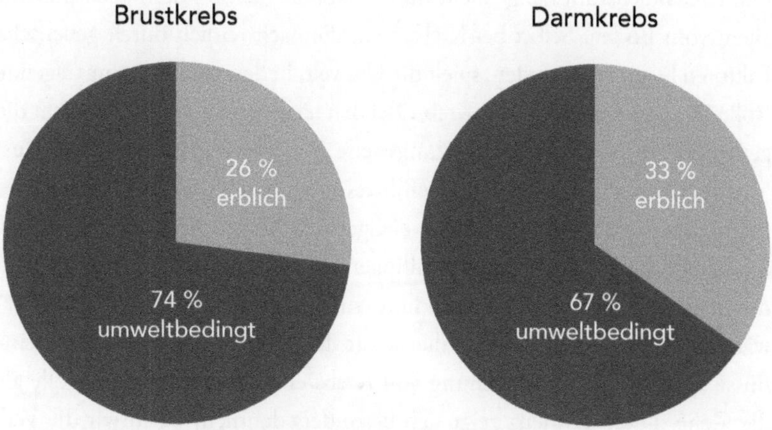

Krebsverursachende Faktoren

ihres genetischen Materials teilen, denselben Anteil wie normale Geschwister. Zwillinge, die im selben Haushalt aufwachsen, sind ähnlichen Umwelteinflüssen ausgesetzt. Der Vergleich von eineiigen und zweieiigen Zwillingen gibt einen Eindruck davon, wie groß der Einfluss der Gene auf die Krebsrate ist.[1]

Eine große Studie der Zwillingsregister in Schweden, Dänemark und Finnland ergab, dass Gene nicht das Hauptrisiko für die Entstehung von Krebs sind. Die Erbanlagen machen gerade einmal 27 Prozent des Risikos aus. Das Risiko ist größtenteils (73 Prozent) auf Umweltfaktoren zurückzuführen. Die Autoren kamen zu dem Ergebnis, dass »vererbte genetische Faktoren nur einen kleinen Beitrag zur Anfälligkeit für die meisten Arten von Neoplasien leisten«. In der Entwicklung von Krebs spielt die Umwelt die Hauptrolle.

Diese Statistik gilt auch für Trägerinnen des BRCA1-Gens, das oft als »Brustkrebs-Todesurteil« bezeichnet wird. Das Risiko, an Brustkrebs zu erkranken, beträgt bei Patientinnen mit BRCA1 und 2, die das 50. Lebensjahr erreicht haben, 24 Prozent, sofern sie vor 1940 geboren wurden; für spätere Geburtsjahre beträgt das Risiko hingegen 67 Prozent.

Das Hauptproblem ist nicht das Gen an sich, sondern die Umwelt, die die Manifestation dieser krebsartigen Tendenzen zulässt.[2] Mit anderen Worten: Krebswachstum hängt nicht nur vom Samen ab, sondern auch und vor allem vom Boden. Selbst bei Krebsarten, die nachweislich durch genetische Faktoren begünstigt werden, spielt die Umwelt, in der man lebt, eine tragende Rolle für die Entstehung von Krebs. Bei den häufigsten Krebsarten macht die genetische Disposition nur schätzungsweise 20 bis 40 Prozent des Risikos aus.

Ein nach 32 Jahren durchgeführtes Follow-up der Zwillingsregister zeigte, dass das Krebsrisiko bei zweieiigen Zwillingen lediglich um 5 Prozent erhöht war; bei eineiigen Zwillingen waren es 14 Prozent.[3] Es gab also durchaus eine genetische Verbindung zu Krebs, die aber nicht die überwältigende Gewissheit war, als die sie oft dargestellt wird. Die Umwelteinflüsse spielen für die Entstehung von Krebs eine weitaus größere Rolle als die Gene. Diese Tendenz zeigt sich besonders deutlich, wenn wir die Veränderung des Krebsrisikos betrachten, wenn eine Population plötzlich ihr Lebensumfeld verändert.

Indigene Populationen

Krebs existierte bereits in den Kulturen der Antike – er wurde beispielsweise an ägyptischen Mumien festgestellt –, aber im Gegensatz zu heute trat er extrem selten auf.[4] Leider ist die Analyse von Fossilien und Mumien nicht sehr aufschlussreich, weil die Lebenserwartung in der Antike deutlich niedriger war als heute, und wir wissen, dass das Krebsrisiko mit zunehmendem Alter steigt. Aber es gibt andere Beispiele für Gesellschaften, in denen sich die Lebensweise in relativ kurzer Zeit verändert hat, beispielsweise bei den Ureinwohnern Nordamerikas.

Indigene Gesellschaften wie die amerikanischen und kanadischen Ureinwohner galten zu Beginn des 20. Jahrhunderts als weitgehend immun gegen Krebs. Von allen Ethnien zeigten die amerikanischen Ureinwohner die niedrigste Krebsrate.[5] Mitte des vergangenen Jahrhunderts war Krebs in diesen Bevölkerungsgruppen zwar bekannt, aber immer noch selten. In den

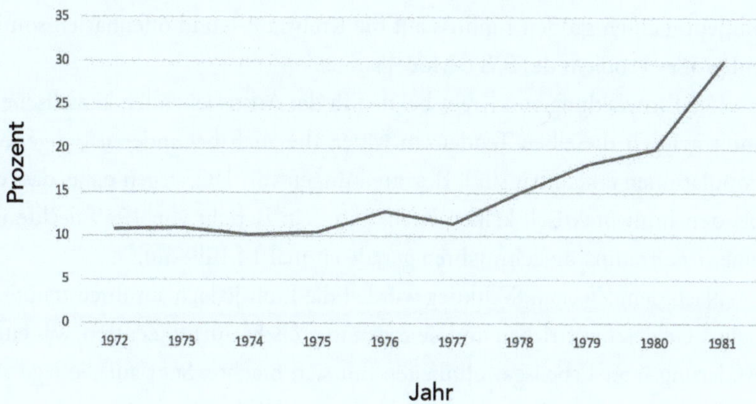

Krebstode der ohne Gewalteinwirkung eintretenden Todesfälle

1960er- und 1970er-Jahren hatte der Stamm der Ojibwa im Nordwesten von Ontario, Kanada, eine altersangepasste Krebsrate, die nur halb so hoch bis ein Drittel so hoch war wie bei nicht-indigenen Populationen, wie das Diagramm zeigt.[6]

Die Krebsrate stieg bei den Ojibwa in den 1980er-Jahren drastisch an und deckte sich mit der zunehmenden Verwestlichung ihres zuvor traditionellen Lebensstils. In den wenigen Jahrzehnten hatte sich ihr Genpool nicht wesentlich verändert, was ebenfalls darauf hinweist, dass die Umwelt, vor allem die Lebens- und Essgewohnheiten, einen erheblichen Einfluss auf die Krebsinzidenz hat. Mit anderen Worten: Der genetische »Samen« ist vielleicht derselbe, aber der sich ändernde »Boden«, also die Umwelt, verändert das Krebsrisiko maßgeblich.

Dieser erhebliche Anstieg der Krebszahlen trat ein, obwohl in den indigenen Gemeinschaften seit den frühen 1970er-Jahren immer weniger geraucht wurde, was eigentlich zu einer Abnahme der Krebsrate hätte führen müssen. Zwischen 1975 und 1981 hatte sich der Anteil der Krebstodesfälle an den gewaltfreien Todesfällen etwa verdreifacht und war von 10 auf 30 Prozent gestiegen. Wenn Krebs hauptsächlich durch genetische Mutationen verursacht wurde, was löste dann diese Mutationen aus? Ernährung und Lebensgewohnheiten sind keine Mutagene, hatten aber eindeutig einen großen Einfluss auf die Krebsrate – und offenbarten somit ein großes Problem des SMT-Modells.

Die Entwicklung von Krebs bei den in der Arktis lebenden kanadischen Inuit spiegelt dieselben Tendenzen wider, die auch bei anderen indigenen Populationen erkennbar sind. Beschreibungen von 1923 legen nahe, dass es bei den Inuit praktisch keinen Krebs gab;[7] ein Bericht von 1949 deckte in einem Zeitraum von zehn Jahren gerade einmal 14 Fälle auf.[8]

Nach dem Zweiten Weltkrieg wurden die Inuit jedoch aus ihren traditionellen Gebieten vertrieben und sie zogen in größere urbane Zentren, was eine Änderung ihrer Lebensgewohnheiten mit sich brachte. Statt auf die Jagd zu gehen, übernahmen sie einen westlicheren, von Dienstleistungen und Handel geprägten Lebensstil. Ihre traditionelle Kost, die überwiegend aus Fisch und Meeressäugetieren bestanden hatte (viel Protein und Fett, aber wenig Kohlenhydrate und Gemüse), veränderte sich und umfasste nun auch importierte Lebensmittel, die oft verarbeitetes Getreide und Zucker enthielten. Als sich

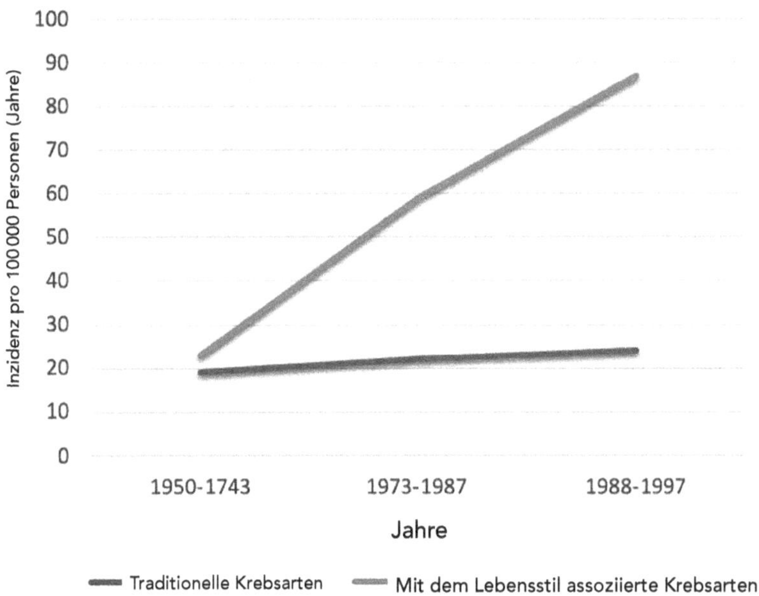

Krebsmuster bei Inuit-Populationen

der Lebensstil der Inuit in den 1950er-Jahren veränderte, stieg die altersangepasste Krebsrate um mehr als das Doppelte, wie im Diagramm auf Seite 96 ersichtlich ist.

Die Inuit erkrankten jetzt außerdem an anderen Krebsarten.[9] Traditionell bekamen die Inuit Krebs, der durch das Epstein-Barr-Virus verursacht wurde, unter anderem Nasenrachen- und Speicheldrüsenkrebs. Lungen-, Brust- und Darmkrebs kamen hingegen damals wie heute bei der weißen Bevölkerung am häufigsten vor. Während die Anzahl der Fälle von traditionellen, mit dem EBV in Zusammenhang stehenden Krebsleiden unter den Inuit zwischen 1950 und 1997 nicht zunahm, stieg die Anzahl der Krebserkrankungen drastisch, die mit dem Lebensstil assoziiert und für die weiße Bevölkerung typisch sind.[10]

Weil sich der Genpool der indigenen Populationen praktisch nicht verändert hatte und der Lebensstil nicht mutagen ist, konnte die somatische Mutationstheorie nicht erklären, wie die veränderten Umweltbedingungen zu diesem dramatischen Krebsanstieg geführt hatten. Der genetische »Samen« war gleichgeblieben, aber der sich ändernde »Boden« der Umwelt, darunter die Ernährung und der Lebensstil, hatte das Krebsrisiko erheblich beeinflusst.

Migrantenstudien

Die somatische Mutationstheorie nahm an, dass Karzinogene ihre Wirkung entfalten, indem sie die Mutationsrate der Gene erhöhen, und sie prognostizierte, dass die Migration in ein anderes Land die Krebsraten nicht substanziell verändern sollte. Der Umzug einer japanischen Frau in die USA sollte ihr Brustkrebsrisiko nicht wesentlich verändern. Bei einem japanischen Mann, der in die USA auswandert, sollte sich dessen Risiko für Prostatakrebs ebenfalls nicht wesentlich verändern. Das ist aber der Fall – und zwar gewaltig.

Die Brustkrebsrate in den USA ist zwei- bis viermal höher als in China oder Japan, selbst bei Immigranten. Wenn eine Chinesin von Shanghai nach San Francisco zieht, verdoppelt sich ihr Brustkrebsrisiko. Innerhalb

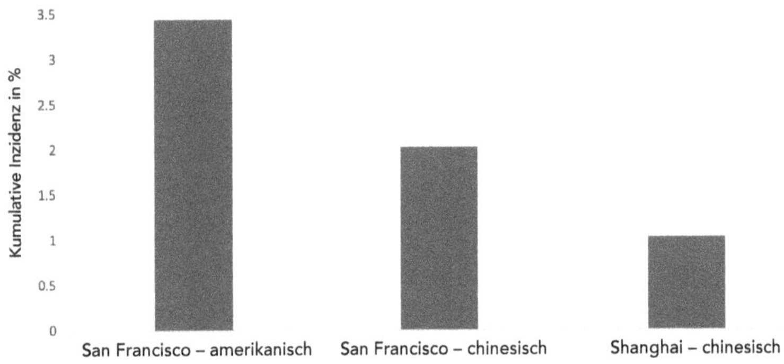

Migrationsbedingte Veränderung des Brustkrebsrisikos

weniger Generationen nähert sich das Krebsrisiko für die Familie dieser chinesischen Einwanderin dem einer weißen Frau aus San Francisco an. Für japanische Einwanderer in die USA liegen ähnliche Daten vor.

Die Krebsrate hängt in starkem Maß von der Umwelt ab – hauptsächlich von der Ernährung und dem Lebensstil.

Die niedrigste Krebsrate ist bei in Asien lebenden Asiatinnen zu verzeichnen, gefolgt von nach Amerika eingewanderten Asiatinnen; das Schlusslicht bilden Frauen asiatischer Herkunft, die in Amerika geboren und aufgewachsen sind.[11]

Dasselbe Phänomen kann bei anderen Krebsarten beobachtet werden. Ein Japaner, der nach Hawaii auswandert, hat im Vergleich zu einem in Osaka lebenden Japaner ein siebenfach höheres Risiko, an Prostatakrebs zu erkranken. Bei Magenkrebs verhält es sich umgekehrt; das Risiko, an Magenkrebs zu erkranken, ist für einen Japaner in Japan beinahe fünfmal höher als für einen Landsmann, der nach Hawaii ausgewandert ist. In diesem Fall wissen wir, dass das verringerte Risiko voraussichtlich auf eine geringere Exposition mit H. pylori zurückgeführt werden kann.[12]

Diese bekannten Migrationsmuster widersprechen eindeutig dem Paradigma von Krebs als einer primär durch genetische Mutationen verursachten Krankheit. Eine genetische Disposition macht höchstens 30 Prozent des zuschreibbaren Risikos aus. Es ist die Umwelt, in der wir leben – in erster Linie die Ernährung und der Lebensstil –, die unser Krebsrisiko maßgeb-

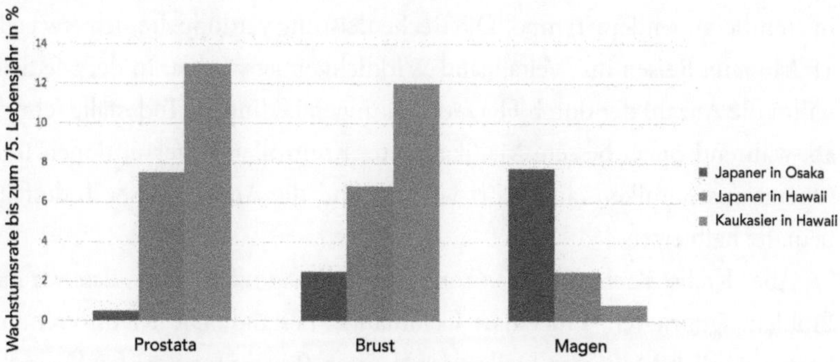

Auswirkungen der Migration auf die Krebsrate 1988 bis 1992

lich prägt. Das Krebsparadigma 2.0 hatte sich myopisch auf den »Samen« konzentriert, aber es waren der Samen und der Boden sowie deren Interaktion, die das Krebsrisiko bestimmten.

Das Humangenomprojekt und mehr

Das Paradigma der somatischen Mutationstheorie, die in den 1970er-Jahren aufgestellt wurde, hielt sich hartnäckig bis in die 2010er-Jahre und beherrschte die Krebsforschung wie ein unerbittlicher Diktator. Wissenschaftler, die sich dem Diktat der SMT nicht beugten, fanden sich hinsichtlich ihrer Forschung sehr schnell an einem Ort wieder, der einem sibirischen Gulag entsprach. Der Krieg gegen den Krebs bewegte sich zu Zeiten der SMT nur sehr langsam voran. Die Überlebensrate veränderte sich bei den häufigsten Krebsarten kaum. Die Betroffenen lebten nicht länger. Die Krebsraten sanken nicht. Im Gegensatz zu fast jedem anderen menschlichen Bestreben des ausgehenden 20. Jahrhunderts hatte sich die Krebsforschung kaum weiterentwickelt.

Der technologische Fortschritt – von Biotechnologie über Genforschung und Computern bis hin zu Halbleitern – entwickelte sich in einer Geschwindigkeit, die in der Geschichte der Menschheit noch nie dagewesen war. Die digitale Vernetzung (Internet, soziale Medien) verbesserte sich in atemberaubendem Tempo. Die Rechenleistung verdoppelte sich etwa alle 18 Monate. Reisen ins Weltall sind Wirklichkeit geworden. In der Medizin nahm die Anzahl der durch Herzerkrankungen bedingten Todesfälle schnell ab, während neue, bessere Medikamente, Kontrollen, Interventionen und Operationstechniken eingeführt wurden und die Anzahl dieser Todesfälle beinahe halbierten.

Aber Krebs? Krebs blieb das Sorgenkind. Es lag nicht daran, dass wir das Problem ignorierten. Oder dass Geldmangel bestand. Die Krebsforschung kostete jährlich Milliarden Dollar; das National Cancer Institute (zu Deutsch: Nationales Krebsinstitut) verfügte 2019 über ein Budget von 5,74 Milliarden Dollar. Wenn man Spenden und andere Fördermittel berücksichtigt, die unter anderem von Pharmakonzernen bereitgestellt werden, übersteigt der Jahresbetrag, der für die Krebsforschung und entsprechende Programme ausgegeben wird, vermutlich die 20-Milliarden-Dollar-Grenze. Es gab auch keinen Mangel an Krebsforschern. Zum Zeitpunkt der Veröffentlichung dieses Buches gab es auf der Webseite pubMed.gov, die zur U.S. National Library of Medicine gehört, 3,83 Millionen Artikel zum Thema Krebs. Drei Komma dreiundachtzig Millionen Artikel! Trotz der intensiven Forschung, die Jahr für Jahr betrieben wird, und des beachtlichen Zeit- und Geldaufwands waren die häufigsten Krebsarten Anfang der 2000er-Jahre genauso tödlich wie 1971. Wir waren offensichtlich dabei, Nixons Krieg gegen den Krebs zu verlieren. Es mangelte nicht an Forschern oder Geld. Es mangelte an frischen Ideen.

Nach einem vielversprechenden Start kam der Fortschritt, der Anfang des 21. Jahrhunderts in der Krebsforschung verzeichnet werden konnte, weitgehend zum Erliegen. Die Medikamente, die früher als Wundermittel gelobt wurden und Heilung versprachen, erschienen zunehmend wie Ausnahmen von der Regel – sie waren für einige wenige Patienten hilfreich, für die meisten Betroffenen aber unbrauchbar.

Das Humangenomprojekt, das 2000 abgeschlossen wurde, skizzierte ein gesamtes menschliches Genom, ohne das Krebsproblem allerdings nennenswert zu erhellen, weshalb 2005 ein neues fulminantes Projekt lanciert wurde. Der Krebsgenom-Atlas (The Cancer Genome Atlas, TCGA) war hinsichtlich seiner Zielsetzung sogar noch ehrgeiziger als das Humangenomprojekt. Statt ein menschliches Genom zu sequenzieren, sollten Hunderte Genome von Krebspatienten sequenziert werden. Die geschätzten Kosten für dieses auf neun Jahre angesetzte Projekt betrugen über 1,35 Milliarden Dollar.[13] Viele Forscher glaubten, dass TCGA den langersehnten Durchbruch darstellte, mit dem wir den Feind endlich verstehen und den Kampf zu unseren Bedingungen fortsetzen konnten. Während das Humangenomprojekt ein einziges menschliches Genom sequenziert hatte, sollte TCGA mehr als 10 000 vollständige Genome sequenzieren.

Nicht jeder war davon überzeugt, dass es eine gute Idee war, so viele Forschungsgelder in den TCGA zu investieren. Schließlich war gerade erst ein Megaprojekt der Genforschung zu Ende gegangen, dessen Resultate mehr als bescheiden waren. Dr. Craig Venter, der kurz zuvor das Humangenomprojekt abgeschlossen hatte, sagte: »Es könnte bessere Wege geben, um Fortschritte in der Krebsforschung zu erzielen, als 1 oder 2 Milliarden Dollar aus anderen Forschungsbereichen abzuziehen, wenn überhaupt nicht klar ist, welche Antwort wir erhalten werden.«[14] Eine prophetische Aussage. Hat jemand auf ihn gehört? Natürlich nicht.

Andere Forscher schlugen vor, dass wir »[uns] wappnen und uns auf dieselbe alte Leier gefasst machen sollten«.[15] Der Einwand, der damals nicht gut aufgenommen wurde, bestand darin, dass dieses Megaprojekt der Höhepunkt und die Fortsetzung eines unproduktiven Forschungsansatzes war, der uns bis dahin nur Siege in kleinen Schlachten beschert hatte – und nichts an der Tatsache änderte, dass wir gerade dabei waren, den Krieg zu verlieren.

Wenn die somatische Mutationstheorie keine Antwort auf die Frage lieferte, wie wir den Krebs besiegen konnten, würde die Investition weiterer Milliarden Dollar in unproduktive Forschung anderen, potenziell produktiven Ansätzen Ressourcen entziehen. Die Verzögerung dieser Forschung würde Menschenleben kosten. Aber die SMT war nun einmal die vorherrschende Theorie und abweichende Meinungen wurden nicht begrüßt. Das Ende vom Lied: Obwohl das genetische Paradigma dem Krebs einige Geheimnisse entlockt hatte, fuhren Mediziner und Wissenschaftler damit fort, weitere Milliarden in diese zum Scheitern verurteilte Strategie zu investieren.

Das war der Status quo im Jahr 2006 – die Weichen waren gestellt für einen weiteren Schuss in den Ofen, der lediglich mit der SMT begründet wurde, deren Legitimität zunehmend schwand. 2009 erhielt TCGA weitere 100 Millionen Dollar von den National Institutes of Health (zu Deutsch: Nationale Forschungsinstitute für Gesundheit) und zusätzliche 175 Millionen Dollar Anschubfinanzierung von der US-Regierung. Aus TCGA wurde schließlich das International Cancer Genome Consortium (zu Deutsch: Internationales Krebsgenom-Konsortium), das aus 16 Ländern bestand, mit über 150 Forschern, die an Dutzenden von Forschungseinrichtungen in ganz Nordamerika tätig waren.

2018 wurde der *PanCancer Atlas*,[16] das Ergebnis der TCGA und eines Folgeprojekts, für beendet erklärt. Den Forschern war eine genomische Analyse von über 10 000 Tumoren gelungen, die von 33 Krebsarten stammten. Es waren jetzt alle genetischen Codes für beinahe jeden Krebs bekannt, der die Menschheit befallen kann.

Diese Verkündung stieß auf wenig Euphorie, und außerhalb der Fachkreise erfuhr kaum jemand etwas davon. Fairerweise muss man sagen, dass sich selbst in den Fachkreisen kaum jemand dafür interessierte. Es gab keinen Leitartikel in der *New York Times* oder im *Time Magazine*. Es war beinahe so, als wären zum ersten Mal Menschen auf dem Mars gelandet, wovon aber niemand Notiz nahm. Was war geschehen? Dem TCGA-Megaprojekt war es, so wie dem HGP zuvor, nicht gelungen, allzu viele nützliche Erkenntnisse über den Krebs zu gewinnen, und schlimmer noch, es führte auch nicht zu nützlichen Behandlungsansätzen.

Die Puzzleteile der SMT hatten am Anfang so gut zusammengepasst. Was war schiefgelaufen? Das Problem war nicht, dass wir keine genetischen Mutationen gefunden hatten. Das Problem war, dass wir zu viele Mutationen gefunden hatten – viel zu viele.

Das Bett des Prokrustes

In der griechischen Mythologie ist Prokrustes der Sohn des Meeresgottes Poseidon. Er pflegte Reisende in sein Haus einzuladen, damit sie sich dort ausruhen und nächtigen konnten. Wenn der Gast zu groß war, hackte er ihnen die Gliedmaße ab, damit sie ins Bett passten. Wenn sie zu klein waren, zog er sie auf einer Streckbank in die Länge, damit sie das Bett ausfüllten. Der große Denker und Philosoph Nassim Nicholas Taleb benutzt das Bett des Prokrustes als Allegorie, um zum Ausdruck zu bringen, dass Tatsachen oft manipuliert werden, damit sie zu einem Narrativ passen. Die weitverbreitete und oft blind befolgte somatische Mutationstheorie benötigte ebenfalls ein Bett des Prokrustes, damit die Fakten passten.

Die SMT betrachtet Krebs als eine Krankheit, die durch zufällig akkumulierte genetische Mutationen verursacht wurde. Aber wie viele Mutationen? Wie wir gesehen haben, wird die Entstehung mancher Krebsarten durch eine einzige Mutation angeregt, bei den meisten Krebsarten ist dies aber nicht der Fall; eine solche Denkweise ist zu vereinfacht. Um diese neuen Fakten in das bestehende Bett des Prokrustes anzupassen, schlugen die Krebsforscher die sogenannte Two-Hit-Hypothese (zu Deutsch: Zwei-Treffer-Hypothese), auch Knudson-Hypothese genannt, vor. Statt einer Mutation musste es eine Kombination aus zwei Mutationen geben, die aufeinander einwirkten und Krebs erzeugten. Als man auch diesen Ansatz als zu vereinfacht verwarf, wurde die SMT erweitert – vielleicht waren ja drei oder vier Mutationen für das übermäßige Wachstum und die anderen Eigenschaften verantwortlich, die erforderlich sind, damit eine Zelle krebsartig wird. Jede zusätzliche Mutation bringt eine normale Zelle immer näher an den Punkt, an dem die Waagschale kippt und Krebs entsteht. Die Frage lautete nun also: Wie viele Genmutationen sind für eine krebsartige Transformation nötig? Zwei? Drei? Vier?

2006 gab es beunruhigende Anzeichen dafür, dass Krebsmutationen viel komplexer waren als ursprünglich angenommen. Sehr viel komplexer. Der Krebsforscher Dr. Bert Vogelstein am Johns Hopkins fand 189 Gene, die in zwei der bekanntesten soliden Krebsarten, nämlich Brust- und Darmkrebs, signifikant mutiert waren. Es gab also nicht zwei, drei oder vier Genmutationen, sondern Hunderte. Schlimmer noch, diese genetischen Mutationen unterscheiden sich von einem Krebs zum anderen. Jeder Tumor hatte im Durchschnitt elf Mutationen. Brustkrebs 1 hatte zum Beispiel elf

Genmutationen, während Brustkrebs 2 elf völlig andere Mutationen hatte. Zwei Fälle von Brustkrebs, die klinisch identisch aussahen, konnten genetisch völlig verschieden sein und kaum Gemeinsamkeiten aufweisen.[17]

Diese Erkenntnisse standen in völligem Kontrast zu der Hoffnung, die sich im Philadelphia-Chromosom manifestiert hatte, als jeder Fall einer spezifischen Krebsart ein und dieselbe Mutation aufwies. Wenn wir nach dem Zufallsprinzip 100 Fälle von chronischer myeloischer Leukämie (CML) aussuchten, würden praktisch alle dasselbe Philadelphia-Chromosom aufweisen. Aber bei den meisten gängigen Krebsarten hatten 100 zufällig ausgewählte Fälle 100 Mutationsprofile, die sich völlig voneinander unterschieden.

Es stellte sich heraus, dass gängige Krebsarten viel komplexer waren als jene Varianten, die zuvor untersucht worden waren. Es gab nicht nur mehr Mutationen; diese Mutationen unterschieden sich auch noch von einer Person zur anderen. Das bedeutete, dass ein Medikament gegen Darmkrebs, das bei Person A wirkte, bei Person B möglicherweise wirkungslos war. Wenn man dasselbe Prinzip von Imatinib verfolgte und eine »personalisierte, zielgerichtete Medizin« anstrebte, würde man für jeden Patienten zehn bis zwanzig verschiedene »präzisionsgelenkte« Medikamente benötigen. Es gab praktisch unendlich viele Kombinationen.

Als die ersten Datensätze des TCGA-Ungetüms eintrafen, begann man zu erkennen, wie gewaltig die Herausforderung war, vor der man stand. Die meisten Krebsarten wurden nicht durch eine Handvoll Mutationen verursacht, sondern durch 50 bis 80 Mutationen. Ein großes genetisches Chaos.

Forscher hatten 2015 bereits 10 Millionen verschiedene Mutationen identifiziert. 10 Millionen.[18] Die Mutationen unterschieden sich nicht nur von einem Patienten zum anderen, sondern auch innerhalb desselben verdammten Tumors, den ein Patient hatte! Das Problem war also nicht, dass keine Genmutationen gefunden worden waren. Im Gegenteil. Es gab viel zu viele. Man versuchte nicht die Nadel im Heuhaufen zu finden. Man versuchte eine ganz bestimmte Nadel im Nadelhaufen zu finden, was wesentlich mühsamer war.

Es waren weitere prokrustische Ad-hoc-Revisionen der SMT nötig. Mehrere individuelle Mutationen wurden zu »Mutationspfaden« zusammengefasst.

Jene Pfade, die für die Karzinogenese wichtig schienen, wurden als »Driver-Mutationen« (zu Deutsch: Treiber-Mutationen) bezeichnet. Andere Mutationen, die man für wirkungslos hielt, wurden »Passenger-Mutationen« (zu Deutsch: Mitfahrer-Mutationen) genannt. Letztere waren plötzlich nicht mehr wichtig. Andere Forscher versuchten, diese Mutationen in »Berge« und »Hügel« aufzuteilen. Berge waren Mutationen, die in den meisten Fällen einer bestimmten Krebsart auftraten. Hügel waren Mutationen, die nur eine Minderheit aufwies. Die Wissenschaftler versuchten verzweifelt, die überwältigende Fülle an genetischen Mutationen zu verstehen, die sie identifiziert hatten.

Selbst mit dieser prokrustischen Arbeit schätzten Studien, dass jeder Brust- oder Darmkrebs immer noch etwa 13 Driver-Mutationen benötigte.[19] Bei metastatischem Bauchspeicheldrüsenkrebs waren es 49 Mutationen.[20] 2013 schätzte Bert Vogelstein, dass über 140 verschiedene Genmutationen das Krebswachstum anregen konnten und dass jede Driver-Mutation den selektiven Wachstumsvorteil einer Zelle um winzige 0,4 Prozent erhöhte.[21] Eine einzelne Genmutation regte die Entwicklung von Krebs nicht an. Die meisten Krebsarten hatten Dutzende von Mutationen, die für sich genommen nur minimal zum Krebswachstum beitrugen. Eine 2015 durchgeführte Analyse von über 2000 Brustkrebsproben erwies in den Driver-Genen über 40 Mutationen.[22]

Verschiedene Krebsarten hatten verschiedene Mutationsraten. Manche Krebsarten hatten Hunderte von Mutationen, manche gar keine. Eine Studie von 210 menschlichen Krebsarten identifizierte über 1000 verschiedene Mutationen. Aber bei 73 Krebsarten ließen sich überhaupt keine identifizierbaren Mutationen nachweisen! Das stellt für die SMT offensichtlich ein Problem dar, weil sie die Ansicht vertritt, dass Krebs durch Mutationen verursacht wird. Wie kann es dann aber sein, dass 35 Prozent der Krebsarten in dieser Studie keine einzige Mutation aufwiesen? Es wurden ganze 120 verschiedene Driver-Mutationen identifiziert.[23] Lungenkrebs und Hautmelanome enthielten beinahe 200 Mutationen pro Tumor, bei Brustkrebs waren es um die 50 und bei akuter Leukämie um die 10.[24] Das andere große Problem der SMT war die Vorstellung, dass alle krebsartigen Zellen von einer ursprünglichen Krebszelle geklont werden. Alle Krebszellen eines spezifischen Patienten hätten genetische Replikate des Originals sein sollen, aber das ist eindeutig nicht der Fall. Bei ein und demselben Patienten unterscheidet sich die Krebsmetastase genetisch vom ursprünglichen Tumor. Zwei Metastasenorte können 20 oder mehr genetische Abweichungen voneinander aufweisen.[25] Mit einer solchen genetischen Heterogenität hatte man nicht gerechnet. Selbst innerhalb derselben Tumormasse tragen Zellen verschiedene Mutationen. Krebsarten unterscheiden sich im Hinblick auf ihre Genmutationen wie folgt:

- Verschiedene Krebsarten haben verschiedene Mutationen.
- Verschiedene Patienten mit demselben Krebs haben verschiedene Mutationen.
- Ein Patient mit einem bestimmten Krebs hat im Primärtumor andere Mutationen als in den Metastasen.
- Derselbe Krebs hat bei demselben Patienten je nach Metastasenort andere Mutationen.
- Derselbe Krebs hat bei demselben Patienten je nach Lage in der Tumormasse andere Mutationen.

Die Forschergemeinde konnte die bittere Wahrheit nicht mehr leugnen: Die verschiedenen Krebsarten wiesen aus genetischer Sicht deutlich mehr Unterschiede als Gemeinsamkeiten auf. Die Suche nach den genetischen Mutationen, die Krebs verursachen, war zu erfolgreich gewesen.[26] Krebs war ein völlig zusammenhangslos wirkendes, genetisches Kuriositätenkabinett. Genetische Mutationen waren überall und nirgendwo. Manche Krebsarten hatten Hunderte von Mutationen, andere keine einzige. Die Mutationsrate, die notwendig ist, damit sich Krebs entwickeln kann, ist viel höher als die bekannte Mutationsrate menschlicher Zellen. Normale Zellen mutieren nicht schnell genug, damit Krebs entstehen könnte. Es hatten sich Risse im Krebsparadigma 2.0 gebildet und es wurde von Mutationen bedroht, die wie Unkraut wucherten.

8

DAS NENNER-PROBLEM

In den 2000er-Jahren wurden Hunderte von potenziell krebsverursachenden Genen identifiziert. Wohin die Forscher auch sahen, überall erschienen immer mehr Onkogene und Tumorsuppressor-Gene. Man nahm an, dass eine Mutation in jedem beliebigen der normalen Wachstumsgene Krebs verursachen konnte. Aber warum erkrankte dann nicht jeder an Krebs?

Beobachtungsstudien zeichnen sich typischerweise durch das sogenannte Nenner-Problem aus. Angenommen, wir untersuchen 100 hervorragende Baseballspieler und stellen dabei fest, dass jeder von ihnen eine Leber hat. Wir könnten daraus schlussfolgern, dass jeder Mensch mit einer Leber ein hervorragender Baseballspieler ist. Doch das ist ein Denkfehler, weil viele Menschen, die eine Leber haben, keine hervorragenden Baseballspieler sind. Das ist das Nenner-Problem. Die Frage sollte vielmehr lauten: Wie viele Menschen aus der Gesamtheit aller Menschen, die eine Leber haben, sind hervorragende Baseballspieler, und wie viele sind es nicht?

Wenn wir 100 Krebsproben nehmen und feststellen, dass jede von ihnen 100 Genmutationen hat, könnten wir die Schlussfolgerung ziehen, dass das Vorliegen genetischer Mutationen der ausschlaggebende Faktor für die Entstehung von Krebs ist. Aber diese Schlussfolgerung ist logisch nicht begründet, weil uns eine wichtige Information fehlt: der Nenner. Wenn 100 Proben von nicht-krebsartigem Gewebe ebenfalls genetische Mutationen enthalten, verringert sich auf jeden Fall die Bedeutung, die sie für die Entstehung von Krebs haben. Um die Bedeutung von genetischen Mutationen für Krebs zu beurteilen, müssen wir folgende Dinge vergleichen:

Ohne den Nenner zu kennen, können wir nicht wissen, wie wichtig genetische Mutationen sind. Wie viele Zellen enthielten mutierte Gene, waren aber nicht krebsartig? Es stellte sich heraus, dass diese Zahl ziemlich hoch war. Ganze 4 Prozent der DNA einer Zelle konnten Mutationen aufweisen und die Zelle konnte trotzdem normal aussehen und sich entsprechend normal verhalten. Das ist eine erstaunlich hohe Toleranz.[1] Wenn wir schätzen, dass es im Menschen 25 000 Gene gibt, könnte man etwa 1000 Genmutationen haben, ohne Krebs zu entwickeln.

$$\frac{\text{Genetische Mutationen in krebsartigem Gewebe}}{\text{Genetische Mutationen in nicht-krebsartigem Gewebe}}$$

Ja, Krebspatienten hatten viele Mutationen, Menschen ohne Krebs aber auch. Manche Gesunde hatten sogar die exakt gleichen Mutationen wie die Betroffenen. Eine detaillierte Analyse von 31 717 Krebsfällen aus dem Jahr 2012 kam zu der Schlussfolgerung, dass »die meisten, wenn nicht alle Abweichungen, die in der von Krebs betroffenen Kohorte beobachtet wurden, auch bei den Probanden ohne Krebs feststellbar waren«.[2] Diese Entdeckungen stellten für das SMT-Modell ein echtes Problem dar. Der Krebsgenom-Atlas hatte viele Mutationen gefunden, aber die wichtige Frage, die nicht gestellt wurde, lautete: Wie viele normale Zellen tragen die exakt selben Mutationen, die die Entstehung von Krebs anregen, ohne sich zu einem solchen zu entwickeln? Die SMT prognostizierte, dass normale Zellen nur wenige oder gar keine kritischen Mutationen tragen würden. Diese Prognose war völlig falsch. Eine genetische Sequenzierung von Haut, die bei kosmetischen Eingriffen entfernt wurde und krebsfrei war, brachte vor einiger Zeit erstaunliche Ergebnisse hervor. Beinahe jede vierte Probe enthielt Mutationen, die an der Entstehung von Krebs nachweislich beteiligt sind – und dennoch lag kein Krebs vor.[3]

Darüber hinaus brachte die genetische Sequenzierung von Speiseröhren, die Organspendern ohne eine Krebsvorerkrankung entnommen worden waren, noch Erstaunlicheres zutage. Die durchschnittliche gesunde Zelle ohne Anzeichen von Krankheit oder Krebs enthielt »mindestens mehrere Hundert Mutationen pro Zelle bei Menschen im Alter zwischen 20 und 30 Jahren, und diese Zahl stieg auf über 2000 Mutationen pro Zelle in späteren Lebensjahren«.[4] Das *NOTCH1*-Onkogen zum Beispiel, das als hauptsächliche Driver-Mutation bei Speiseröhrenkrebs gilt – es liegt in etwa 10 Prozent der Fälle vor – wurde in bis zu 80 Prozent aller Speiseröhrenzellen von Patienten gefunden, die keinen Krebs hatten. 80 Prozent! In den Proben, die Probanden mittleren und höheren Alters entnommen wurden, ließen sich allein in diesem Onkogen 2055 Mutationen nachweisen – und trotzdem entwickelte sich bei keinem von ihnen Krebs. Der Krebs war also nicht gewachsen, obwohl der Samen vorhanden war.

Dieser Beweis deutet auf eine einfache und dennoch verblüffende Tatsache hin: Die Prämisse, dass eine Mutation in einem Onkogen oder Tumorsuppressor-Gen die Ursache für das Krebswachstum ist, ist viel zu kurz gedacht. Die SMT hatte das Nenner-Problem ignoriert. Aber es gab noch eine weitere Krux. Die genetischen Mutationen waren eine unmittelbare, nicht die zugrunde liegende Ursache von Krebs.

Der Unterschied zwischen unmittelbaren und zugrunde liegenden Ursachen

Für jede Krankheit bildet das Wissen um die zugrunde liegende Ursache (auch als Ätiologie bekannt) die Basis für jede rationale Behandlung. Zwischen der zugrunde liegenden Ursache und dem Endergebnis gibt es viele Zwischenschritte, die als unmittelbare Ursachen bezeichnet werden. Diese sind normalerweise sofort ersichtlich. Die zugrunde liegende Ursache einer Krankheit ist etwas, das wir gemeinhin als »wahre« Ursache bezeichnen, die das Ereignis ausgelöst hat. Ihre Identifikation erfordert ein komplexeres Denken.

Leberversagen wird zum Beispiel oft durch eine fibrotische Vernarbung verursacht, die sogenannte Zirrhose. Diese Information ist korrekt, aber nicht sehr nützlich. Es wäre besser, den Grund für die Zirrhose zu kennen. Wenn man weiß, dass eine Zirrhose durch das Hepatitis-C-Virus verursacht wird, kann man ein antivirales Medikament verschreiben, um die Krankheit zu behandeln. Wenn man weiß, dass die Zirrhose durch Alkoholkonsum verursacht wird, kann man dem Patienten raten, künftig auf Alkohol zu verzichten. Ja, es ist absolut richtig – Leberversagen wird durch eine Zirrhose verursacht, aber die Zirrhose ist nur die unmittelbare Ursache. Damit eine Behandlung erfolgreich ist, muss man die zugrunde liegende, eigentliche Ursache kennen.

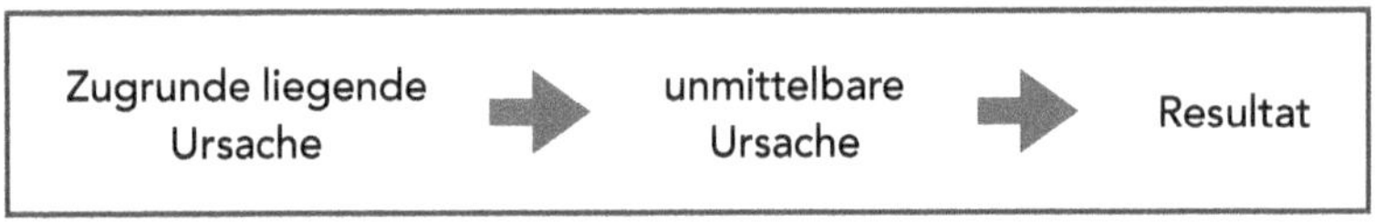

Eine Ermittlung der Ursachen ist essenziell zur gezielten Behandlung.

Dieser Ansatz ist nicht nur in der Medizin nützlich, sondern lässt sich auch auf andere Themenbereiche und Probleme (sowie deren Lösungen) anwenden. Nehmen wir folgendes Beispiel: Ein Flugzeug stürzt ab, wenn die Schwerkraft größer ist als die Auftriebskraft. Aus dieser vereinfachten Analyse könnte man die Schlussfolgerung ziehen, dass sich Flugzeugabstürze auf zwei Arten vermeiden lassen – durch die Erhöhung der Auftriebskraft, indem man größere Flügel baut, oder durch die Verringerung der Schwerkraft, indem man das Gewicht des Flugzeugs reduziert. Beide Lösungen sind aber nahezu nutzlos, weil sie unmittelbare und nicht zugrunde liegende Ursachen sind.

Um das Problem zu verstehen, müssen wir eine logische Ebene höher gehen. Warum war die Schwerkraft größer als die Auftriebskraft? Wir könnten alle Flugzeugteile aufzählen, die eine Fehlfunktion hatten, und die Gründe dafür nennen: Risse auf der Tragfläche, Risse im Heckflügel, Motorausfall, Versagen der Elektrik. Das erklärt, wie das Flugzeug abgestürzt ist (unmittelbare Ursache), aber die Frage nach dem Warum bleibt offen. Warum sind diese Probleme aufgetreten? Die zugrunde liegende Ursache könnte eine schlechte Wartung, schlechte Pilotenausbildung, schlechte Wetterverhältnisse oder etwas ganz anderes sein.

Eine Lösung, die auf die zugrunde liegende Ursache abzielt – zum Beispiel eine bessere Wartung des Flugzeugs, bessere Pilotenausbildung oder bessere Wetterinformationen –, ist daher sehr wirksam. Größere Tragflächen, ein geringeres Gewicht oder ein größerer Motor sind es nicht. Diese übergeordnete Analyse der Ursache bietet effektive Lösungsstrategien. Einzig die Behandlung der zugrunde liegenden Ursache ist erfolgreich, die Behandlung der unmittelbaren Ursache hingegen nicht. Wie lässt sich dieser Ansatz aber nun auf Krebs anwenden? Genetische Mutationen waren nur die unmittelbare Ursache von Krebs. Doch was regte das Auftreten dieser Mutationen an?

Zugrunde liegende Ursache	unmittelbare Ursache	Resultat
Schlechte Flugzeugwartung	Unzureichende Hubkraft	Flugzeug-absturz
?	Genetische Mutationen	Krebs

Die Ursache einer genetischen Mutation gilt es herauszufinden.

In der Krebsforschung haben wir gewaltige Ressourcen verbraucht, um Tausende von verschiedenen Mutationen zu katalogisieren. Lungenkrebs zum Beispiel hat Mutationen in den Onkogenen *AKT1, ALK, BFAF, EGFR, HER2, KRAS* und *NRAS*. Das erklärt, wie sich der Krebs entwickelt hat, aber nicht, warum. Sie sind unmittelbare Ursachen, aber nicht die zugrunde liegende Ursache. Wie würden Sie auf meine Frage »Was verursacht Lungenkrebs?« antworten? Mit »Lungenkrebs wird durch eine Mutation im *AKT1*-Gen verursacht« oder »Lungenkrebs wird durch Rauchen verursacht«? Es spielt nicht einmal eine besondere Rolle, welche genetischen Mutationen durch Zigarettenkonsum ausgelöst werden, wenn wir die zugrunde liegende Ursache kennen. Ich kann viel mehr Leben retten, wenn ich weiß, dass Krebs durch Rauchen verursacht wird, als wenn ich die verschiedenen Mutationen kenne, die bei Lungenkrebs vorliegen. Der Verzicht auf Zigaretten ist eine der erfolgreichsten Krebspräventionsmaßnahmen, die uns zur Verfügung stehen.

Sobald wir berufsbedingte Expositionen (Ruß, Asbest) als zugrunde liegende Ursache für Krebs identifiziert haben, können Präventionsmaßnahmen das Krebsrisiko erheblich verringern. Sobald wir Viren und Bakterien als Krebsursache identifiziert haben, verringert die Prävention (das heißt Impfungen gegen Hepatitis B oder HPV sowie bessere Hygiene) das Risiko. Aber wir müssen die zugrunde liegende Ursache finden, nicht die spezifischen genetischen Mutationen für Leber-, Gebärmutterhals- oder Magenkrebs. Bei fast allen Krankheiten, die den Menschen befallen können, ist die Behandlung der zugrunde liegenden Ursache, nicht der unmittelbaren Ursache, für den Therapieerfolg ausschlaggebend.

Krebs enthält viele Mutationen; darüber besteht kein Zweifel. Wir haben Jahrzehnte damit verbracht, sie zu katalogisieren. Aber warum entwickelt Krebs diese Mutationen? Welche treibende Kraft steckt dahinter? Das Krebsparadigma 2.0 auf Seite 113 nahm an, dass diese Mutationen durch reinen Zufall akkumuliert wurden. Die bekannten zugrunde liegenden Ursachen von Krebs (chemische Substanzen, Strahlung und Viren) erhöhen die Mutationsrate, wodurch manche Zellen zufällig zu Krebs entarten. Und wieder gilt: Eine unendliche Anzahl von Affen, die völlig zufällig auf die Tasten einer unendlichen Anzahl von Schreibmaschinen hämmern, werden irgendwann einmal *Krieg und Frieden* hervorbringen.

Dies ist eine der großen Schwächen der SMT. Mutationen akkumulierten sich, aber ihr Auftreten war alles andere als zufällig. Angesichts der Tatsache, dass Hunderte von Mutationen eng zusammenarbeiteten, damit Krebs entstand, sahen diese Mutationen zielgerichtet und koordiniert aus.

Zellen sind wie fein eingestelltes Uhrwerk. Jeder noch so kleine Bestandteil erfüllt einen bestimmten Zweck. Es ist äußerst unwahrscheinlich, dass die Entfernung einer beliebigen Schraube dazu führt, dass die Uhr anschließend besser läuft. Viel wahrscheinlicher ist doch, dass eine Fehlfunktion eintritt oder das Werk gar völlig zum Erliegen kommt. In einer Zelle wird eine zufällige Mutation höchstwahrscheinlich schädlich oder sogar tödlich sein. Die Wahrscheinlichkeit einer Zusammenstellung von 200 zufälligen Mutationen, die die Zelle nicht töten, sondern ihr neue, nutzbringende

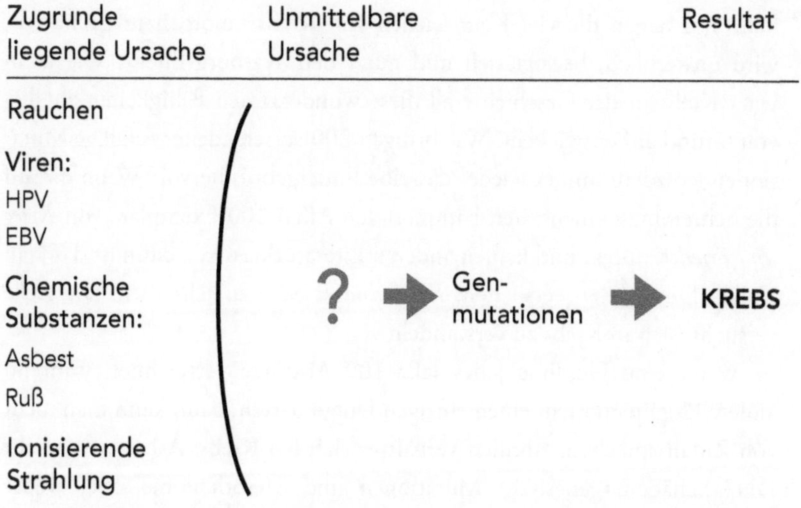

Was treibt die akkumulierten Genmutationen an, die Krebs verursachen?

Fähigkeiten verleihen, sind deutlich kleiner als die Wahrscheinlichkeit, dass ich den Lotterie-Jackpot gewinne und die Millionen abkassiere.

Die Rate der Genmutation in der allgemeinen Bevölkerung ist sehr niedrig und viel, viel niedriger als die Rate, die notwendig ist, um viele Krebsarten entstehen zu lassen. Die zufällige Anordnung von 50 bis 200 Genmutationen in einer kohärenten Form ist so außergewöhnlich komplex, dass Krebs eine sehr seltene Krankheit sein sollte. Das ist aber nicht der Fall. Er tritt sehr häufig auf und ist die zweittödlichste Krankheit in den USA und auch in Deutschland. Bis zum 80. Lebensjahr haben geschätzte 50 Prozent der allgemeinen Bevölkerung *Adenome* (präkanzeröse Läsionen) im Darm.[5] Bei etwa 80 Prozent aller Männer über 90 Jahre werden Anzeichen für Prostatakrebs vorliegen.[6] Schätzungsweise jede neunte Frau hat ein lebenslanges Risiko, an Brustkrebs zu erkranken.

Die somatische Mutationstheorie weist einen weiteren gravierenden Denkfehler auf. Warum haben alle Krebsarten so viele gleiche Kennzeichen, wenn alle Krebsmutationen zufällig akkumuliert werden? Um zu Krebs zu entarten, müssen Zellen eine Reihe besonderer neuer Fähigkeiten erwerben. Wir haben die vier Kennzeichen von Krebs besprochen: Er wächst, wird unsterblich, bewegt sich und nutzt den Warburg-Effekt. Wie kann jeder Krebs in der Geschichte all diese wundersamen Fähigkeiten zufällig von Grund auf entwickeln? Wie bringen 200 verschiedene, zufällige Mutationen trotzdem immer wieder dasselbe Endergebnis hervor? Wenn die auf die Schreibmaschinentasten hämmernden Affen 100 Exemplare von *Krieg und Frieden* tippen und keinen anderen Literaturklassiker, dann ist das kein Zufall. Diese Affen versuchen, *Krieg und Frieden* zu schreiben. Die Zelle versucht, sich in Krebs zu verwandeln.

Wenn eine Fluglinie jedes Jahr 100 Abstürze verzeichnet, während andere Fluglinien nicht einen einzigen Unfall hatten, dann kann man nicht von Zufall sprechen. Ähnlich verhält es sich bei Krebs: Asbest verursacht DNA-Schäden, genetische Mutationen und Mesotheliome, aber weder Brust- noch Darmkrebs.

Diese Kennzeichen von Krebs sind sorgfältig ausgewählt. Etwas drängt diese Onkogene und Mutationen der Tumorsuppressor-Gene in Richtung Wachstum, Bewegung, Unsterblichkeit und Warburg-Effekt. Der nächste große Schritt auf dem Weg zu einem neuen, verbesserten Krebsparadigma besteht darin, zu verstehen, was diese Veränderungen anregt.

Absurder Reduktionismus

Die somatische Mutationstheorie ist einfach, stringent, elegant und größtenteils falsch. 2002 veröffentlichten die Krebsforscher Hanahan und Weinberg einen Artikel im *New England Journal of Medicine* und bemerkten: »Der Weg, den die Forschung über die molekulare Grundlage von Krebs eingeschlagen hat, war bislang weitgehend enttäuschend. Statt eine kleine Anzahl genetischer und biochemischer Faktoren zu offenbaren, die in den Krebszellen wirken, haben die molekularen Analysen von menschlichem Krebs eine befremdlich komplexe Anordnung solcher Faktoren offenbart.«[7] Das nächste Krebsparadigma würde diese befremdliche Anordnung logisch erklären müssen.

Der ultimative Test für die Nützlichkeit eines Krebsparadigmas ist seine Fähigkeit, revolutionäre Behandlungsansätze zu entwickeln. Die SMT fing vielversprechend an und brachte die erstaunlichen Medikamente Imatinib und Trastuzumab hervor, aber diese Errungenschaften waren eher die Ausnahme und nicht die Regel. Seither sind erfolgreiche Behandlungen, die aus dem Krebsparadigma 2.0 abgeleitet werden konnten, praktisch zum Erliegen gekommen. Wenn man großzügig ist und die Anzahl der nützlichen gentherapeutischen Präzisionsmedikamente schätzt, kommt man auf die stattliche Anzahl von fünf. Ich denke, dass wir uns alle darüber einig sind, dass man mit fünf Medikamenten in 50 Jahren Genforschung nicht unbedingt den Krieg gegen den Krebs gewinnt.

Bei der Entwicklung von gentherapeutischen Krebsmedikamenten gab es noch ein anderes Problem: Medikamentenresistenz. Wie kann man eine effektive Therapie entwickeln, wenn sich das genetische Ziel ständig ändert? Sobald man einen Pfad ins Visier nahm, fand der Krebs einfach einen anderen Weg und umging das Hindernis. Krebs konnte verschiedene Gene aktivieren, um einen Umweg um jeden Pfad zu finden, den wir zu blockieren versuchten. Wir griffen nicht die Schwäche von Krebs an, sondern seine Stärke. Krebs enthält oft Hunderte von Mutationen. Es ist unwahrscheinlich, dass die Blockierung einer Mutation das Wachstum anhält, weil es 99 andere Mutationen gibt. Krebs ist wie ein Chamäleon und passt sich an alle Hindernisse an, die wir ihm in den Weg legen, weil es das ist, was der Krebs nun einmal am besten kann.

Genetische Mutationen erklären vielleicht, wie die verschiedenen Krebsarten weiterwachsen, aber sie erklären nicht, warum diese Gene überhaupt mutiert sind. Die SMT scheitert, weil sie ihre Aufmerksamkeit nur nach innen richtet, auf unsere Gene, statt den Blick nach außen schweifen zu lassen, über unsere Umwelt. Aber es gibt sehr viele verschiedene Umweltmerkmale, die sich offensichtlich auf das Krebsrisiko auswirken. Der Samen ist wichtig, aber der Boden spielt eine größere Rolle.

Das Krebsparadigma 2.0 behandelt Krebs wie eine genetische Lotterie, Krebs ist jedoch nicht einfach eine Frage von Glück und Unglück. Ein Großteil des Krebsrisikos geht auf Umweltfaktoren zurück, nicht auf die Gene: Zigaretten, Strahlung, Infektionen. Oder das letzte unerforschte Gebiet der Krebsmedizin, das bisher kaum erkundet wurde: die Ernährung. Die gute Nachricht ist, dass wir auf diese Faktoren großen Einfluss haben.

Die somatische Mutationstheorie war ein Musterbeispiel dafür, dass man den Wald vor lauter Bäumen nicht sah. Man kann sich so in Details vertiefen, dass man das große Gesamtbild nicht mehr erkennt. Wenn man sich mitten im Wald befindet, sieht er nicht sehr spektakulär aus. Oh, ein Baum. Und noch einer. Und noch einer. Und wenn schon, mag man sich fragen. Aber die atemberaubende Größe des Yosemite-Nationalparks kann man nur erfassen, wenn man sie aus der Vogelperspektive wahrnimmt.

Hier eine andere Analogie. Sie befassen sich mit der historischen und politischen Bedeutung der amerikanischen Unabhängigkeitserklärung und untersuchen in diesem Zusammenhang jeden Buchstaben, so wie Krebsforscher jede neue Genmutation unter die Lupe nahmen. Sie erschaffen einen »vollständigen Buchstabenatlas«, so wie Krebsforscher den Krebsgenom-Atlas erschufen. Die Buchstaben A, E und T tauchen (hypothetisch) mehrere Hunderte Male auf, X hingegen so gut wie gar nicht. Hilft Ihnen diese mühsame Kleinarbeit dabei, die Rolle zu verstehen, die ein unabhängiges Amerika in der Weltgeschichte gespielt hat beziehungsweise spielt? Ganz und gar nicht.

In der Wissenschaft wird dieses Vorgehen als »absurder Reduktionismus« bezeichnet. Die Reduktion eines Problems auf seine kleinste Komponente führt zwangsläufig dazu, dass man das große Gesamtbild nicht erkennt. Man kann den Berufsverkehr nicht verstehen, indem man akribisch festhält, wie jeder Autofahrer gebremst oder beschleunigt hat. Ja, alle Abbremsungen und Beschleunigungen verursachten zusammengenommen den Stau. Aber diese Detailgenauigkeit hilft uns nicht weiter. Das waren keine zufälligen Vorkommnisse. Warum bremsten und beschleunigten die Autofahrer?

Genauso kann man Krebs nicht verstehen, indem man Tausende genetische Mutationen in Tumorsuppressor-Genen (Bremspedal) und Onkogenen (Gaspedal) katalogisiert. Es ist richtig, dass diese einzelnen Mutationen in Summe den Krebs verursachen, dennoch ist diese Detailgenauigkeit in der Regel von wenig Bedeutung und somit auch nicht hilfreich.

Mit der SMT nahmen wir das Krebsproblem in einen viel zu engen Fokus. Wir fanden Tausende verschiedener genetischer Mutationen, die auf Hunderte von Onkogenen und Tumorsuppressor-Genen verteilt waren, aber das half uns nicht, das große Gesamtbild zu erkennen, das das Puzzle darstellt. Jede Mutation beschreibt ein winzig kleines Puzzlestück, und die Besessenheit, mit der neue Mutationen katalogisiert wurden, entzog anderen Bereichen der Krebsforschung die Lebensenergie.

Das Beharren darauf, dass Krebs eine Krankheit der angesammelten genetischen Mutationen ist, ist vergleichbar mit dem Beharren darauf, dass die amerikanische Unabhängigkeitserklärung eine Ansammlung von Buchstaben ist. Das stimmt, aber was haben wir davon? Wie hilft uns dieses Wissen, Krebs zu verstehen?

Fazit

Die somatische Mutationstheorie verbesserte unser Verständnis von Krebs, aber nicht so, wie wir es erwartet hatten. Statt die genomische Komponente zu dekodieren, brachte sie die überwältigende Fülle an einwirkenden genetischen Mutationen zutage. Eine Darmkrebs enthält etwa 100 unabhängige genetische Mutationen und dieses Mutationsmuster unterscheidet sich stark von Patient zu Patient.[8] Andere Studien schätzten, dass es 11 000 Mutationen gibt, die bei menschlichem Darmkrebs wirken können.[9] Die SMT versuchte, sich durch eine Reihe von Ad-hoc-Modifikationen an diese unerwarteten Ergebnisse anzupassen. Manche Mutationen, die sogenannten »Driver«, spielten eine Rolle, während andere, die »Passenger«, als unwichtig galten. Es gab nicht einen einzelnen genetischen Klon, sondern Veränderungen der klonalen Evolution, die sich mit der Zeit vollzogen. Und so ging es immer und immer weiter. So erhöhte sich jedes Mal die Komplexität der SMT, bis sie ihren einfachen, eleganten Charakter verloren hatte. Sie wies nun eine Reihe sperriger, zusammengewürfelter Ergänzungen auf.

Schlussendlich brach die gesamte SMT unter der Last all dieser Modifikationen zusammen. Sie ließ sich nicht so weit verändern, dass alle bekannten Fakten über Krebs berücksichtigt werden konnten. Schlimmer noch, die SMT brachte nur wenige effektive Behandlungen hervor. Die Onkologie hinkte beinahe allen anderen Bereichen der Medizin hinterher und Patienten starben. Es war an der Zeit, das Bett des Prokrustes hinter sich zu lassen.

9

EINE FALSCHE MORGENDÄMMERUNG

Imatinib, das erste Medikament aus dem Zeitalter der personalisierten Präzisionsmedizin gegen Krebs, war ein echter Meilenstein. Mit seiner Einführung konnte ein Patient, der an chronischer myeloischer Leukämie (CML) litt, realistischerweise erwarten, so lange und gesund zu leben wie jemand ohne Krebs.[1]

Vor Imatinib betrug die Lebenserwartung eines 65-jährigen Mannes mit CML maximal fünf Jahre im Vergleich zu fünfzehn Jahren, die jemand noch vor sich hatte, der nicht an dieser Krankheit litt. Mit Imatinib hatte der Mann mit CML eine Lebenserwartung, die er auch ohne CML gehabt hätte.

Andere gentherapeutische Medikamente waren zwar effektiv, qualifizierten sich aber nicht als Meilensteine. Dies war zumindest bei dem Arzneistoff *Crizotinib* der Fall, einem Inhibitor der *anaplastischen Lymphomkinase* (ALK), der als eine der größten Errungenschaften der genomischen Medizin der letzten zwei Jahrzehnte gefeiert wurde. Es hat sich gezeigt, dass dieses Medikament bestimmte Arten von Lungenkrebs (nicht-kleinzellige Tumore) behandeln kann, aber seine Vorteile sind begrenzt. Eine Metaanalyse von Crizotinib fand vor Kurzem nur wenige Beweise dafür, dass das Medikament das Gesamtüberleben verbesserte.[2] Ein Meilenstein? Eher nicht. 2019 betrugen die monatlichen Kosten für das Medikament 19 589,30 Dollar.[3]

Viele tief hängende Früchte der genetischen Revolution waren bereits gepflückt worden. Die neu entwickelten Medikamente waren von abnehmendem Nutzen. Aber trotz dieser schlechten Leistung tat sich die Forschung schwer, neue Wege zu gehen. Dr. José Baselga, ehemaliger Chefarzt am Memorial Sloan Kettering Cancer Center, einem der renommiertesten Krebskrankenhäuser der Vereinigten Staaten, bat noch 2017 um mehr Finanzmittel, um das voranzutreiben, was er als »genomgetriebene Onkologie« bezeichnete.[4] »Krebs ist eine Krankheit des Genoms«, erklärte er lapidar und zitierte in diesem Zusammenhang die Entdeckung von Imatinib, die in den 1990er-Jahren gemacht wurde und damit alles andere als neu war. Baselga wurde 2018 zum Rücktritt gezwungen, als Recherchen der *New York Times* ergaben, dass er es versäumt hatte, finanzielle Interessenskonflikte in ganzen 87 Prozent der Artikel, die er im Vorjahr veröffentlicht hatte, offenzulegen.[5]

Die überaus attraktive Vorstellung einer personalisierten Präzisionsbehandlung bei Krebs spricht Patienten, Ärzte und Sponsoren gleichermaßen an.[6] 2015 stellte Präsident Barack Obama, der dem Sirenengesang ebenfalls erlag, viele Millionen Dollar für das Precision Medicine Initiative Cohort Program (zu Deutsch: Kohortenprogramm der Initiative zur Präzisionsmedizin) zur Verfügung. Selbst damals gab es aber schon deutliche Hinweise darauf, dass eine gentherapeutische Präzisionsmedizin die ursprünglich in sie gesetzten Hoffnungen nicht erfüllen konnte.[7]

Personalisierte Präzisionsmedizin gegen Krebs hängt von zwei entscheidenden Schritten ab: Der Entdeckung der patientenspezifischen genetischen Mutation und der Entwicklung eines gezielt wirkenden Medikaments für diese Mutation. Schritt 1 ist uns gelungen, wir haben Tausende von Genvarianten identifiziert, viel mehr als wir untersuchen könnten. Aber was ist mit Schritt 2? Könnten wir wirklich ein Medikament entwickeln, um gezielt auf diese Mutation einzuwirken? 2015 konnte für gerade einmal 83 von 2000 Patienten mit einem vollständigen Genomtest, die in einem speziellen Krebskrankenhaus am University of Texas MD Anderson Cancer Center in Houston untersucht worden waren, eine gezielte Behandlung gefunden werden – was einer Erfolgsquote von 4 Prozent entspricht.[8]

Dem National Cancer Institute (zu Deutsch: Nationales Krebsinstitut) ging es mit seiner Studie namens NCI-MATCH zur Molecular Analysis for Therapy Choice (zu Deutsch: Molekulare Analyse für die Wahl der Therapie) nicht besser.[9] Nach der Kartierung von 795 Krebsgenomen konnte das NCI 2 Prozent der Patienten eine gezielte Therapie zuweisen; und davon sprachen nicht alle auf die Behandlung an. Selbst bei einer sehr optimistischen

Reaktionsrate von 50 Prozent entspräche dies einer einprozentigen Reaktionsrate auf personalisierte Krebsfürsorge mit einer erwarteten Steigerung der Lebenserwartung um nur einige Monate. 2018 war dies der modernste Behandlungsansatz in der genomischen Krebsmedizin. Frustrierend.

Die schlechten Ergebnisse waren nicht auf einen Mangel an verfügbaren Medikamenten zurückzuführen. Die FDA hatte sich darum bemüht, in nie dagewesenem Tempo eine Fülle neuer »genomgetriebener« Krebsmedikamente zuzulassen. Von 2006 bis 2018 wurden 31 neue Medikamente für fortgeschrittenen oder metastatischen Krebs genehmigt. Das klingt beachtlich. Beinahe drei neue Medikamente kamen jährlich auf den Markt und standen den Krebspatienten mit den schwersten Krankheitsverläufen zur Verfügung. Trotz der Fülle an neuen Medikamenten und der sich rasch weiterentwickelnden Technologie der Krebsgenomsequenzierung schätzt eine Studie von 2018, dass nur ein kleiner Anteil von 4,9 Prozent der Patienten von einer gezielt auf das Genom einwirkenden Behandlung profitierte.[10] Selbst nach 50 Jahren intensiver Forschung ignoriert dieses Krebsparadigma über 95 Prozent der Betroffenen. Nicht gut. Wie konnten so viele »neue« genomische Medikamente so wenige Vorteile bieten?

Ein Grund ist, dass die meisten »neuen« Medikamente gar nicht neu sind, sondern lediglich Kopien bereits bestehender Mittel. Die Entwicklung eines innovativen Medikaments ist harte Arbeit und birgt ein erhebliches finanzielles Risiko. Selbst hochwirksame Medikamente können durchfallen, weil die Nebenwirkungen nicht tragbar sind. Die Kopie bereits existierender anstelle der Entwicklung innovativer Medikamente ist eine wesentlich profitablere Geschäftsstrategie. Wenn ein Pharmaunternehmen erfolgreich ein Krebsmedikament entwickelt, das Genziel A blockiert, werden mindestens fünf weitere Pharmaunternehmen in kurzer Zeit zwar fünf andere, dabei jedoch nahezu identische Medikamente entwickeln. Um Patentverletzungen zu vermeiden, verändern sie einige Moleküle in einer entfernten Seitenkette und bezeichnen ihr Produkt als brandneues, nie dagewesenes Mittel. Diese kopierten Medikamente sind in finanzieller Hinsicht nahezu risikolos, weil sie mit großer Sicherheit funktionieren – schließlich wurde die Rezeptur in der Vergangenheit bereits getestet.

Stellen Sie sich vor, Sie schrieben Bücher: Sie könnten einen völlig neuen Roman schreiben oder einfach die gesamte *Harry-Potter*-Reihe abkupfern; den Helden Ihrer Geschichte nennen Sie dann eben Henry Potter. Toller Roman? Ja. Lukrativ? Ja. Innovativ? Kein bisschen. So erklärt sich auch die Verbreitung von Medikamenten wie *Imatinib*, *Nilotinib* und *Dasatinib*, die Varianten desselben Moleküls sind. Statt eine neue genetische Behandlung zu finden, gaben uns die großen Pharmaunternehmen nichts weiter als alten Wein in neuen Schläuchen. Plagiate sind eine bessere Unternehmensstrategie als Innovationen. Die Vorteile sind vielleicht marginal, die Profite hingegen maximal.

Es gibt andere Wege, wie man den Anschein von Fortschritt erweckt. Man kann das System in der medizinischen Forschung auf vielfältige Weise manipulieren, und die Verwendung von Surrogat-Ergebnissen zählt in diesem Zusammenhang zu den besten Strategien.

Surrogat-Ergebnisse

Surrogat-Ergebnisse sind Resultate, die für sich genommen bedeutungslos sind, aber Ergebnisse prognostizieren, die uns wichtig sind. Es ist gefährlich, Surrogat-Ergebnissen zu vertrauen, weil sie das erwünschte Resultat nicht immer akkurat widerspiegeln. Früher wurden zum Beispiel oft zwei Herzmedikamente (*Encainid* und *Flecainid*) verschrieben, weil sie nach einem Herzinfarkt die Anzahl der *ventrikulären Extrasystolen*[11] verringerten, ein Surrogat-Ergebnis für plötzlichen Herztod. Aber eine korrekt durchgeführte klinische Studie bewies, dass die beiden Mittel das Risiko eines plötzlichen Todes signifikant erhöhten.[12] Die Medikamente retteten keine Patientenleben; sie setzten ihnen ein Ende.

In Krebsstudien sind das progressionsfreie Überleben (PFS für Englisch: *progression free survival*) und die Reaktionsrate (RR) zwei häufig verwendete Surrogate für das Ergebnis, das uns am meisten interessiert: das Gesamtüberleben. Das PFS wird gemessen als die Zeit, die von der Behandlung bis zur Krankheitsprogression verstreicht, welche als eine Zunahme der Tumor-

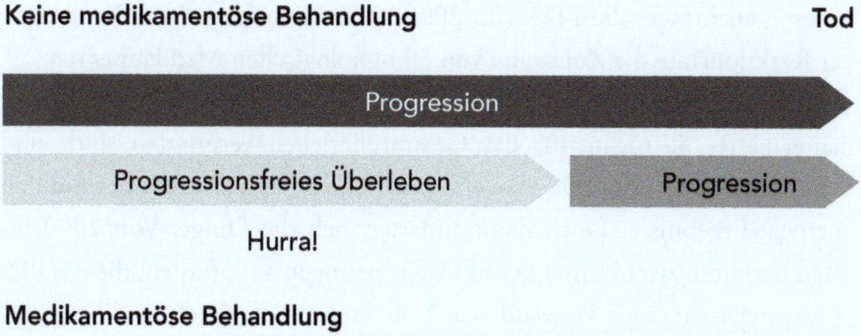

größe um weniger als 20 Prozent definiert wird. In diesem Szenario wäre die RR der Anteil an Patienten, bei denen der Tumor um über 30 Prozent schrumpft. Damit diese Surrogate nützlich sein können, müssen sie das klinische Ergebnis prognostizieren – das Gesamtüberleben –, aber das tun sie nicht.[13] Bei dem überwältigenden Großteil der Studien (82 Prozent) ist die Korrelation zwischen Surrogat-Markern und Gesamtüberleben niedrig.[14] PFS und RR sind Surrogat-Ergebnisse, die ausschließlich auf der Verringerung der Tumorgröße beruhen, aber das Überleben einer Krebserkrankung hängt fast ausschließlich davon ab, eine Metastasierung aufzuhalten, die auf einem völlig anderen Blatt steht. Ein Ergebnis, das leicht messbar ist, muss nicht zwangsläufig bedeutsam sein.

Die Größe eines Tumors ist nur ein Faktor, der zu seiner Gesamttödlichkeit beiträgt, und noch dazu kein besonders wichtiger. Krebs wird tödlicher, wenn er dazu mutiert, aggressiver zu werden oder mit größerer Wahrscheinlichkeit zu metastasieren, und größenbezogene Surrogat-Ergebnisse wie PFS und RR machen hier keinen großen Unterschied. Das Schrumpfen eines Tumors um 30 Prozent hat praktisch keine Auswirkungen auf das Überleben, weil Krebs die Fähigkeit besitzt, nachzuwachsen.

Es gibt keine Operationen, die dazu dienen, lediglich 30 Prozent einer Tumormasse zu entfernen, weil ein solcher Eingriff nutzlos wäre. Chirurgen bemühen sich stets darum, das gesamte karzinogene Gewebe zu beseitigen, denn wenn sie ein winziges Stück des Tumors übersehen, wird der Krebs mit Sicherheit zurückkehren. Während gerade einmal 6 Prozent der Medikamente diese Schwelle der vollständigen Remission erreicht haben, genehmigte die FDA von 2006 bis 2018 aufgrund des Kriteriums der Reaktionsrate die Zulassung von 59 onkologischen Medikamenten.

Alle diese signifikanten Probleme, die mit der Verwendung billigerer, mangelhafter Surrogate für das Gesamtüberleben verbunden sind, sind bestens bekannt. Vor 1992 verwendeten weniger als 3 Prozent der Studien Surrogat-Ergebnisse. Doch dann änderten sich die Dinge. Von 2009 bis 2014 beruhten zwei Drittel der FDA-Zulassungen auf Studien, die das PFS als Surrogat-Ergebnis verwendeten.[15] 96 Prozent der Krebsmedikamente, denen der Stempel »bahnbrechend« aufgeprägt wurde, verließen sich auf einen Surrogat-Endpunkt.[16] Was war geschehen?

1992 schuf die FDA ein Vorgehen, das die Zulassung aufgrund von Surrogat-Ergebnissen beschleunigte. Im Gegenzug versprachen Arzneimittelhersteller, nach der Zulassung Studien durchzuführen, um die Wirkung des Medikaments zu bestätigen. Die Hersteller beeilten sich, ihre Arzneimittel mit diesen gesenkten Anforderungen genehmigen zu lassen,[17] aber die konfirmatorischen Studien zeigten, dass nur 16 Prozent der Medikamentenzulassungen das Gesamtüberleben tatsächlich verbesserten. Das bedeutet, dass 84 Prozent das nicht taten. In der Schule würden 16 Prozent richtige Antworten nicht zu einer Note 1 oder 2 führen – noch nicht einmal zu einer 5. Es wäre so, als würde man die Arbeit einreichen und dafür die Note 6 bekommen. Nicht gerade vorzeigbar.[18]

Diese Abhängigkeit von Surrogat-Ergebnissen hat bereits zu schwerwiegenden Konsequenzen geführt. 2008 ließ die FDA ein Medikament gegen metastatischen Brustkrebs namens *Bevacizumab* aufgrund eines um 5,9 Monate verbesserten PFS zu,[19] obwohl das Gesamtüberleben unverändert blieb. Nachfolgende Studien offenbarten allerdings ein reduziertes PFS ohne Vorteile für das Gesamtüberleben oder die Lebensqualität sowie eine erhebliche Toxizität. Die FDA zog ihre Zulassung von Bevacizumab für die Behandlung von Brustkrebs 2011 zurück.[20]

Das warnende Beispiel von Bevacizumab wurde jedoch immer wieder ignoriert. 2012 wurde das Medikament *Everolimus* für die Behandlung von metastatischem Brustkrebs hauptsächlich aufgrund von Studien zugelassen, die Surrogat-Ergebnisse verwendet hatten.[21] 2014 zeigte sich durch Follow-up-Studien jedoch, dass dieses Medikament keine wesentlichen Vorteile mit sich brachte.[22] 2015 wurde das Medikament *Palbociclib* für den Einsatz bei Brustkrebs zugelassen, aber wieder gelang es späteren Studien nicht, Vorteile für das Überleben festzustellen.[23] In der Zwischenzeit klammerten sich Tausende von Betroffenen an die Hoffnung auf ein Wundermittel, nur um erleben zu müssen, wie sie sich vor ihren Augen auflöste – ihre Träume auf Heilung schwanden so langsam, aber sicher dahin wie ihre Ersparnisse.

Surrogat-Ergebnisse ermöglichen eine schnellere Zulassung, die zeitsparend ist. Man würde annehmen, dass ein solches Vorgehen für Krebspatienten, für die Zeit ja sehr kostbar ist, gut ist. Aber wie viel Zeit wird eigentlich eingespart? Im Durchschnitt dauert es 7,3 Jahre, bis ein modernes Krebsmedikament auf den Markt kommt,[24] wobei 38 Prozent der Mittel aufgrund von RR und 34 Prozent aufgrund von PFS zugelassen werden. Die Verwendung von Surrogat-Ergebnissen führt im Allgemeinen zu einer Zeitersparnis von geschätzten 11 Monaten. Wiegt diese Zeitersparnis tatsächlich eine Fehlerquote von über 80 Prozent auf?

Fünf Krebsmedikamente wurden bereits durch das beschleunigte Programm zugelassen und anschließend wieder zurückgezogen, als Folgestudien ihre mangelnde Wirksamkeit offenbarten. Diese Medikamente wurden für eine Dauer von 3,4 bis 11,5 Jahren einer verzweifelten Öffentlichkeit verkauft.[25] Das ist unethisch. Stellen Sie sich vor, Sie müssten Ihr Haus verkaufen, um sich Ihre Krebsbehandlung leisten zu können, und Sie wüssten nicht, dass das Medikament, das als neuestes und bestes Mittel angepriesen wird, im Grunde nutzlos ist. Schlimmer noch, eine Behandlung mit diesem Medikament würde bedeuten, dass Sie nicht in der Lage wären, eine andere Behandlung zu erhalten, die Ihnen vielleicht mehr gebracht hätte.

Obwohl zwischen 2002 und 2014 beachtliche 72 »neue« Krebsmedikamente zugelassen wurden, verlängerten sie das Leben der Nutzer im Durchschnitt um gerade einmal 2,1 Monate.[26] Das ist nur ein Durchschnitt, was bedeutet, dass die meisten Medikamente zu gar keiner Überlebenssteigerung führten. Die ernüchternde Realität des schlechten Abschneidens neuer Krebsmedikamente[27] steht in deutlichem Kontrast zu der öffentlichen Wahrnehmung, dass die medizinische Forschung große Fortschritte im Krieg gegen den Krebs erzielt.[28] Eine Studie stellte fest, dass die Hälfte der Medikamente, die von den Medien als Meilensteine bezeichnet wurden, von der FDA noch gar nicht zugelassen worden waren; 14 Prozent dieser gehypten Medikamente waren noch nicht einmal an Menschen getestet worden. Wissenschaftler haben viele Tausende Ratten von Krebs geheilt. Menschen aber nicht. Die Krebsforschung ruft eine Menge öffentliche Aufmerksamkeit und Begeisterung hervor, kann aber nur wenig vorweisen. Ein Durchbruch geschieht nur sehr selten.

Das ultimative Ziel einer Krebsbehandlung ist es, das Gesamtüberleben und die Lebensqualität zu verbessern. Diese patientenzentrierten Ergebnisse sind allerdings schwer zu erzielen und nur unter hohem Kostenaufwand messbar. Um den vermeintlichen Nutzen eines Medikaments aufzuzeigen, kann man mit Surrogat-Endpunkten die Messlatte dezent nach unten setzen.[29] Für ein Pharmaunternehmen in den USA bedeutet eine positive Studie die Zulassung durch die FDA und damit Umsatz. Aber viele Medikamente, die eingesetzt werden, sind nur begrenzt wirksam. Was bleibt einem Pharmaunternehmen also übrig? Was wohl … Es muss seine Preise erhöhen!

Preiserhöhungen

Als Imatinib 2001 auf den Markt kam, kostete es 26400 Dollar pro Jahr. Zweifellos ein hoher Preis, aber es war wirklich ein Wundermittel und jeden Cent wert. 2003 betrug der weltweite Umsatz 4,7 Milliarden Dollar – ein Mega-Blockbuster, der dem Medikamentenhersteller riesige, wohlverdiente Gewinne einbrachte. 2005 begannen die Preise (unter Berücksichtigung der Inflation) zu steigen, sie nahmen jährlich um etwa 5 Prozent zu. 2010 waren die Preise auf 10 Prozent über der Inflationsrate angestiegen.[30] Ein weiterer Vorteil für den Hersteller war, dass deutlich mehr Patienten länger mit ihrer Krankheit lebten. Das war ein doppelter Goldrausch für die Pharmaindustrie.

- Mehr Patienten überleben CML (chronische myeloische Leukämie) = mehr Kunden
- Mehr Patienten + höhere Preise pro Patient = mehr Geld

2016 kostete dieses Wundermedikament über 120 000 Dollar pro Jahr. Zu diesem Zeitpunkt war das Medikament bereits seit 15 Jahren auf dem Markt. In der medizinischen Forschung ist das eine Ewigkeit. Die Technologie war nicht mehr innovativ; sie war etwas, das man im Medizinstudium lernte. Die tatsächlichen Herstellungskosten, selbst nach Berücksichtigung einer 50-prozentigen Gewinnmarge, betragen geschätzte 216 Dollar pro Jahr.

Als neue Medikamente Imatinib Konkurrenz machten, hätten die Preise eigentlich sinken müssen. Aber es geschah etwas Seltsames: Die Preise stiegen. Preiswettbewerb ist nicht annähernd so profitabel wie Preisbindungen und -absprachen, deshalb kletterten die Preise weiter in die Höhe. Dasatinib, ein Generikum von Imatinib, kostete mehr als das Medikament, das es zu ersetzen versuchte: Es war wie die Kopie eines iPhones, die mehr kostete als ein echtes iPhone.[31] Das wirkte sich auf den Preis von Imatinib aus, der stieg. Die Medikamentenkosten wurden nur durch das begrenzt, was der Zahlende (hauptsächlich der Steuerzahler) aufbringen konnte.

Die Erhöhung der Medikamentenpreise nach der Markteinführung ist mittlerweile gängige Praxis. Im Durchschnitt steigen, ungeachtet der Konkurrenz oder Wirksamkeit, inflationsangepasste Preise in den acht Jahren nach der Markteinführung[32] um 18 Prozent. Stellen Sie sich vor, Apple würde jedes Jahr das Original-iPhone verkaufen, ohne Upgrades anzubieten, und den Preis jährlich um 18 Prozent anheben – wer würde dann noch eins kaufen wollen? Niemand. Aber Krebspatienten haben nicht den Luxus, eine solche Entscheidung zu treffen. Infolgedessen ist Wucher ein fester Bestandteil der heutigen Krebslandschaft.

Ende der 1990er-Jahre wurde *Paclitaxel* das erste Antikrebsmedikament mit einem Umsatz von 1 Milliarde Dollar.[33] 2017 musste ein Medikament einen Umsatz von 2,51 Milliarden Dollar erzielen, wenn es in die Top Ten der Onkologika aufgenommen werden wollte.[34] Das ist der Grund dafür, dass Krebsmedikamente gleich drei Plätze in der Liste der fünf meistverkauften Medikamente des Jahres 2017 belegten.[35]

In jenem Jahr führte *Revlimid* die Rangliste an, ein Thalidomid-Derivat mit einem Umsatz von 8,19 Milliarden Dollar. Solche Umsätze lassen sich leicht erzielen, wenn ein Medikament weit über 28 000 Dollar pro Monat kostet. *Thalidomid* wurde Ende der 1950er-Jahre auf den Markt gebracht und seinerzeit routinemäßig Schwangeren verschrieben, die an morgendlicher Übelkeit litten. Tragischerweise führte das Mittel dazu, dass der Fötus starb oder Fehlbildungen entwickelte, weshalb das Mittel 1961 wieder vom Markt genommen wurde. Thalidomid erlebte 1998 jedoch eine Wiedergeburt, als es für die Behandlung von Lepra zugelassen wurde und, was in diesem Zusammenhang spannender ist, für das *multiple Myelom*, einen Knochenmarkkrebs.[36]

In den 1950er-Jahren kostete das Medikament wenige Cents. 1998 kostete das neue Thalidomid 6 Dollar pro Kapsel. Nur sechs Jahre später war der Preis beinahe um das Fünffache gestiegen und eine Kapsel kostete 29 Dollar. Die Kosten für die Herstellung des Medikaments sind minimal. In Brasilien wird es von einem regierungseigenen Labor für umgerechnet 0,07 Dollar pro Stück verkauft.[37] Vor der Jahrtausendwende kostete ein Krebsmedikament im Durchschnitt weniger als 10 000 Dollar pro Jahr. 2005 war dieser Betrag auf 30 000 bis 50 000 Dollar gestiegen. 2012 kosteten zwölf von dreizehn neu zugelassenen Krebsmedikamenten über 100 000 Dollar pro Jahr. Diese zehnfache Zunahme in zwölf Jahren ist in keiner Weise angemessen.[38]

Die Kombination aus höherem Preis und geringerer Wirksamkeit bedeutet, dass das Preis-Leistungs-Verhältnis der Krebsmedikamente unterirdisch schlecht ist. 50 000 Dollar gelten allgemein als akzeptable Kosten für ein qualitätskorrigiertes Lebensjahr (*quality-adjusted life year*, QALY).[39] Das Screening von Gebärmutterhalskrebs ist mit geschätzten Kosten von unter 35 000 Dollar pro QALY verbunden.[40] Imatinib reizte mit 71 000 Dollar pro QALY die Grenze weit aus. Aber Regorafenib, das für die Behandlung von Darmkrebs eingesetzt wurde,[41] kostete kaum vorstellbare 900 000 Dollar pro QALY.

Der Preis ist eine nachvollziehbare Heuristik für die Qualität der meisten Konsumgüter. Teure Produkte haben normalerweise eine bessere Qualität. Sportschuhe von Nike sind in der Regel teurer und hochwertiger als Sportschuhe unbekannter Hersteller. Diese Regel gilt jedoch nicht für die Krebsmedizin, in der ein teures Medikament nicht unbedingt besser wirkt als ein billigeres Präparat. Es kann sogar sein, dass viele teure Medikamente überhaupt nicht wirken.[42] Dies ist offensichtlich ein großes Problem, wenn hohe Medikamentenkosten der Hauptgrund für Privatinsolvenzen in den USA sind.[43]

Die drohende Niederlage

Das Krebsparadigma 2.0 befand sich auf seinem Tiefpunkt. Man hatte den Krebs immer noch nicht bezwungen und die Aussichten waren düster. Millionen von Dollar, die über mehrere Jahrzehnte hinweg in die Krebsforschung investiert worden waren, hatten eine Vielzahl neuer Medikamente hervorgebracht. Manche sind wirklich hervorragend, aber die meisten sind nur marginal wirksam und völlig überteuert. Die Vorteile sind grenzwertig, die Toxizität ist hoch und der Preis noch höher. Die Medikamente waren zwar nicht besonders nützlich, dafür aber sehr profitabel. Ein Mangel an neuen Medikamenten, die Verwendung von Surrogat-Ergebnissen und immer weiter steigende Preise: Genauso verliert man den Krieg gegen Krebs. Aber kurz vor der Morgendämmerung ist es bekanntlich immer am dunkelsten.

Teil III

TRANSFORMATION

KREBSPARADIGMA 3.0

10

DER SAMEN UND DER BODEN

Der englische Chirurg Stephen Paget (1855 bis 1926) war der erste, der Krebs mit einem Samen verglich. 1889 schrieb er: »Samen werden in alle Richtungen verstreut; sie können aber nur leben und wachsen, wenn sie auf fruchtbaren Boden fallen.«[1] Pflanzen wachsen, wenn der Samen, der Boden und die Bedingungen ein Wachstum begünstigen. Wenn ein Bestandteil nicht passt, wächst die Pflanze nicht. Auch Krebszellen sind Samen, die ein malignes Potenzial bergen; ohne einen geeigneten Boden gedeihen sie aber nur selten.

Ohne einen Samen kann eine Pflanze nicht wachsen, ganz gleich, wie gut der Boden oder die Bedingungen sind. Ein lebensfähiger Samen, der in einen Tonboden gepflanzt wird, wird nicht wachsen. Doch selbst wenn ein lebensfähiger Samen in der richtigen Erde ist, wächst er nicht, wenn er nicht genügend Wasser und Licht bekommt. Man benötigt den richtigen Samen, den richtigen Boden und die richtigen Bedingungen (Umwelt). Auch Krebs ist ein Samen, der im richtigen Boden und unter den richtigen Bedingungen gedeiht. Leider hat sich die Krebsforschung in der Vergangenheit sehr intensiv und fast ausschließlich auf den Samen (Genmutationen) konzentriert und den Boden und die Bedingungen weitgehend ignoriert.

Nehmen wir ein anderes Beispiel. Einige der weltbesten Eishockeyspieler kommen aus Kanada und einige der besten Basketballspieler kommen aus den USA. Wenn wir in beiden Umgebungen nur auf den Samen blicken würden, könnten wir die Hypothese aufstellen, dass Kanadier und Amerikaner genetisch völlig unterschiedliche Attribute besitzen: Die einen haben ein »Eishockey-Gen«, die anderen ein »Basketball-Gen«. Das ist natürlich nicht der Fall. Die unterschiedlichen Fähigkeiten und Leistungen sind größtenteils darauf zurückzuführen, dass in beiden Ländern eine andere Umwelt und Kultur herrschen. Man darf ein »Bodenproblem« nicht ausschließlich als »Samenproblem« betrachten.

Die Genetik von Gebärmutterhalskrebs ist deutlich unwichtiger als das Vorliegen des humanen Papillomvirus (HPV). Die Genetik von Lungenkrebs ist deutlich unwichtiger als die Exposition mit Zigarettenrauch. Die Genetik von Brustkrebs ist deutlich unwichtiger als die landesspezifischen Lebensgewohnheiten in Japan und Amerika. Die Genetik eines Mesothelioms ist deutlich unwichtiger als das Vorliegen von Asbest in der Umwelt. Die Genetik von Magenkrebs ist deutlich unwichtiger als ein positiver Test auf H. pylori. Die Liste ließe sich natürlich beliebig fortsetzen. So vieles von dem, was wir über die Ätiologie von Krebs wissen, ist darauf zurückzuführen, dass wir uns Bodenprobleme angesehen haben, nicht Samenprobleme.

Und trotzdem richtet die SMT ihren Blick nach innen, auf den »Samen«. In einigen seltenen Fällen ist der Samen tatsächlich der wichtigste Faktor für die Entstehung von Krebs. Das anormale Philadelphia-Chromosom ist die Hauptursache für chronische myeloische Leukämie (CML). Wenn man das genetische Samenproblem mit Imatinib behebt, lässt sich die Krankheit größtenteils heilen. Es spielt kaum eine Rolle, ob die Patienten rauchen, Vireninfektionen bekommen oder von Japan nach Amerika ziehen. Wenn man das Philadelphia-Chromosom hat, wird man voraussichtlich an CML erkranken. Leider sind solche Krebsarten die Ausnahme von der Regel. Bei den meisten Krebsarten bringt eine ausschließliche Untersuchung des Samens nicht viel, wenn man verstehen will, warum er wächst.

Wenn eine Japanerin nach Amerika zieht, steigt ihr Brustkrebsrisiko innerhalb von zwei Generationen ungefähr um das Dreifache. Der genetische Samen ist derselbe, der Boden jedoch ein anderer. Obwohl diese Information besorgniserregend ist, macht sie zugleich auch Mut: Wenn wir nämlich wissen, welchen Boden Brustkrebs benötigt, können wir das Risiko potenziell um ein Drittel verringern, indem wir diese Umgebung verändern, hauptsächlich durch Anpassungen unserer Ernährungs- und Lebensgewohnheiten. Dies ist eine unglaublich große Chance, weil es bedeutet, dass unsere Gene kein unabwendbares Schicksal sind.

Epigenetik

Der neue Forschungsbereich, der sich mit der Frage auseinandersetzt, wie eine Umgebung einen Organismus ohne Änderungen an der DNA verwandeln kann, heißt Epigenetik. Das Wort *Epigenetik* verwendet das griechische Präfix *epi-*, das »auf« oder »über« bedeutet. Die Regulation der Gene findet eine Ebene über der DNA statt, daher die Bezeichnung Epigenetik. Die Epigenetik befasst sich nicht mit den genetischen Veränderungen oder Mutationen, die in der DNA verschlüsselt sind, sondern damit, wie diese Gene exprimiert werden oder nicht.

Die Epigenetik wirkt sich eher auf die Verpackung der Gene aus als auf deren Inhalt. Die genauen Abläufe dieses Prozesses würden den Rahmen dieses Buchs übersteigen, aber hier eine einfache Version: Einer der Hauptmechanismen für epigenetische Veränderungen ist die sogenannte DNA-Methylierung. Eine Veränderung der DNA-Methylierung von Tumorsuppressor-Genen kann diese Gene zum Schweigen bringen,[2] wodurch Wachstum und Krebs begünstigt werden. Diese Veränderung der Genexpression, und damit des Krebsrisikos, vollzieht sich ohne eine genetische Mutation.

Stellen Sie sich die Partitur für ein Lied vor. Die Noten stellen eine Vorlage dar, aber es gibt Hunderte von Möglichkeiten, das Lied zu interpretieren, indem man Crescendos, Decrescendos und andere Akzente hinzufügt. So kann eine Partitur völlig anders klingen. Ein Lied der Beatles klingt völlig anders, wenn es von Aerosmith gespielt wird. Bei den Genen liefert die DNA-Sequenz eines Gens die Vorlage, aber die Umwelt kann die Genexpression auf Hunderte von Arten verändern, ohne dass die ursprüngliche Vorlage verändert wird. Eine Genmutation hingegen ist eine dauerhafte Veränderung – vergleichbar damit, dass man die Partitur durch neue Noten ergänzt oder Noten daraus entfernt.

Viele Umweltfaktoren wie Ernährung und Bewegung können die Genexpression beeinflussen. Die Epigenetik hinterfragt das alte Dogma, dass der genetische Code die Hauptdeterminante der zellulären Genexpression und -funktion ist. Die Verpackung des Gens kann genauso wichtig sein wie das Gen selbst, vielleicht sogar noch wichtiger, und diese epigenetischen Verän-

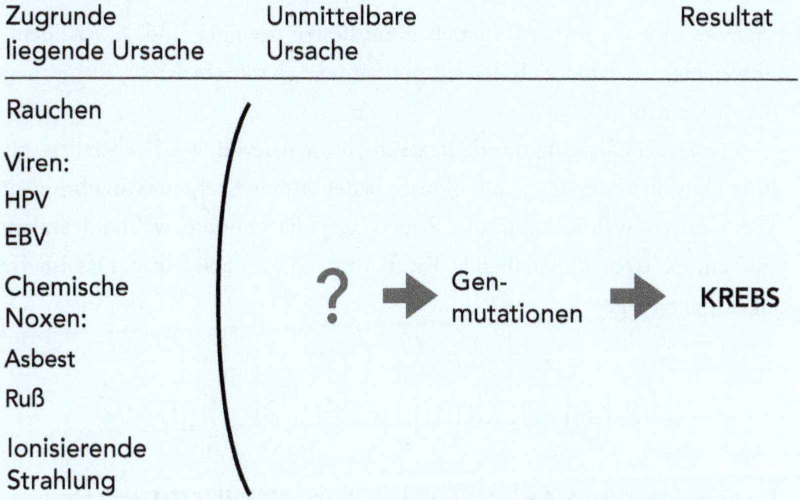

Was treibt die akkumulierten Genmutationen an, die Krebs verursachen?

derungen werden hauptsächlich durch Umweltfaktoren beeinflusst. Dieses Phänomen stellt einen deutlichen Kontrast zum alten SMT-Modell dar, das sich ausschließlich auf Genmutationen konzentrierte.

Wenn die Gene selbst unverändert sind, ist die aufwendige Entschlüsselung des zugrunde liegenden genetischen Codes nur von begrenztem Nutzen. Zu Beginn des Krebsgenom-Atlas (TCGA) war bereits bekannt, dass Veränderungen der DNA-Methylierung für die Entstehung einiger Krebsarten entscheidend sind.[3] Man nimmt an, dass eine Reihe bekannter Karzinogene durch epigenetische Pfade wirksam werden. Bei Darmkrebs werden bis zu 10 Prozent der proteinkodierenden Gene anders methyliert als normale Dickdarmzellen, was die Rolle der Epigenetik hervorhebt.[4]

Dies stellt eine deutliche Abkehr von der somatischen Mutationstheorie dar. Die Entwicklung von Krebs hängt sowohl von den intrinsischen Mutationen als auch vom extrinsischen Selektionsdruck der Umwelt ab, in der der Krebs wächst. Das verringert nicht die Bedeutung des richtigen Samens, sondern erweitert unser Verständnis des Krebswachstums um den Faktor Boden. Die Umwelt übt einen natürlichen Selektionsdruck auf jene

»Samen« aus, die für das Überleben am besten geeignet sind. Je nachdem, in welchem Zustand sich der Körper befindet, kann ein Krebs ausbrechen oder weiterhin ruhen.

Dieses neue Paradigma erklärt deutlich nuancierter, wie Krebszellen mit ihrer Umwelt interagieren, um klinisch bedeutsamen Krebs hervorzubringen. Die Umwelt wählt bestimmte Samen aus, die keimen, während andere sterben.[5] Was ist die treibende Kraft hinter dieser Selektion? Das ist die eigentliche Frage.

Die Entwicklung neuer Paradigmen

Im Krieg gegen den Krebs bat das National Cancer Institute (NCI, zu Deutsch: Nationales Krebsinstitut) 2009 ausnahmsweise nicht die übliche Forscherriege um Hilfe. Der Hilferuf erging nicht an Krebsbiologen oder Krebsforscher, sondern an den theoretischen Physiker Paul Davies und den Astrobiologen Charley Lineweaver. Diese beiden Wissenschaftler, die nichts über Krebs wussten und, wichtiger noch, keine vorgefassten Meinungen hatten, sollten das nächste Kapitel in unserem Verständnis dieser Krankheit einläuten.[6]

Das NCI hatte eingesehen, dass die finanzielle Unterstützung derselben Forscher zu denselben müden und letztlich nicht sehr hilfreichen Antworten führte. Physiker konnten das Krebsthema jedoch aus einem völlig neuen Blickwinkel betrachten und die Forschung möglicherweise in produktivere Bahnen lenken. Larry Nagahara, der Programmleiter des NCI für diese Initiative, bemerkte völlig zu Recht, dass die Fragen über Krebs, die ein Physiker stellen würde, vielleicht helfen könnten »zu erklären, wie sich Krebs als eine Krankheit entwickelt«. Alle Pferde des Königs und all seine Mannen brachten Humpty Dumpty nicht wieder zusammen, und vielleicht war es jetzt an der Zeit, andere Kräfte zu aktivieren, die eben nicht zu den Mannen des Königs zählten. Das NCI unterstützte zwölf interdisziplinäre Forschungseinrichtungen mit jeweils 15 Millionen Dollar, um neue Antworten auf die alte Frage nach dem Ursprung und der Behandlung von Krebs zu erhalten.

Warum war es so eine große Sache, Wissenschaftler aus anderen Bereichen ins Boot zu nehmen? Ärzte und medizinische Forscher orientieren sich an sogenannter evidenzbasierter Medizin. Der Status quo gilt grundsätzlich als korrekt, und dieses Verständnis lässt sich nur mit Studien verändern, die im Peer-Review-Verfahren geprüft werden müssen. Leider sind solche Studien oft sehr zeit- und kostenintensiv – weshalb sich der Fortschritt im Schneckentempo vollzieht. Alte Paradigmen der Krankheit überleben, selbst wenn es Menschenleben kostet.

In den 1960er-Jahren vermuteten zum Beispiel viele Menschen, dass Passivrauchen dieselben Krankheiten verursachte wie aktives Rauchen: Lungenschwäche und -krebs. Das war völlig offensichtlich und logisch. Aber ohne die Evidenz aus Peer-Review-Studien galt dies lediglich als eine Hypothese. Deshalb waren Jahrzehnte der Forschung und Fördermittel in Millionenhöhe nötig, um zu beweisen, dass Passivrauchen gefährlich war; erst danach wurden Maßnahmen eingeleitet, die eigentlich völlig naheliegend sind.

Das Rauchen in Flugzeugen wurde erst 1988 verboten. Rauchen verursachte Krebs, aber jahrzehntelang ließen wir es zu, dass alle Flugzeugpassagiere toxischen, krebserregenden Rauch einatmeten. In Restaurants gab es Bereiche für Nichtraucher, als ob diese räumliche Abtrennung die Gäste am anderen Ende des Restaurants vor dem blauen Dunst schützen würde. So funktioniert die evidenzbasierte Medizin: Der Status quo wird vehement gegen neue Ideen verteidigt. Jeder Schritt auf dem Weg zur Wahrheit ist gepflastert mit jahrzehntelanger Erbsenzählerei und der Forderung, »Beweise vorzulegen«. Es wäre vernünftiger gewesen, die Zigarettenhersteller dazu zu zwingen, nachzuweisen, dass Passivrauchen gesundheitlich unbedenklich ist, als medizinische Forscher dazu zu zwingen, das Gegenteil zu beweisen. Aber weil das Passivrauchen dem Status quo zufolge unbedenklich war, lag es an den Forschern, seine Schädlichkeit zu beweisen.

Hinsichtlich der Ernährung wurden in den 1970er-Jahren Richtlinien festgelegt, die Amerikanern dazu rieten, den Konsum von Nahrungsfetten drastisch einzuschränken und mehr Kohlenhydrate zu essen. Die erste Lebensmittelpyramide, die das US-Landwirtschaftsministerium (United

States Department of Agriculture, abgekürzt USDA) 1992 veröffentlichte, riet Amerikanern dazu, jeden Tag sechs bis elf Portionen Brot, Cerealien, Reis und Nudeln zu essen. Die Bilder, die in diesem Zusammenhang zur Veranschaulichung verwendet wurden, stellten »gesunde« Lebensmittel wie Weißbrot, Nudeln und Cracker dar. Aus einer fehlgeleiteten Angst vor Fett riet die USDA Amerikanern außerdem dazu, Lebensmittel wie Avocados, Lachs, Nüsse und Olivenöl nur in geringen Maßen zu verzehren.

Es sollten Jahrzehnte vergehen, bis diese natürlichen Lebensmittel als annehmbar und sogar gesund betrachtet wurden – alles, weil die evidenzbasierte Medizin den Status quo so vehement verteidigt hatte. Obwohl die ursprünglichen Ernährungsrichtlinien auf fehlerhaften wissenschaftlichen Beweisen beruhten, muss jede beabsichtigte Veränderung rigoros durch Studien untermauert werden, die oft mehrere Millionen Dollar kosten. Weil Avocados und Olivenöl schon seit Jahrhunderten gut vertragen werden, wäre es sinnvoller gewesen, Forscher dazu zu bringen, die Bedenklichkeit – und nicht die Unbedenklichkeit – traditioneller Lebensmittel wie Olivenöl nachzuweisen.

In der Krebsforschung ist es nicht anders. Sobald das genetische Paradigma der somatischen Mutationstheorie etabliert worden war, galt sie als unantastbar. Selbst als sich die Beweise häuften, dass die SMT möglicherweise doch kein so brauchbares Krebsparadigma war, klammerten sich die Forscher an sie wie Ertrinkende an einen Rettungsring. Die medizinische Forschung besteht darauf, dass jeder neue Artikel in einer wissenschaftlichen Fachzeitschrift von anderen Wissenschaftlern begutachtet wird, die vor der Veröffentlichung Veränderungen fordern oder von vornherein ihr Veto geben können. Radikal neue Ideen werden oft sofort abgelehnt und schaffen es somit nicht einmal an die Öffentlichkeit. Das Peer-Review-Verfahren ist die Suche nach einem Konsens, den Forscher für die Wahrheit halten. So wird sichergestellt, dass alte Meinungen bewahrt und neue Ideen im Keim erstickt werden.

In der Physik gelten andere Regeln. Man fängt vielleicht mit einer klassischen Theorie wie den Newton'schen Gesetzen an, aber wenn man eine Anomalie entdeckt, wie die Wellen-Partikel-Dualität des Lichts, muss man eine andere Theorie entwickeln, um das neue Phänomen zu erklären. Selbst wenn man die Existenz von Energiequanten nicht beweisen kann, wird die ältere Theorie durch eine neue ersetzt, wenn sie die bekannten Tatsachen und Anomalien besser erklären kann. So war Albert Einstein in der Lage, Hinweise auf seine radikale Theorie der allgemeinen und speziellen Relativität zu finden, lange bevor es tatsächliche Beweise dafür gab. Während in der Physik ständig neue Theorien evaluiert werden, bemüht man sich in der Medizin stets darum, diese abzulehnen.

Die Physik begrüßt Anomalien, weil sich eine Wissenschaft nur dann weiterentwickelt, wenn sie Anomalien erklären kann. Der berühmte amerikanische Physiker Richard Faynman sagte einmal: »Das, was nicht passt, ist das, was am interessantesten ist; der Teil, der nicht so läuft, wie man es erwartet hat.« Die Medizin hingegen lehnt Anomalien ab. Wenn Konsens darüber herrscht, dass Krebs durch genetische Mutationen verursacht wird, können anomale Daten geflissentlich ignoriert werden.

Das Peer-Review-Verfahren erstickt abweichende Meinungen im Keim. Neue Theorien werden nur veröffentlicht, wenn eine Reihe anderer Wissenschaftler zustimmt. In der Physik taugt eine Theorie nur dann etwas, wenn sie die bekannten Beobachtungen erklärt. In der Medizin taugt eine Theorie nur dann etwas, wenn alle anderen sie ebenfalls mögen. Das erklärt die großen Fortschritte in der Physik – und das Schneckentempo in der medizinischen Forschung. Die medizinische Forschung funktioniert gut, wenn sie bereits auf dem richtigen Kurs ist, wie beispielsweise bei Infektionen, aber sie scheitert bei Krankheiten wie Krebs, deren Ätiologie völlig unbekannt ist. Das liegt vielleicht daran, dass eine Theorie, die sich in der Medizin als falsch herausstellt, Menschenleben kosten kann.

Die Physik bewegt sich in gewaltigen Schritten voran – in Quanten sozusagen. Eine korrekte Theorie, wie Einsteins Relativitätstheorie oder die Bohr'sche Quantentheorie, bringt das gesamte Feld unglaublich weit. Die medizinische Wissenschaft hingegen setzt mühsam einen Fuß vor den anderen. So haben wir Jahrzehnte damit verbracht, jede Form von Nahrungsfett zu verteufeln, bevor wir Forschungsgelder in Millionenhöhe ausgaben, um zu zeigen, dass manche natürlichen Fette wie Nüsse und Olivenöl doch gut für uns sind.

In der Medizin gibt es natürlich auch gelegentlich den einen oder anderen Durchbruch. Für Herzkranke gibt es neue Verfahren, Technologien, wie zum Beispiel Herzschrittmacher, und Medikamente, die die Rate der kardiovaskulären Todesfälle in den letzten 60 Jahren langsam verringert haben. Krebs? Eher weniger. Die Welt der Technologie bewegt sich mit Lichtgeschwindigkeit; die Welt der Medizin in Zeitlupe; die Krebsforschung ist stehen geblieben. Trotz der vielen Forschungsgelder, die jedes Jahr ausgegeben werden, trotz der vielen »Krebs-Spendenläufe«, an denen man unmöglich grundsätzlich teilnehmen kann, und einer schier endlosen Anzahl von rosa Schleifen.

2014 bemerkte der berühmte Onkologe Robert Weinberg, das schon in den 1970er-Jahren die Krebsforschung enorm viele Daten hervorgebracht hatte, »aber es lagen im Grunde keine Erkenntnisse vor, wie die Krankheit anfängt und sich bis zu seinem lebensbedrohlichen Ende entwickelt«. Deshalb klagte Weinberg, dass die Krebsforschung »einem kaum verschleierten Hohn« ausgesetzt war und dass »die Krebsforschung auf keinen Fall mit Wissenschaft verwechselt werden darf!«[7]

Als das NCI Dr. Paul Davies um Hilfe bat, gestand er, kein Vorwissen über Krebs zu besitzen. Gut, sagte das NCI. Genau nach so jemandem hatte man gesucht. Davies Interesse galt in erster Linie der Astrobiologie, mit Krebs hatte er sich zuvor kaum befasst. So besaß er die Freiheit, an den beiden vielleicht grundlegendsten Fragen anzusetzen: Was ist Krebs? Warum gibt es ihn?

Es gab immer noch keine befriedigenden Antworten auf diese Fragen. Was leitet die krebsartige Transformation einer Zelle ein? Warum verwandeln sich nicht alle Zellen in Krebs? Krebs entsteht, weil ursprünglich normale Zellen mutieren. Aber unter welchen Bedingungen?

Und eine noch grundlegendere Frage über den Ursprung von Krebs musste ebenfalls angesprochen werden: Warum kann praktisch jede Zelle im menschlichen Körper krebsartig werden? Krebs befällt nahezu jedes Organ und jeden Körperteil: Brust, Magen, Darm, Hoden, Gebärmutter,

Gebärmutterhals, Blutzellen, Herz und Leber; sogar Föten können Krebs bekommen. Beinahe jede Körperzelle hat die Fähigkeit, krebsartig zu werden. Sicher, manche Zellen verwandeln sich häufiger in Krebs als andere, aber es gibt praktisch keine Zelle, die nicht zu Krebs werden kann. Die Onkogene und Tumorsuppressor-Gene, die in den letzten 25 Jahren mühsam entdeckt worden waren, sind Mutationen normaler Gene. Jede Zelle im Körper enthält den Samen von Krebs. Warum?

Das Rätsel geht noch weiter. Krebs ist keine Krankheit, die nur Menschen befällt. Davies bemerkte: »Mir fiel gleich zu Beginn auf, dass etwas so Durchdringendes und Hartnäckiges wie Krebs ein tiefer Teil des Lebens an sich sein muss. Krebs kann fast alle vielzelligen Organismen befallen, was die Vermutung nahelegt, dass seine Ursprünge Hunderte Millionen Jahre zurückreichen.«[8] Hunde bekommen Krebs. Katzen bekommen Krebs. Ratten bekommen Krebs. Selbst die primitivsten vielzelligen Organismen entwickeln Krebs. 2014 wurde Krebs bei zwei Spezies von Süßwasserpolypen entdeckt. Vielleicht erinnern Sie sich noch aus dem Biologieunterricht in der Schule, dass Süßwasserpolypen einfache kleine Wasserorganismen sind, die sich sehr früh in der Evolution aus Einzellern entwickelten.[9]

Die Ursprünge von Krebs finden sich in den Ursprüngen des vielzelligen Lebens an sich. Das kann für jemanden, der nichts mit Krebs zu tun hat, offensichtlich sein, aber nicht für einen Experten, auf dem der Fluch des Wissens lastet. »Krebs«, so bemerkte Davies, »ist fest verankert mit der Art und Weise, wie sich vielzelliges Leben vollzieht.«[10]

Krebs ist älter als die Menschheit. Es bringt daher nichts, nach einer Antwort auf die Frage nach dem Ursprung von Krebs zu suchen, indem man auf die evolutionsgeschichtlich neuen Gene der Menschen blickt. Die Antworten lassen sich dort einfach nicht finden. Krebs war viel älter und für das Leben auf der Erde viel grundlegender als die Menschheit.

Die meisten medizinischen Forscher und Ärzte betrachten Krebs als eine Art verrückten genetischen Fehler. Aber für den Außenseiter Davies schien das Verhalten von Krebszellen alles andere als berserkerhaft. Krebs schien eine sehr organisierte, systematische Überlebenstechnik zu sein. Es ist kein Zufall, dass Krebs alles überlebt, was der Körper ihm entgegenschleudert.

Er überlebt Chemotherapie, die aggressivsten Gifte in unserem Arsenal an Pharmazeutika. Er überlebt Strahlung. Er überlebt unsere besten Operationen. Wir haben Jahrzehnte damit verbracht, mit den präzisesten genetischen Waffen, die es je gegeben hat, humanisierte Antikörper zu entwickeln – und trotzdem schlägt uns der Krebs jedes Mal. Er geht nicht zufällig vor. Sondern sehr organisiert. Wir dachten, dass Krebs ein verrückter Superschurke war, wie der Joker, aber in Wirklichkeit ist er mehr wie Lex Luthor: diabolisch clever.

Krebs muss viele »Superkräfte« entwickeln und koordinieren, damit er überleben kann. Er wächst. Er ist unsterblich. Er bewegt sich. Er nutzt den Warburg-Effekt. Sind alle diese Eigenschaften durch einen verrückten Zufall zur richtigen Zeit am richtigen Ort entstanden?

Das ist genauso wahrscheinlich, als würde ein Stapel Ziegelsteine, den man in die Luft wirft, als fertiges Haus auf dem Boden landen. Außerdem stellt sich die Frage, wie ein solcher verrückter Zufall in jeder Zelle des Körpers eintreten kann, noch dazu in jedem bekannten vielzelligen Organismus? Wenn etwas »dumm« erscheint, aber funktioniert (überlebt), dann ist es per Definition nicht dumm. Und trotzdem haben wir den Krebs immer als zufällige Ansammlung dummer genetischer Fehler betrachtet. Ja, jemand war dumm – es war nur nicht der Krebs.

Der »absurde Reduktionismus«, ausschließlich auf die Genetik von Krebs zu blicken, war gescheitert. Wir sahen den Wald vor lauter Bäumen nicht, aber langsam fasste ein neues Paradigma Fuß, das neue, frische Erkenntnisse über die Ursprünge von Krebs liefern sollte.

11

DIE URSPRÜNGE DES LEBENS UND DIE URSPRÜNGE VON KREBS

Der Kosmologe Paul Davies war es gewohnt, sich Gedanken über das Leben auf anderen Planeten zu machen, und fragte sich nun, wie Krebs zur Geschichte des Lebens auf der Erde passte. Weil Krebs so alt ist wie das vielzellige Leben an sich, mussten die Ursprünge von Krebs seiner Auffassung nach in den Ursprüngen des Lebens liegen.

Drehen wir also das Rad der Zeit zurück. Wie entwickelte sich das Leben auf der Erde?

Das Leben auf der Erde begann vor schätzungsweise 3,8 Milliarden Jahren, vielleicht 750 Millionen Jahre nach der Entstehung der Erde.[1] Möglicherweise bildeten sich einfache organische Moleküle spontan in der frühen Atmosphäre der Erde. Stanley Millers berühmte Experimente in den 1950er-Jahren zeigten, dass elektrische Entladungen in einer Mischung aus Wasserstoff, Ammoniak und Wasser einfache Aminosäuren hervorbringen konnten. Aber diese organischen Moleküle waren noch keine Zellen.

Die frühesten Zellen wurden erschaffen, als selbstreplizierende Moleküle namens Ribonukleinsäuren (RNA) in eine Membran namens Doppellipidschicht gehüllt wurden, die auch heute noch die Basis für alle Zellmembrane des modernen Menschen bilden. Diese Doppelschicht schützte die RNA vor der unwirtlichen Außenwelt und ermöglichte die Selbstreplikation. Diese frühen Zellen lebten in einem Meer aus Nährstoffen und bezogen ihre Nahrung und Energie aus der unmittelbaren Umwelt. Solange Nährstoffe verfügbar waren, überlebten sie, aber sie standen immer kurz vor dem Aussterben.

Die oberste Direktive des Lebens war selbst in diesem frühen Stadium der Evolution die Replikation. Reproduktion erfordert Wachstum, die

Erzeugung zellulärer Energie und die Fähigkeit, sich zu bewegen, um bessere Umweltbedingungen zu finden. Selbst Viren, nicht-empfindungsfähige Teile von Nukleinsäuren, die an der Schwelle zur Definition des Lebens stehen, haben einen biologischen Imperativ zur Reproduktion. Sie sind vielleicht keine echten Lebewesen, sind aber darauf programmiert, sich zu vermehren. Hierfür benötigen sie die Hilfe einer Wirtszelle.

Prokaryoten sind die frühesten und einfachsten Organismen, die sich aus dieser Ursuppe entwickelten. Es dauerte weitere 1 bis 1,5 Milliarden Jahre, bis sich die komplexeren *Eukaryoten* entwickelten, die als Merkmale bereits einen *Nukleus* (Zellkern) und Organellen enthielten. Der spezialisierte Nukleus trug alle Gene, die für die Reproduktion notwendig sind. *Organellen* (im wahrsten Sinne des Wortes »Mini-Organe«) sind subzelluläre Strukturen, die eine Kompartimentierung ermöglichen, die für spezifische Funktionen wie Proteinbildung und Energiegewinnung notwendig ist.

Die Organelle, die *Mitochondrium* genannt wird, erzeugt für die Zelle Energie. Man nimmt an, dass Mitochondrien, im Gegensatz zu anderen Organellen, ursprünglich separate prokaryotische Zellen waren. Als frühe eukaryotische Zellen komplexer wurden, entdeckten die Mitochondrien, dass sie in diesen Zellen leben und mit ihnen eine symbiotische Beziehung eingehen konnten. Mitochondrien waren in der Zelle geschützt und dafür erzeugten sie Energie in Form von Adenosintriphosphat (ATP). Diese Beziehung entwickelte sich im Laufe der Zeit, und heute kann das eine ohne das andere nicht überleben. Mitochondrien sind in allen Zellen von Säugetieren vorhanden; die einzige Ausnahme sind rote Blutkörperchen.

Mitochondrien haben eine eigene DNA, die ihre Ursprünge als separate Zellen widerspiegelt. Obwohl ihre Hauptaufgabe in der Erzeugung von ATP über die oxidative Phosphorylierung (Oxphos) liegt, sind Mitochondrien auch zentrale Regulatoren der Apoptose, eine Methode des kontrollierten Zelltodes.

In der frühen Erdgeschichte, im Proterozoikum, gab es in der Atmosphäre fast keinen Sauerstoff, weshalb die meisten Zellen anaerob, also ohne Sauerstoff, Energie erzeugten. Die Erdatmosphäre begann sich mit der Ankunft fotosynthetischer Organismen zu verändern. Sonnenenergie in Kombination mit Kohlendioxid brachte als Abfallprodukt Sauerstoff hervor, der sich in der Atmosphäre langsam akkumulierte.

Diese Entwicklung stellte für die anderen frühen Zellen ein großes Problem dar, weil Sauerstoff toxisch ist, wenn er nicht richtig verarbeitet wird. Unser Körper besitzt aus diesem Grund robuste antioxidative Abwehrmechanismen. Die Mitochondrien nutzen diesen Sauerstoff zu ihrem eigenen Vorteil, indem sie Glukose durch die oxidative Phosphorylierung verstoffwechseln. Dies führte nicht nur zu einer effizienteren ATP-Erzeugung, sondern auch zu einer Neutralisierung eines Teils des toxischen Sauerstoffs. Infolgedessen sind heutige Säugetierzellen zur aeroben (Oxphos) als auch zur anaeroben (Glykolyse) Energieproduktion fähig, und abhängig von den Energiebedürfnissen kann das Verhältnis dieser beiden Arten des Energiestoffwechsels variieren.

Der Übergang von einfachen prokaryotischen zu komplexeren eukaryotischen Zellen, inklusive spezialisierter Organellen und Mitochondrien, war ein gewaltiger evolutionärer Sprung. *Protozoene* (Hefe) sind einfache, einzellige eukaryotische Zellen, die aber deutlich komplexer und größer als Bakterien sind. Alle Lebewesen waren in der ersten Hälfte der Geschichte des Lebens auf diesem Planeten Einzeller. Das nächste große evolutionäre Hindernis war die Vielzelligkeit.

Der Sprung in die Vielzelligkeit

Einzellige Organismen sind egoistische Geschöpfe; sie leben, wachsen, vermehren sich und tun so ziemlich alles im Alleingang. Sie helfen niemandem und niemand hilft ihnen. Ihre oberste Direktive ist ihr eigenes Überleben und die Reproduktion. Um dieses Ziel zu erreichen, konkurrieren alle Einzeller miteinander und kämpfen um Ressourcen. Zellen, die zusammenarbeiten, haben jedoch einen gewaltigen Vorteil gegenüber Zellen, die nur für sich arbeiten.

Vielzeller entwickelten sich vor etwa 1,7 Milliarden Jahren, wahrscheinlich fingen sie als einfache Aggregate oder Kolonien einzelliger Eukaryoten an. Mit der Zeit ermöglichte eine gegenseitig nutzbringende Kollaboration der Zellen eine Spezialisierung, die zur Entstehung echter Vielzeller führte. Durch Spezialisierung, Arbeitsteilung und interzelluläre Kommunikation wurden diese Organismen größer, komplexer und leistungsfähiger als einfache Einzeller. Der menschliche Körper enthält über 200 Arten dieser spezialisierten Zellen, die in fünf übergeordnete Kategorien eingeteilt werden können: Epithelgewebe, Bindegewebe, Blut, Nervengewebe und Muskeln.

Aufgrund dieser neuen Komplexität waren aber neue Regeln der vielzelligen Kooperation erforderlich. Wenn einzelne Zellen zu Gruppen zusammengefasst werden, müssen sie lernen, gemeinsam zu leben und zu arbeiten, so wie Menschen in einer Großstadt. Ein Einzeller ist wie ein Einsiedler, der im Wald lebt. Er kann tun und lassen, was er will; es ist niemand da, der sich um ihn schert. Wenn er möchte, kann er den ganzen Tag nackt herumlaufen. Vielzeller sind wie große, dicht besiedelte Städte. Es muss Regeln geben, die vorgeben, welche Verhaltensweisen annehmbar sind. Ein Mann, der nackt durch die Stadt läuft, wird wahrscheinlich verhaftet. Die Bedürfnisse der Mehrheit haben Vorrang vor den Bedürfnissen des Einzelnen. Dieser Verzicht auf eine Handvoll individueller Freiheiten ermöglicht Gesellschaften Spezialisierung, Arbeitsteilung und Kommunikation. Diese höhere Komplexität führt dazu, dass Städte und Nationen über ihre Umwelt herrschen.

Eine Stadt mit vielen Einwohnern oder ein Vielzeller priorisiert Entscheidungen zum Wohle des Kollektivs. In einer Stadt sterben manche Individuen, wie Soldaten, Feuerwehrleute und Polizisten, damit es anderen gut geht. In einem vielzelligen Organismus können Zellen wie die weißen Blutkörperchen des Immunsystems für das Gemeinwohl vieler Zellen im gesamten Organismus geopfert werden.

Damit das Zusammenleben und die Zusammenarbeit funktionieren können, müssen Zellen strenge Regeln der Kooperation und Koordination befolgen. Einzeller und Vielzeller haben völlig andere Prioritäten. Einzeller konkurrieren mit anderen Zellen, um für sich den größten Nutzen zu erzielen. Vielzeller kooperieren mit anderen Zellen, damit das Zellkollektiv, aus dem der Organismus besteht, den größten Nutzen hat.

	Einzeller Einzelne Person	Vielzeller Stadt mit vielen Personen
Priorität	Individuum	Gesamte(r) Organismus/ Stadt
Modus operandi	Konkurrenz	Kooperation

Diese Unterschiede zwischen Ein- und Vielzellern manifestieren sich in einigen wichtigen Aspekten: Wachstum, Unsterblichkeit, Bewegung und Glykolyse.

Vielzeller konkurrieren mit anderen Organismen um verschiedene Ressourcen wie beispielsweise um Nahrung, aber auf Zellebene kooperieren alle Zellen innerhalb dieses Organismus miteinander.

Wachstum

Einzeller wachsen und vermehren sich um jeden Preis. Das ist ihr gesamter Lebenszweck und ihr normaler Seinszustand. Ein Bakterium in einer Petrischale oder ein Hefepilz auf einer Scheibe Brot versuchen immer zu wachsen und sich zu vermehren. Sie hören erst auf, wenn keine Ressourcen mehr vorhanden sind.

Vielzeller hingegen regulieren das Wachstum streng und verwenden Gene, die das Wachstum fördern (Onkogene), und Gene, die es unterdrücken (Tumorsuppressor-Gene). Zellen können nur dann wachsen, wenn sie eine entsprechende Anweisung erhalten – zur rechten Zeit und am rechten Ort. Eine Leberzelle kann nicht auf der Nasenspitze wachsen. Außerdem können Leberzellen nicht wachsen, bis sie so groß wie ein Kühlschrank sind; dies würde sich nämlich auf die benachbarte Lunge auswirken. Die Freiheit des einen hört da auf, wo die Freiheit des anderen anfängt. Dies stellt das Wohlergehen des gesamten Organismus sicher, nicht der einzelnen Zelle.

In ähnlicher Weise unterscheiden sich der Einsiedler und die Großstadt erheblich in ihrem Wachstumsansatz. Der Eremit im Wald kann sich ungehindert ausbreiten. Er kann sich seine Behausung beliebig groß bauen und seinen Standort frei wählen. Wachstum ist grundsätzlich gut. Städte hingegen müssen das Wachstum streng reglementieren. Man kann nicht einfach eine Gartenlaube auf dem Grundstück seines Nachbarn bauen. Es gibt Regeln, die die Kooperation gewährleisten. Wachstum ist grundsätzlich schlecht, weil der Platz begrenzt ist. Wachstum ist nur auf Kosten des Nachbarn möglich. Das Wachstum der Stadt als Ganzes ist gut, aber das Wachstum der Menschen innerhalb dieser Stadt ist schlecht, wenn die Stadt selbst nicht expandiert.

Unsterblichkeit

Einzeller sind unsterblich, weil sie sich unbegrenzt replizieren können. Ein Einzeller wie ein Hefepilz kann sich beliebig oft teilen. Es gibt zum Beispiel Starterkulturen für Sauerteig, die über 100 Jahre alt sind und immer noch für die Brotherstellung verwendet werden.[2] Die Hefe wächst und vermehrt sich, solange die Bedingungen gut sind. Die Hefelinie ist unsterblich.

Zelllinien in einem Vielzeller dürfen nicht unendlich weiterleben. Mit jeder Replikation werden ihre Telomere ein wenig kürzer, und wenn sie eine kritische Länge erreicht haben, können sich die Zellen nicht mehr teilen. Zu diesem Zeitpunkt hat die Zelllinie die *Seneszenz* erreicht. Verbrauchte Zellen, die sich zu oft geteilt haben, sind zum Tod durch Apoptose verurteilt. Sobald sie keinen Nutzen mehr haben, werden sie zum Wohl des gesamten Organismus beseitigt.

Ein Einsiedler im Wald kann in seinem Haus wohnen bleiben, so lang er möchte, auch wenn das Dach undicht ist und die Wände einzustürzen drohen. Wenn in einer Stadt ein Haus baufällig wird, wird es für unbewohnbar erklärt und gezielt zum Einsturz gebracht, damit andere Menschen nicht verletzt werden. Die Bedürfnisse vieler haben Vorrang vor den Bedürfnissen des Einzelnen.

Bewegung

Bewegung ist der natürliche Zustand von Einzellern. Sie müssen nicht an einem Ort bleiben. Sie bewegen sich fort, um möglichst gute Lebensbedingungen zu finden. Bakterien haben im Laufe der Evolution viele spektakuläre Arten der Fortbewegung entwickelt. Manche Bakterien benutzen ein sogenanntes *Flagellum* (Geißel), ein langes Gebilde, das wie ein Propeller funktioniert. Andere Bakterien bewegen sich mithilfe einer Organelle namens *Typ-IV-Pilus* windend oder gleitend fort.

Einzeller nutzen auch passive Bewegung. Wenn die Bedingungen unvorteilhaft sind, versetzt sich Hefe in einen Ruhezustand und ihre Sporen können über den Wind verbreitet werden. Manche finden günstige Wachstumsbedingungen, werden reaktiviert und gedeihen. Andere hingegen ruhen weiter. Backhefe zum Beispiel kann jahrelang in einer kleinen Plastiktüte bleiben und wird reaktiviert, sobald sie mit warmem Wasser in Kontakt kommt.

Bewegung ist für das Überleben einzelliger Organismen sehr vorteilhaft, weil sie für die Erfüllung ihrer Bedürfnisse auf ihre Umwelt angewiesen sind. Hefe, die zu lange am selben Ort bleibt, kann ihre Ressourcen aufbrauchen und sterben. Wenn sie in der Lage ist, sich zu bewegen, kann sie andernorts bessere Ressourcen finden, um zu gedeihen und sich zu vermehren.

Vielzeller hingegen müssen dafür sorgen, dass ihre Zellen am richtigen Ort bleiben und sich nicht bewegen. Zellen interagieren miteinander und hängen voneinander ab, deshalb müssen sie zur rechten Zeit am rechten Ort sein. Die Leber ist auf die Lungenzelle angewiesen, um Sauerstoff aufzunehmen, und der restliche Körper hängt von der Leber ab, um das Blut zu entgiften. Damit ein reibungsloser Ablauf gewährleistet ist, muss jede Zelle am rechten Ort sein. Die Lunge kann nicht einfach mit der Blutbahn in die Stadt fahren, um sich dort mit der Leber zu treffen. Vielzeller haben komplexe Systeme namens *Adhäsionsmoleküle* entwickelt, um Zellen an ihrem richtigen Platz zu halten.

Der Grundzustand von Einzellern ist Bewegung und der Grundzustand der Zellen in einem vielzelligen Organismus ist die Unbeweglichkeit *(Stase)*. Bewegung vollzieht sich auf der Ebene des gesamten Organismus, nicht auf der Ebene der einzelnen Zelle. Organismen bewegen sich fort, die Zellen innerhalb dieses Organismus jedoch nicht.

Ein Einsiedler in der Wildnis kann sich frei bewegen. Wenn ihm die Bedingungen an einem Ort gefallen, bleibt er vielleicht. Wenn nicht, kann er aufbrechen und sich einen schöneren Ort suchen. In grauer Vorzeit waren die Menschen Nomaden, die durchs Land streiften, nach Nahrung suchten und Feinden möglichst aus dem Weg gingen. Aber ein Mann, der in New York City lebt, kann nicht einfach an jeden beliebigen Ort ziehen. Er kann nicht einfach so in das Haus eines anderen Menschen spazieren und dort einziehen. Das ist eine der vielen Regeln, die das Leben in einer Gesellschaft mit sich bringt.

Glykolyse

Die Energiegewinnung entwickelte sich in drei Stufen: Glykolyse, Fotosynthese und oxidativer Metabolismus.

In der frühen Erdatmosphäre gab es so gut wie gar keinen Sauerstoff (anaerobe Bedingungen), und deshalb entwickelte sich die Glykolyse als erste Form der Energiegewinnung. Durch diesen Prozess, der ohne Sauerstoff auskommt, wird ein Glukosemolekül in jeweils zwei ATP- und zwei Milchsäuremoleküle aufgespalten. Alle modernen menschlichen Zellen besitzen die Fähigkeit zur Glykolyse.

Der nächste große evolutionäre Schritt in der Energieumwandlung war die Fotosynthese, die vor ungefähr 3 Milliarden Jahren aufkam. Die Proliferation fotosynthetischer Bakterien führte dazu, dass sich Sauerstoff in der Atmosphäre anreicherte.

Die erhöhte Verfügbarkeit von Sauerstoff bildete die Voraussetzung für die Entstehung der dritten Form der Energiegewinnung: Die oxidative Phosphorylierung, oder *Oxphos*, unter Verwendung des Mitochondriums. Oxphos verbrennt Glukose mithilfe von Sauerstoff, um 36 ATP-Moleküle pro Glukose-Molekül zu gewinnen, eine erhebliche Steigerung im Vergleich zu den zwei ATP-Molekülen, die durch die Glykolyse erzeugt werden. Sofern Sauerstoff verfügbar ist, wird in modernen menschlichen Zellen beinahe universell auf die Oxphos zurückgegriffen. Während die meisten Einzeller die primitivere Glykolyse verwenden, nutzen die meisten eukaryotischen Zellen die oxidative Phosphorylierung.

Zusammenfassend lässt sich also sagen, dass sich Einzeller hinsichtlich der folgenden vier Merkmale von Vielzellern unterscheiden:

1. Sie wachsen.
2. Sie sind unsterblich.
3. Sie bewegen sich.
4. Sie nutzen die Glykolyse (auch als Warburg-Effekt bekannt).

Kommt Ihnen das bekannt vor? Hoffentlich – es sind die vier der Merkmale von Krebs! Das ist sicherlich kein Zufall. Die Kennzeichen von Krebs sind auch die Kennzeichen der Einzelligkeit. Krebs stammt von Zellen ab, die zu einem Vielzeller gehören, aber sie verhalten sich mehr wie Einzeller.

Krebszellen unterscheiden sich so von normalen Zellen, wie sich Einzeller von den Zellen eines vielzelligen Organismus unterscheiden. Diese Parallele ist wie die Antwort auf eine Frage im College-Eignungstest: Krebszellen verhalten sich zu normalen Zellen, wie sich Einzeller zu den Zellen eines Vielzellers verhalten. Aus dieser Perspektive können wir weitere Ähnlichkeiten zwischen Krebszellen und Einzellern erkennen.

Kennzeichen von Krebs	Einzellig	Vielzellig
Wachstum	Ja	Nein
Unsterblichkeit	Ja	Nein
Bewegung	Ja	Nein
Glykolyse (Warburg)	Ja	Nein

Spezialisierung

Ein Einsiedler im Wald ist auf sich allein gestellt, wenn er überleben will: Nahrung sammeln, auf die Jagd gehen, sich schützen, Kleidung herstellen und so weiter. Er überlebt nicht lange, wenn seine einzige Fähigkeit darin besteht, Steuerprüfungen vorzunehmen. Eine Gesellschaft ermöglicht es ihren Mitgliedern, sich zu spezialisieren und zum Beispiel Bauer, Jäger, Bäcker oder Händler zu werden. Kooperation und Koordination ermöglichen eine größere Effizienz, und diese höhere Komplexität machte es den Menschen schließlich möglich, ins Weltall zu fliegen, Supercomputer zu bauen und Atome zu spalten. Aber die Vorteile der Spezialisierung gehen zulasten anderer Funktionen.

Einzeller können sich nur auf sich selbst verlassen, um ihr Leben zu bestreiten, deshalb können sie sich nicht auf die Ausführung einer einzelnen Funktion spezialisieren. Mikroskopische Beschreibungen von Krebszellen charakterisieren diese als primitiv oder entdifferenziert (weniger spezialisiert). Mit fortschreitendem Krebs erscheinen die Zellen immer primitiver und offenbaren den progressiven Verlust »höherer« spezialisierter Funktionen. Der Begriff *Anaplasie* – der sich aus den griechischen Wörtern *ana* (»rückwärts«) und *plasie* (»Bildung«) zusammensetzt – wird oft auf krebsartige Zellen angewendet. Krebszellen scheinen sich in der Evolution rückwärtszubewegen.

Das zeigt sich besonders augenscheinlich bei einem Blutkrebs wie der *akuten myeloischen Leukämie* (AML). Normales Knochenmark bildet unreife Vorstufen weißer und roter Blutkörperchen, die sogenannten Blasten. Wenn sie reifen, werden sie ins Blut abgegeben. Diese Blasten machen normalerweise weniger als 5 Prozent des Knochenmarks aus und befinden sich nicht im Blut. Eine AML liegt vor, wenn der Anteil der unreifen Blastzellen im Knochenmark über 20 Prozent beträgt. Sie werden oft auch im Blut nachgewiesen, ein unheilvolles Zeichen. Eine krebsartige Progression zeichnet sich durch die Tendenz zu weniger entwickelten, primitiveren und weniger spezialisierten Zellformen aus.

Krebs distanziert sich von der Spezialisierung und wendet sich der Reproduktion und dem Wachstum zu. Normale Brustzellen sind darauf spezialisiert, Milch zu bilden, wenn ein Bedarf vorliegt. Eine Brustkrebszelle ist nicht an der Milchproduktion interessiert, sondern am Wachstum von mehr Brustkrebszellen. Eine Darmkrebszelle ist nicht mehr an der Nährstoffaufnahme interessiert, sondern hauptsächlich an ihrem eigenen Wachstum und ihrer Replikation.

Im Gegensatz dazu ermöglicht Vielzelligkeit Arbeitsteilung, spezialisierte Strukturen und Funktionen. Diese Zunahme an Größe und Komplexität ermöglicht die Beherrschung der Umwelt. Leberzellen sind darauf spezialisiert, mit viel höherer Effizienz zu funktionieren. Aber sie haben sich so stark spezialisiert, dass sie nicht allein überleben können. Wenn man einige Bakterien auf den Boden legt, gedeihen sie vielleicht. Aber wenn man ein Stück Leber auf den Boden legt, wird sie mit Sicherheit sterben.

Autonomie

Der Einsiedler im Wald hat völlige Autonomie. Der Mann, der in New York City lebt, muss viele Regeln und Gesetze befolgen. Er muss Steuern zahlen. Er muss sich an die Hausordnung in seinem Apartmentgebäude halten. Er muss soziale Normen befolgen.

Einzeller sind ihr eigener Herr und besitzen völlige Autonomie. Krebszellen sind genauso; sie folgen keinen Regeln. Brustkrebszellen werden die Grenzen der Brust nicht respektieren, sondern sich auf andere Organe ausbreiten. Brustkrebszellen reagieren nicht auf Befehle des Gehirns, der Hormone oder anderer normaler Kontrollinstanzen, die es im Körper gibt. Brustkrebszellen wachsen nur zu ihrem eigenen Wohl, nicht zum Wohl des Organismus.

In einem vielzelligen Organismus müssen die einzelnen Zellen genau das tun, was ihnen befohlen wird. Hormone enthalten detaillierte Anweisungen, was sie zu tun haben. Wenn der Insulinspiegel hoch ist, können die Zellen der Glukose den Zutritt nicht verwehren. Sie besitzen keine Autonomie. Zellen können außerhalb des Organismus nicht existieren. Ihre Lunge wandert nachts nicht in die Küche, um den Kühlschrank zu plündern. Wir halten nicht an, um der Leber unseres Nachbarn guten Tag zu sagen, wenn wir mit dem Hund spazieren gehen. Wir brüllen auch unsere Niere nicht an, die Klobrille nach unten zu klappen.

Zerstörung des Wirts

Der Einsiedler im Wald kann sich um seine Umwelt kümmern, muss es aber nicht. Er kann seinen Unrat in den Fluss kippen, sodass er für jemand anderen zum Problem wird. Eine Stadt reguliert ihr Umfeld hingegen sehr genau. Abfälle dürfen nur an bestimmten Orten entsorgt werden. Man fährt nicht über den sorgfältig gestutzten Rasen seines Nachbarn.

Einzeller scheren sich nicht um ihre Umwelt. Eine Hefe wird alles tun, was in ihrer Macht steht, um ihren bakteriellen Nachbarn zu töten, weil dieser ihr Nahrung und andere Ressourcen streitig macht. Sir Alexander Fleming beobachtete, dass Penicillin-Schimmel eine Substanz absonderte, die alle umliegenden Bakterien tötete. Dies führte zur Entdeckung von Penicillin, dem ersten modernen Antibiotikum der Welt.

Krebszellen sind, so wie Einzeller, lokal zerstörerisch. Ein Krebs wird auf Kosten seiner Nachbarn wachsen und jegliches umliegendes Gewebe vernichten. Je schlimmer die Nachbarn leiden, umso besser geht es wahrscheinlich dem Krebs. Krebs ist der Rüpel, der absichtlich mit seinem Geländewagen über den Rasen seines Nachbarn brettert. Man kann einen Sieg auf zwei Arten erringen: indem man sich selbst verbessert oder indem man seine Konkurrenten verschlechtert. Beide Strategien funktionieren. Willkommen im Dschungel.

Als Gesellschaft müssen Zellen in einem vielzelligen Organismus gute Nachbarn sein. Vielzeller müssen die extrazelluläre Umgebung (die sogenannte extrazelluläre Matrix) bewahren, um ihren Nachbarn nicht zu schaden. Normale Leberzellen können beispielsweise ihren Abfall nicht im Garten der benachbarten Lunge entsorgen. Normale Brustzellen können nicht anfangen, die benachbarten Hautzellen zu zerstören.

Exponentielles Wachstum

Einzeller wachsen, indem sie sich in zwei Tochterzellen teilen. Wenn genügend Ressourcen vorhanden sind, verdoppelt sich die Population mit jeder Generation, was zu einem sehr rapiden exponentiellen Wachstum führt. Dieses exponentielle Wachstum ist typisch für Krebs, aber nicht für vielzellige Lebewesen. Die Leber eines Erwachsenen zum Beispiel behält ihre Größe weitgehend bei, weil sich die Zahl der Leberzellen, die neu gebildet werden beziehungsweise absterben, die Waage halten. Wie bereits erwähnt, kontrollieren Vielzeller das Wachstum streng und erlauben keine ungezügelte Expansion der Population.

Invasion neuer Lebensräume

Einzeller dringen oft in neue Gebiete ein und beuten diese in ihrer endlosen Suche nach Nahrung aus. Ein Hefepilz, der auf einer Scheibe Brot wächst, wird sich immer weiter ausbreiten, bis er die Oberfläche vollständig bedeckt.

Krebs breitet sich, wie einzellige Organismen, immer weiter aus und kann durch den Prozess der Metastasierung neue Lebensräume erschließen. Brustkrebszellen können in der Leber überleben. Lungenkrebszellen können im Gehirn überleben. Auch Infektionen wird die Fähigkeit zur Metastasierung nachgesagt. Eine Infektion kann in den Nieren beginnen, sich über das Blut verbreiten und die Herzklappen befallen. Diese metastatischen Infektionen verlaufen ebenfalls oft tödlich.

Zellen in vielzelligen Organismen halten sich an klare Grenzen; sie können nicht außerhalb ihres abgesteckten Bereichs überleben. Eine normale Brustzelle kann nicht in der Leber überleben, weil sie für sie eine völlig fremde Umgebung darstellt. Eine Lungenzelle kann nicht im Gehirn überleben.

Kampf um Ressourcen

Einzellige Organismen kämpfen sehr energisch um Ressourcen. Die Devise lautet: Jeder für sich. Zellen, die genügend Nahrung erhalten, überleben und vermehren sich. Die, die das nicht schaffen, werden sterben. Auch Krebs kämpft direkt um Ressourcen und verschwendet nicht einen Gedanken an das Wohl anderer. Eine Krebszelle wird alle Glukose nutzen, die sie zu fassen bekommt, auch wenn normale Zellen dann leer ausgehen. Krebspatienten bauen oft viel Muskulatur und Fett ab, während der Krebs wächst und gedeiht. Dieser Prozess, der bei fortgeschrittenem Krebs sehr oft eintritt, heißt *Tumorkachexie*.

Zellen in vielzelligen Organismen kämpfen nicht direkt gegeneinander um Ressourcen wie Glukose. Wenn Ressourcenmangel herrscht, gibt es klare Regeln der Teilung. Bei einer Hungersnot zum Beispiel werden die Menstruation und Fruchtbarkeit ausgesetzt, die Haarbildung verlangsamt sich und die Fingernägel werden brüchig. Die knappen Ressourcen werden auf das Überleben des Organismus gerichtet und dabei kann es durchaus sein, dass einzelne Zellen geopfert werden. Relativ überflüssige Zellen unterliegen der Apoptose.

Genomische Instabilität

Genetische Variation erlaubt es einer Spezies, sich weiterzuentwickeln und in nicht kalkulierbaren Umgebungen zu überleben. Einzeller vermehren sich asexuell und teilen sich in zwei Tochterzellen auf, die genetisch mit der Mutterzelle identisch sind. Wenn die Gene mit 100-prozentiger Wiedergabetreue reproduziert werden, wird es keine genetische Variation geben. Damit genetische Diversität möglich wird, müssen einzellige Organismen mutieren.

Mikroorganismen erhöhen oft stressbedingt ihre Rate der genetischen Mutation und verwenden hierfür komplexe Mechanismen wie Aneuploidie,[3] Slippage-Replikation, Polymerase-Slippage, Genamplifikation, Deregulation der Fehlpaarungsreparatur und Rekombination zwischen unpräzisen Homologien.[4] Diese Prozesse klingen komplex und sie sind es auch. Aber Notwendigkeit ist nun einmal die Mutter der Erfindung: Einzeller finden einen Weg, ihre Mutationsrate zu erhöhen, wenn es erforderlich ist.

Es wurde bereits darauf hingewiesen, dass sich Krebs ebenfalls durch genetische Mutationen auszeichnet. Krebs kann seine Gene besser mutieren als beinahe jeder andere Organismus auf diesem Planeten. Die Fähigkeit zur Genmutation ist einer der Kennzeichen von Krebs, eine grundlegende Fähigkeit, die den Krebs … nun ja, zu Krebs macht. Für einzellige Organismen und Krebszellen ist die Fähigkeit zur Mutation etwas Gutes, für Vielzeller nicht.

Vielzeller erzeugen genetische Variation durch sexuelle Reproduktion, die die Gene der Eltern durchmischt, aber selbst bei einer Kombination verschiedener Gensätze wird genomische Stabilität bevorzugt. Zellen sind so voneinander abhängig, dass eine Mutation in einer Zelle andere Zellen normalerweise negativ beeinflussen wird. Wenn eine Lungenzelle mutiert und nicht mehr funktioniert, wird sie sich negativ auf den Rest des Körpers auswirken. Eine Mutation, die sich auf einen hormonellen Signalweg auswirkt, wird wahrscheinlich auch andere Signalwege beeinträchtigen und einen Dominoeffekt auslösen. Deswegen haben vielzellige Organismen DNA-Reparaturmechanismen entwickelt, um diese natürliche Mutationsrate zu verlangsamen.

Mutationen erlauben einzelligen Organismen die Entwicklung genetischer Variation, um besser an sich wandelnde Umgebungsbedingungen angepasst zu sein. Die Zellen in einem vielzelligen Organismus müssen sich nicht damit auseinandersetzen, weil die Bedingungen relativ statisch bleiben. Die ionische Zusammensetzung der umgebenden Flüssigkeit unterliegt sehr strengen Auflagen. Die Körpertemperatur ist relativ konstant.

Merkmal	Infektion	Krebs	Herzkrankheiten
Dringt ins Gewebe ein?	Ja	Ja	Nein
Bildet Metastasen?	Ja	Ja	Nein
Entwickelt Resistenz?	Ja	Ja	Nein
Entwickelt genetische Mutationen?	Ja	Ja	Nein
Zellevolution?	Ja	Ja	Nein
Sekretion?	Ja	Ja	Nein

Krebs ähnelt einer Infektion viel stärker als andere menschliche Krankheiten wie Herzinsuffizienz.

Das evolutionäre Paradigma

Krebs stammt von den Zellen eines Vielzellers ab, verhält sich aber wie ein Einzeller. Das ist eine spektakuläre und neue Erkenntnis. Endlich haben wir eine neue Antwort auf die alte Frage: Was ist Krebs? Für das Krebsparadigma 2.0 war die Antwort lange Zeit, dass Krebs eine Zelle mit zufällig akkumulierten genetischen Mutationen ist. Aber Davies und andere erkannten, dass die Ursprünge von Krebs in den Ursprüngen des Lebens selbst zu finden waren. Krebs ist, so unwahrscheinlich es klingen mag, ein Einzeller. Vielzelliges Leben strebt nach Kooperation. Einzelliges Leben kämpft nur für sich, wie die Tabelle unten zeigt. Diese Art von Rückschritt zu einem früheren Phänotyp nennt sich Atavismus, die Zurücksetzung auf eine frühere Version oder die Rückkehr zu einer evolutionären Vergangenheit.

Die menschliche Zivilisation hat sich aus kleinen Gruppen entwickelt, die miteinander konkurrierten, bis sie schließlich große Gesellschaften bildeten, die zusammenarbeiteten. Eine zunehmende Größe, Komplexität und Spezialisierung ermöglichte die Gründung von Städten, die sich immer weiter ausbreiteten. In ähnlicher Weise hat sich das Leben auf der Erde von der Einzelligkeit zur Vielzelligkeit entwickelt: Die zunehmende Größe, Komplexität und Spezialisierung erlaubt es Vielzellern (wie den Menschen), sich auszubreiten. Krebs ist wie die postapokalyptische Welt von *Mad Max*, in der kleine Banden gegeneinander um Ressourcen kämpfen.

Der Stadtbewohner und der Einsiedler im Wald scheinen völlig unterschiedlich zu sein, aber in Wirklichkeit haben sie vieles gemeinsam. Sie stehen nur vor völlig anderen Herausforderungen. Im Wald konkurrieren die

Auf Zellebene	Vielzeller	Krebszellen	Einzeller
Priorität	Organismus	Zelle	Zelle
Modus operandi	Kooperation	Konkurrenz	Konkurrenz
Wachstum	Nein	Ja	Ja
Unsterblichkeit	Nein	Ja	Ja
Bewegung	Nein	Ja	Ja
Glykolyse	Nein	Ja	Ja
Entspezialisierung	Nein	Ja	Ja
Autonomie	Nein	Ja	Ja
Zerstörung des Wirts	Nein	Ja	Ja
Exponentielles Wachstum	Nein	Ja	Ja
Invasion/neue Lebensräume	Nein	Ja	Ja
Kampf um Ressourcen	Nein	Ja	Ja
Genomische Instabilität	Nein	Ja	Ja

Menschen. In der Stadt kooperieren sie. Aber was geschieht in einer Stadt, wenn Recht und Ordnung zusammenbrechen? Der Stadtbewohner fängt an, sich mehr wie der Einsiedler zu verhalten. Das Problem ist nicht nur der Samen; es ist auch der Boden.

Krebs ist wie der Zusammenbruch der vielzelligen Kooperation. Eine krebsartige Transformation vollzieht sich, wenn sich eine Zelle in einer gut funktionierenden Gesellschaft aufgrund des Zusammenbruchs der zellulären Ordnung wie ein einzelliger Organismus verhält. So wie in einer Stadt Gesetze gelten, haben normale Zellen wirksame Abwehrmechanismen gegen Krebs, unter anderem die Zellen des Immunsystems. Wenn diese überfordert sind und die Regeln der zellulären Kooperation zusammenbrechen, müssen die Zellen zu ihrem ursprünglichen Überlebensprogramm zurückkehren. Weil sich der Krebs an keine Regeln hält, wird er das eigene Überleben zu seiner obersten Priorität machen.

Ohne Kooperation muss man kämpfen oder sterben. Diese Rückkehr zur Einzelligkeit hat verheerende Folgen für den Organismus. Weil sich vielzelliges Leben aus einzelligen Organismen entwickelt hat, enthält jede Form von vielzelligem Leben die Voraussetzungen für die Entstehung von Krebs. Die Samen von Krebs sind daher in jeder Zelle jedes vielzelligen Lebewesens

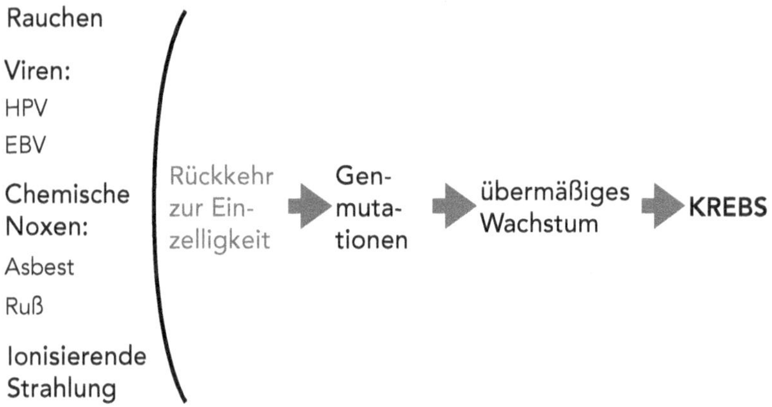

Krebsparadigma 3.0

enthalten. Die Ursprünge von Krebs liegen in den Ursprüngen des vielzelligen Lebens auf der Erde selbst.

Aber wie konnte diese Zelle, die ursprünglich ein Teil der vielzelligen Gemeinschaft war, ihr Verhalten zu dem eines Einzellers verändern? Nur eine Kraft im biologischen Universum hat die Macht, das zu tun: die Evolution.

12

DIE TUMOREVOLUTION

Charles Darwin, der auf den malerischen Galapagosinseln Tiere erforschte, beschrieb seine bahnbrechende Theorie der Evolution durch natürliche Auslese in seinem Buch *Über die Entstehung der Arten*, das 1859 erschien. Der Legende nach fiel Darwin auf, dass sich die Schnabelform und -größe eines Vogels, den er für einen Finken hielt – wahrscheinlich war es eine Tangare –, je nach Nahrungsquelle unterschied. Manche Vögel hatten lange, spitze Schnäbel, die sich bestens eigneten, um Früchte zu fressen, während andere Vögel kürzere, dickere Schnäbel hatten, die sich hervorragend für das Aufpicken von Pflanzensamen eigneten. Darwin vertrat die Auffassung, dass es kein Zufall sein konnte, dass die Vögel mit den spitzen Schnäbeln überall dort anzutreffen waren, wo viele Früchte wuchsen, während die Vögel mit den dickeren Schnäbeln in Gegenden beheimatet waren, in denen es reichlich Samen gab.

Er betrachtete einen anderen Vogel, den er als Haustaube identifizierte, der aber vermutlich eine Felsentaube war. Im 19. Jahrhundert züchteten Taubenliebhaber diese Vögel, um bestimmte Eigenschaften hervorzuheben. Ein Taubenzüchter, der eine weiße Taube haben wollte, kreuzte über viele Generationen hinweg nur Tauben mit hellem Gefieder. Früher oder später war das Resultat eine rein weiße Taube. Wenn ein Taubenzüchter einen Vogel mit großen Federn haben wollte, kreuzte er über viele Generationen hinweg selektiv Vögel mit den größten Federn. Eine künstliche Selektion führte schließlich zu einem Vogel mit dem erwünschten Merkmal. Es ist nicht nötig, die spezifischen Genmutationen zu kennen, die für das erwünschte Merkmal ausschlaggebend sind – die Kriterien für die Selektion reichen aus.

Die künstliche Selektion wird schon seit Tausenden von Jahren praktiziert. Um Milchkühe hervorzubringen, wurden über viele Generationen hinweg für die Zucht nur Kühe verwendet, die besonders viel Milch gaben. Die anderen Kühe wanderten in den Kochtopf. Das Ergebnis war die Holstein-Kuh (mit dem bekannten schwarzweißen Flecken), die über 30 Liter Milch pro Tag geben kann. Andere genetische Mutationen können dasselbe Ergebnis erzielen. Die Brown-Swiss-Kuh ist auch eine hervorragende Milchkuh, hat aber völlig andere Gene als die Holstein-Kuh. Diese genetischen Varianten sind keine zufälligen Mutationen, sondern wurden mit einem spezifischen Ziel erschaffen: eine möglichst ertragreiche Milchproduktion.

Darwin vermutete, dass bei den Galapagos-Finken dieselbe Auslese stattgefunden hatte. Er nahm an, dass es nicht nur eine künstliche, von Menschenhand geschaffene Selektion gab, die bestimmte Merkmale begünstigte, sondern dass es auch einen natürlichen Selektionsprozess gab. Gebiete, in denen viele Früchte wuchsen, begünstigten das Überleben von Vögeln mit längeren Schnäbeln. Wenn sich diese Vögel miteinander paarten, entstanden mehr Vögel mit langen Schnäbeln.

Lange, spitze Schnäbel waren nicht das Resultat einer zufälligen genetischen Mutation (Samen), sondern der Umweltbedingungen (Boden): Von allen möglichen Schnabelkonfigurationen führte ein reiches Vorkommen an Früchten dazu, dass die Mutation des spitzen Schnabels einen Überlebensvorteil darstellte. Das Gegenteil passiert, wenn die Hauptnahrungsquelle Samen sind – in diesem Fall ist ein kurzer Schnabel von Vorteil.

Durch künstliche oder natürliche Selektion hervorgerufene Veränderungen einer Population erfordern zwei Grundvoraussetzungen: genetische Diversität und Selektionsdruck. Wenn jeder Vogel denselben Schnabel hätte oder jede Kuh die gleiche Menge Milch geben würde, wäre keine Evolution möglich, weil alle Auswahlmöglichkeiten identisch wären und keine Diversität bestehen würde. Es gibt keinen natürlichen Vor- oder Nachteil. Die natürliche Selektion erklärt den Prozess, durch den bestimmte Merkmale in Erscheinung treten oder verschwinden. Die Umwelt übt Selektionsdruck aus, um zu bestimmen, welche genetischen Veränderungen für das Überleben besonders günstig sind. Der Boden bestimmt, welche Samen keimen. Die somatische Mutationstheorie nahm hingegen an, dass Krebszellen genetisch monoton waren und sich Mutationen nicht durch Selektion, sondern zufällig akkumulierten. Diese Annahmen hätten nicht falscher sein können.

Intratumorale Heterogenität

Besitzt Krebs die notwendige genetische Diversität, um Evolution zu ermöglichen? Wie der Krebsgenom-Atlas gezeigt hat, ist die Antwort ein klares Ja. Eine signifikante genetische Variation lässt sich sogar innerhalb einer Tumormasse feststellen; dieses Phänomen wird als *intratumorale Heterogenität* (ITH) bezeichnet. Das Präfix *intra* bedeutet »in (etwas) enthalten« und *Heterogenität* bedeutet »Uneinheitlichkeit im Aufbau«, deshalb bezieht sich die ITH auf die verblüffende Uneinheitlichkeit der genetischen Mutationen, die in einer Krebsmasse beziehungsweise einem Tumor auffindbar sind.[1]

Tumore, die viele ähnliche Merkmale (Kennzeichen) teilen, unterscheiden sich gewaltig, wenn man sie unter genetischen Gesichtspunkten betrachtet.[2] Selbst innerhalb eines Patienten lassen sich je nach Lage im Tumor völlig unterschiedliche genetische Mutationen nachweisen.[3] In einer Studie aus dem Jahr 2012 entnahmen Forscher beispielsweise von einem Krebspatienten Gewebeproben. Neun Proben des Primärtumors und drei von verschiedenen Metastasenherden im Körper desselben Patienten wurden genetisch sequenziert und miteinander verglichen. Der SMT zufolge hätte eine 100-prozentige genetische Übereinstimmung vorliegen müssen, aber es ergab sich ein ganz anderes Bild: Nur 37 Prozent der somatischen Mutationen waren gleich. Krebs ist kein einzelner genetischer Klon; er enthält vielmehr multiple diverse Subklone.

Die meisten Krebsarten haben einen dominanten Klon, der 50 Prozent des Tumors ausmacht, und der Rest enthält viele, genetisch diverse subklonale Populationen. Manchmal unterscheiden sich die Krebszellen innerhalb eines Tumors genetisch unglaublich voneinander. In einer Fallstudie unterschied sich der dominante Klon in 15 600 genetischen Mutationen von einem Subklon![4]

Die Krebszellen unterscheiden sich aber nicht nur hinsichtlich ihrer Lage im Tumor, also räumlich, sie können sich auch mit der Zeit verändern.[5] Es entstehen ständig neue Mutationen, während andere Mutationen sterben. Eine Studie verglich das Genom eines rezidivierten Mammakarzinoms mit dem ursprünglichen Genom, das neun Jahre zuvor sequenziert worden war. Die Metastase wies 19 neue Mutationen auf, die im ursprünglichen Tumor noch nicht vorhanden waren.[6] Die genetische Diversität der ITH ist eine Grundvoraussetzung für die Tumorevolution und bewirkt, dass die natürliche Selektion durch eine verzweigtkettige Evolution fortschreitet.

Verzweigtkettige Evolution

Wie schreitet die Tumorevolution voran? Die SMT nahm an, dass sich ein Krebs linear entwickelt. In den Krebszellen sammelt sich eine Mutation nach der anderen an, bis die Zellen alle Kennzeichen haben, die nötig sind, um die Verwandlung in eine Krebszelle zu vollziehen. Diese Theorie prognostizierte, dass eine einzelne Störung, wie ein Medikament oder ein gentechnisch hergestellter Antikörper, die gesamte Kette durchbrechen und Krebs heilen kann. Eine fantastische Geschichte, die jedoch – wie man mittlerweile weiß – auf die häufigsten Krebsarten nicht zutrifft.

Statt einer linearen Evolution ermöglicht die *intratumorale Heterogenität* (ITH) den robusteren Vorgang der verzweigtkettigen Evolution. Krebs entwickelt sich nicht in einer Ereigniskette, sondern fährt »mehrgleisig« – wie ein Baum, der nicht nur in die Höhe wächst, sondern sich mit seinen vielen Ästen auch rundum ausbreitet. Ein Hindernis, das sich einem Ast in den Weg stellt, beeinträchtigt nicht das Wachstum des Baumes als Ganzes, weil andere Äste, die günstiger liegen, weiterwachsen werden. Die Struktur auf der folgenden Seite verdeutlicht dies noch einmal schematisch.

Stellen Sie sich einen Baum vor, der in der Nähe eines Zaunes wächst. Wenn der Baum nur einen Ast hätte, würde er aufhören zu wachsen, sobald er an den Holzzaun stößt. Weil der Baum aber viele Äste hat, wächst er bei-

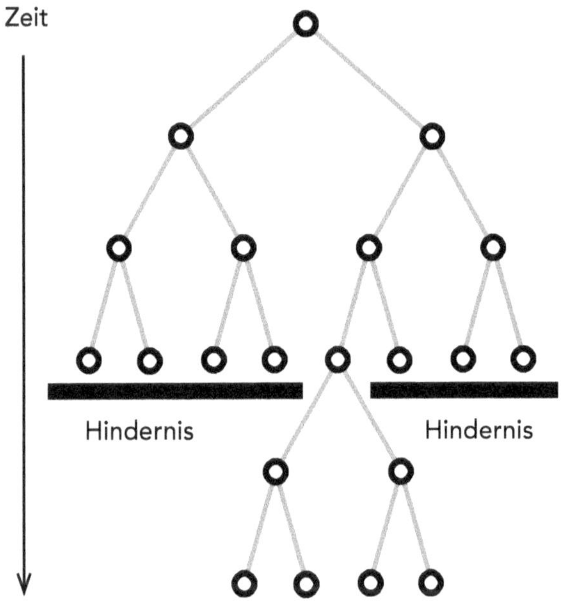

Durch genetische Heterogenität und verzweigtkettige Evolution der Krebszellen kann sich Krebs an Hindernisse anpassen.

nahe ungehindert durch den Zaun hindurch, indem er Ritzen findet und diese nutzt. Die meisten Spezies entwickeln sich auf ähnliche Weise. Darwins Finken zum Beispiel hatten die verschiedensten Schnabelformen; in manchen Situationen ist der lange Schnabel vorteilhaft, in anderen Situationen ist ein kurzer Schnabel besser.

Auch Krebs folgt einer verzweigtkettigen Evolution. Die obere Abbildung zeigt, wie die ITH und verzweigtkettige Evolution die Überlebenschancen erhöht. Wenn Krebs auf ein Hindernis stößt – zum Beispiel eine Chemotherapie, die 99 Prozent aller Krebszellen tötet –, muss nur ein Subklon des Krebses überleben, um den Tumor neu zu besiedeln und die Evolution fortzusetzen. Eine Ritze reicht bereits aus, damit ein Baum mit vielen Ästen durch einen Zaun hindurchwachsen kann.

Forschungsarbeiten waren vor Kurzem in der Lage, die evolutionären Veränderungen bei einem Krebspatienten zu verfolgen. Die Struktur auf

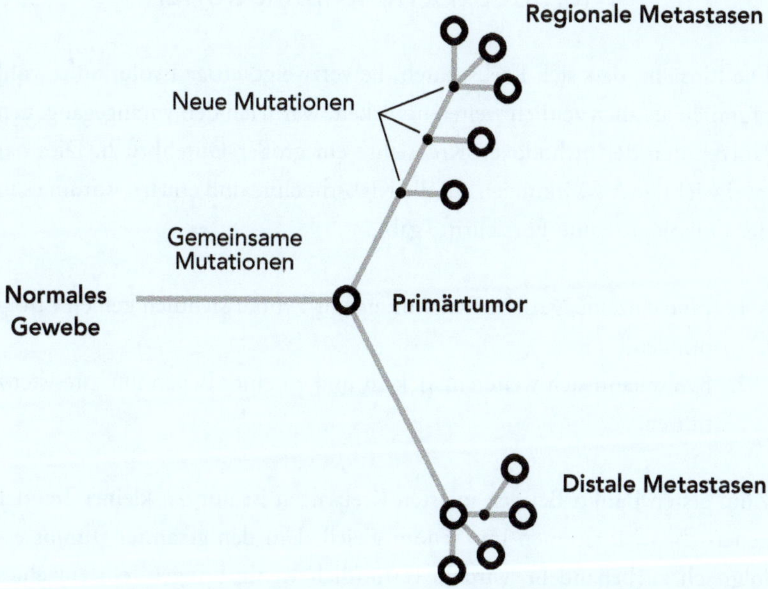

Im Laufe der Zeit lässt sich bei Krebs eine verzweigtkettige Evolution nachweisen.

der rechten Seite zeigt, wie es möglich ist, die genetischen Mutationen einer Krebserkrankung und ihre zeitliche Entwicklung nachzuzeichnen.

Ausgehend von normalem Gewebe fangen alle Krebszellen mit einer gemeinsamen Mutation an. Die SMT nahm an, dass diese eine Mutation das war, wovon sich der Krebs vom normalen Gewebe unterschied. Sie war aber nur der Anfang der krebsartigen Transformation, nicht das Ende. Neue Krebsmutationen verzweigten sich vom Hauptstamm und mit der Zeit entstanden immer mehr Äste.[7] Wenn der Krebs auf ein Problem stößt, das sein Wachstum behindert, kann einer seiner vielen unterschiedlichen Subklone eine Lösung liefern. Dieser Subklon kann proliferieren und dominant werden und der gesamte Tumor setzt sein Wachstum fort. Das Hindernis wirkt dann als Selektionsdruck.

Therapeutische Implikationen

Die Einsicht, dass sich Krebs durch die verzweigtkettige Evolution sowohl räumlich als auch zeitlich weiterentwickelt, war nach den vorangegangenen Jahrzehnten der orthodoxen Krebslehre ein großer Durchbruch. Dies hat zwei wichtige Auswirkungen auf die Krebstherapie und erklärt, warum es in der Onkologie kaum Fortschritte gab.

1. Eine einzelne, gezielte Behandlung wird voraussichtlich keinen Erfolg bringen.
2. Krebs kann sich weiterentwickeln und zu einer Behandlungsresistenz führen.

Zum ersten Punkt: Bei den meisten Krebsarten ist nur ein kleiner Teil der genetischen Mutationen im Genom gleich. Um den gesamten Tumor erfolgreich zu behandeln, wird es vermutlich wenig bringen, ein einzelnes Medikament zu verabreichen, das auf eine einzelne Mutation abzielt. Der Traum einer zielgerichteten, personalisierten Präzisionsmedizin, mit der ein oder zwei Krebsmutationen ausgeschaltet werden können, war ein für alle Mal gestorben.

Natürlich gab es auch Ausnahmen. Zielgerichtete Medizin funktionierte hervorragend bei chronischer myeloischer Leukämie und bei HER2/neu-positivem Brustkrebs. Aber weil die meisten Krebsarten Hunderte von Mutationen enthalten, konnte diese Strategie nicht funktionieren. Es wären Dutzende verschiedener Medikamente für alle genetisch verschiedenen Tumorbereiche erforderlich, inklusive der Metastasenherde.

Denken Sie wieder an einen Baum. Sie können ihn mit einem einzelnen Axthieb fällen, allerdings ist es sehr schwer, den Stamm mit einem Schlag zu durchtrennen. Wenn Sie seine Äste entfernen, werden Sie das allgemeine Wachstum des Baumes vermutlich nicht behindern, weil Sie den Baum dann mehr stutzen als fällen. Krebs ist genauso. Normalerweise lässt sich der kräftige Stamm nicht fällen, und es ist ineffizient, Hunderte kleiner Äste abzusägen.

Der Kampf gegen viele Mutationen ist einschüchternd. Entnimmt man einem Tumor eine einzelne Gewebeprobe, übersieht man den Großteil der genetischen Anomalien. Selbst wenn man alle vorliegenden Mutationen kennen würde, wären Dutzende oder Hunderte von Medikamenten erforderlich, damit sie sich auf alle Zweige auswirken würden. Der Gedanke der »Präzisions-Chemotherapie« beruhte fälschlicherweise auf der Annahme, dass sich die Evolution linear vollzieht. Die Heterogenität ist aber ein dynamischer, sich über Raum und Zeit vollziehender Prozess, gegen den unsere statischen Behandlungsmethoden wenig ausrichten können.

Die Forschung, die in den 50 Jahren des Krieges gegen den Krebs geleistet wurde, hatte Millionen möglicher Arten katalogisiert, wie Gene mutieren, in der falschen Hoffnung, dass uns dieses Wissen zu einem Heilmittel verhelfen würde. Das ist nicht annähernd der Fall. Es ist eine unproduktive Strategie, eine einzelne Mutation ins Visier zu nehmen, wenn Krebs Hunderte davon hat.

Das Gen, das bei menschlichem Krebs am häufigsten mutiert und in ungefähr 50 Prozent aller Krebsarten beschädigt ist,[8] heißt p53 und wurde 1979 entdeckt. Es wird aufgrund seiner Bedeutung für den Erhalt der genomischen Stabilität manchmal auch als »Wächter des Genoms« bezeichnet. Jeder DNA-Schaden, der vielleicht durch Toxine, Viren oder Strahlung verursacht wird, aktiviert das p53-Gen. Wenn der Schaden minimal ist, macht sich p53 einfach daran, die beschädigte DNA zu reparieren. Wenn der Schaden jedoch zu groß ist, drückt p53 auf die Selbstzerstörung und aktiviert das Apoptose-Protokoll, um das Genom vor beschädigten Zellen zu schützen.

Seit der Entdeckung von p53 sind schätzungsweise 65 000 wissenschaftliche Abhandlungen über dieses Gen veröffentlicht worden. Wenn man hochrechnet, dass die Kosten für eine Abhandlung bei 100 000 Dollar liegen – und das ist wahrscheinlich eine sehr niedrige Schätzung –, dann kostet diese Forschungsanstrengung 6,5 Milliarden Dollar. Seit 1979 sind schätzungsweise 75 Millionen Menschen an Krebs erkrankt, der mit p53 im Zusammenhang steht. Was können wir angesichts der hohen Kosten und des großen menschlichen Leids vorweisen? Die Anzahl der Behandlungen, die auf p53 basieren und 2019 von der FDA zugelassen wurden, beträgt null. Sie haben richtig gelesen: null. Warum ist es so schwer, eine gute Behandlungsmethode zu entwickeln? Bisher sind 18 000 verschiedene Mutationen dieses Gens identifiziert worden.

Darüber hinaus ermöglicht die verzweigtkettige Evolution dem Krebs, eine Medikamentenresistenz zu entwickeln, die bei bakteriellen Infektionen ein häufiges Phänomen ist. Eine genetisch diverse Bakterienpopulation passt sich an Antibiotika an, indem sie eine Resistenz entwickelt. Wenn zum ersten Mal ein Antibiotikum angewendet wird, sterben die meisten Bakterien. Früher oder später führt eine seltene Mutation jedoch dazu, dass ein Bakterium überlebt. Es gedeiht, weil die anderen Bakterien tot sind und es keine Konkurrenz hat. Dann beginnt eine weitere Infektion, doch diesmal sind die Bakterien gegen das Antibiotikum gewappnet. Krebs verhält sich wie ein invasives Protozoen und wird oft resistent gegen Chemotherapie, Strahlung und hormontherapeutische – und sogar neuere gentherapeutische – Maßnahmen.

Die ITH und verzweigtkettige Evolution sind wirksame Überlebensmechanismen, die in beinahe allen Lebensformen auf der Erde vorkommen. Gemeinsam ermöglichen sie die Anpassung an eine neue Umgebung. Das erklärt die außerordentlich hohe Misserfolgsquote bei der Medikamentenentwicklung. Krebsmedikamente sind dreimal häufiger erfolglos als Medikamente für andere Krankheiten.[9] Die verzweigtkettige Evolution bietet einen konzeptionellen Rahmen für das Verständnis der Krebstherapie. Um erfolgreich zu sein, muss man in größeren Dimensionen denken – zum Beispiel indem man die Mutationen des »Baumstamms« angreift. Dieser Ansatz ist voraussichtlich effektiv, aber schwer umsetzbar. In seltenen Fällen, wie bei Imatinib oder Trastuzumab, sind wir in der Lage, eine Behandlung zu finden, mit der wir den Stamm fällen können. Hier muss nur ein kleines Stück der Kette abgeknipst werden, um die Krankheit rückgängig zu machen.

Eine andere wirksame Strategie ist es, den Krebs mit verschiedenen Behandlungsformen gewissermaßen flächendeckend zu bombardieren. Hierzu zählen der simultane Einsatz multipler Chemotherapien (Medikamente) und weitere Modalitäten wie Operationen und Strahlentherapie. Und manchmal schlägt dieser Behandlungsansatz an. Viele Formen von Leukämie und andere Krebsarten, die in der Kindheit auftreten, werden durch eine kombinierte Chemotherapie geheilt. Einer der frühesten Erfolge in der Chemotherapie war die Kombination multipler Agenzien zu einem Therapiekonzept. Heute werden Chemotherapeutika selten einzeln verabreicht. Normalerweise werden drei oder vier Medikamente in genau abgestimmten Dosen verordnet.

Das ist dieselbe Strategie, die bei manchen Infektionen benutzt wird. Weil sich sowohl Infektionen als auch Krebsarten wie Einzeller verhalten, sind solche Ähnlichkeiten kein Zufall. Tuberkulose, die durch ein langsam wachsendes Bakterium verursacht wird, erfordert die simultane Gabe mehrerer Antibiotika. Wenn man 100 Prozent der Mikroben tötet, kann sich keine Resistenz entwickeln.

Der genetisch agilere Krebs entwickelt sich ständig weiter. Eine statische Gentherapie kann daher leicht ausgehebelt werden. Krebs spielt Schach, ein sich ständig veränderndes, konstant weiterentwickelndes Strategiespiel. Die Verwendung einer einzelnen gezielten Gentherapie verlässt sich wahrscheinlich auf einen einzigen Zug, der zu einem festgelegten Zeitpunkt stattfindet. Eine solche Rechnung wird so gut wie nie aufgehen.

Krebs wurde immer als ein einzelner genetischer Klon betrachtet, deshalb wurden Evolutionsprozesse als unwichtig abgetan. Aber die Erkenntnis, dass sich Krebs weiterentwickelt, schlug hohe Wellen. Zum ersten Mal seit Jahrzehnten verfügten wir über ein neues Verständnis darüber, wie sich Krebs entwickelt. Der gesamte Forschungsbereich, der als Evolutionsbiologie bekannt ist, konnte jetzt angewendet werden, um zu verstehen und zu erklären, warum Krebs Mutationen entwickelt.

Krebs entwickelt sich ständig weiter, er ist also ein bewegliches und kein statisches Ziel. Um ein Ziel zu treffen, das sich bewegt, muss man wissen, wodurch es angetrieben wird. Um Krebs zu treffen, muss man die treibenden Kräfte kennen, die hinter diesen Mutationen stehen. Was sind diese Selektionsdrücke?

Selektionsdruck

Die evolutionären Wurzeln von Krebs reichen viel weiter zurück als die Menschheit, sie gehen bis zu den Ursprüngen des vielzelligen Lebens auf der Erde. Was ist also Krebs? Die einfache Antwort lautet: Krebs ist ein einzelliger Organismus; aber damit eine normale Zelle, die in einer kooperativen, geregelten »Gesellschaft« lebt, zu einer einzelligen Existenz zurückkehrt, muss sie Hunderte oder Tausende genetischer Mutationen durchlaufen. Die neue Frage, die es nun zu beantworten gilt, ist: Was steuert die Selektion dieser Mutationen?

Die somatische Mutationstheorie nahm an, dass Krebs einfach eine Sammlung zufälliger genetischer Fehler ist. Aber eine krebsartige Transformation ist alles andere als zufällig. Zellen richten sich vielmehr auf ein eindeutig festgelegtes Ziel aus, auf die Einzelligkeit, und sind dabei so entschlossen und zäh wie ein Jagdhund, der Beute wittert. Krebs kann nicht außerhalb des Wirts existieren und ist nicht übertragbar; ein extrem erfolgreicher Krebs tötet seinen eigenen Wirt und damit letztlich auch sich selbst. Je tödlicher der Krebs ist, umso selbstmörderischer ist er. Doch warum entwickelt sich Krebs hin zu einer Form, die sich letztlich selbst tötet?

Die Prinzipien der Evolutionsbiologie liefern eine Erklärung. Zum einen verhält sich Krebs wie ein Einzeller. Bakterien, die in einer Petrischale wachsen, werden so lange weiterwachsen, bis ihnen die Nahrung ausgeht. Sie machen keine Anstalten, ihr Wachstum an ihre schwindende Nahrungsquelle anzupassen, weil sich jede Zelle nur um ihr eigenes Wachstum kümmert. Das ist genau dasselbe Muster, das bei Krebs feststellbar ist, der immer weiterwächst, bis der Wirtsorganismus stirbt. Dann muss auch der Krebs sterben.

Zweitens befällt der Krebs weitgehend ältere Erwachsene, deren Fortpflanzungsphase längst abgeschlossen ist. Gene, die das Krebsrisiko erhöhen, werden dadurch trotzdem an die nächste Generation weitergegeben. Das BRCA1-Gen zum Beispiel erhöht das Risiko für Brust- und Eierstockkrebs erheblich. Das Durchschnittsalter bei einer Brustkrebsdiagnose beträgt

42,8 Jahre, oft, nachdem eine Frau bereits Kinder auf die Welt gebracht hat. Trotz der Tödlichkeit von Krebs wird das BRCA1-Gen weitergegeben, das somit in der Population bestehen bleibt.[10]

Krebs unterscheidet sich von anderen genetischen Krankheiten, weil er sich weiterentwickelt. Sichelzellenanämie zum Beispiel wird durch eine genetische Mutation verursacht, die in allen Fällen identisch ist und sich räumlich und zeitlich nicht verändert. Krebszellen haben Mutationen, die sich ständig verändern – von einer Person zur anderen, aber auch über einen gewissen Zeitraum hinweg bei derselben Person. Doch wenn die verschiedenen Krebsarten ständig und unabhängig mutieren, warum sind sie dann so ähnlich und warum haben sie dieselben Kennzeichen? Es gibt zwei Möglichkeiten: konvergente Evolution und Atavismus.

Konvergente Evolution

Unter ähnlichen Umweltbedingungen können Tiere unabhängig voneinander ähnliche vorteilhafte Merkmale entwickeln. Dieses Phänomen wird als konvergente Evolution bezeichnet. Die Gleithörnchen, die in Australien und Nordamerika beheimatet sind, sind genetisch nicht miteinander verwandt, sehen aber fast identisch aus. Diese Tiere entwickelten ähnliche Merkmale, weil sie demselben natürlichen Selektionsdruck ausgesetzt waren. Auf beiden Kontinenten wurden Eichhörnchen von Fressfeinden auf dem Boden gejagt, doch mit ihren flügelartigen Gliedmaßen konnten sie von Baum zu Baum zu gleiten, was ihnen einen großen Überlebensvorteil verschaffte. Die beiden unverwandten Spezies konvergierten und kamen zur selben Lösung: gleiten.

Die Entwicklung flügelartiger Hautfalten war nur durch signifikante genetische Veränderungen möglich. Wenn man die Frage stellt »Wodurch entwickelten diese Eichhörnchen ihre Fähigkeit zu gleiten?«, könnte die Antwort lauten: durch eine genetische Mutation. Das ist jedoch nur die unmittelbare Ursache. In letzter Instanz wählt die Umwelt die Genmutationen aus, die ein Gleiten ermöglichen. Die Gene der beiden Spezies sind sehr verschieden, aber die Mutationen konvergieren zu einem ähnlichen Phänotyp, daher der Name *konvergente Evolution*. Diese vorwärtsgerichtete Evolution verleiht der bestehenden Physis der Eichhörnchen eine neue Fähigkeit – in diesem Fall die Fähigkeit zu gleiten.

Zurück zum Krebs. Handelt es sich hierbei um einen Fall von konvergenter Evolution? Jede Krebserkrankung, die es jemals gab, müsste eigenständig das Rad neu erfinden, indem sie schrittweise neue Kennzeichen hinzufügt. Die Anzahl möglicher neuer Mutationen ist grenzenlos. Angefangen beim normalen Genom bringt der aufkeimende Krebs neue Mutationen hervor – um zu wachsen, unsterblich zu werden, sich zu bewegen und den Warburg-Effekt zu nutzen – Schritt für Schritt, bis er ein ausgewachsener Krebs wird.

Aber wenn sich die Millionen von Krebsfällen im Lauf der Menschheitsgeschichte völlig unabhängig voneinander entwickelten, warum ähneln sie sich so stark? Es kann nicht an den Umgebungsbedingungen liegen, weil sich diese völlig unterscheiden. Die Lunge ist ganz anders als die Brust, die ganz anders als die Prostata ist. Wie kann es sein, dass jeder Krebs unter dem Mikroskop völlig gleich aussieht, egal ob die Zellen von einem Japaner aus dem Jahr 1920 stammen oder von einer Amerikanerin aus dem Jahr 2020?

Betrachten wir die Evolution des Haushundes. Von einem ursprünglichen Wolfswelpen stammen heute Hunderte verschiedener Hunderassen ab. Manche sind groß. Manche sind klein. Manche sind haarlos. Manche sind zottelig. Manche sind zutraulich. Manche sind menschenscheu. Aber alle stammen von einem Wolf ab. Hunde unterscheiden sich in Hunderten von Mutationen und sehen völlig unterschiedlich aus. Ein Darmkrebs stammt ursprünglich von einer normalen Darmzelle ab. Nach Millionen sich unabhängig voneinander entwickelnder Mutationen stellt sich die Frage, wie wahrscheinlich es ist, dass jeder Darmkrebs in der Menschheitsgeschichte genauso aussehen wird wie alle anderen.

Wenn, wie in der folgenden Abbildung, eine vorwärtsgerichtete, konvergente Evolution die treibende Kraft ist, dann ist jeder Krebs in der Menschheitsgeschichte eine neue Mutation, die trotz unabhängiger Entwicklung unter dem Mikroskop völlig gleich aussieht – und zwar aus purem Zufall.

Wie können wir also diesen erstaunlichen Zufall erklären? Als Paul Davies das Problem betrachtete, war er fasziniert davon, dass Krebs »fest verankert [ist] mit der Art und Weise, wie sich vielzelliges Leben vollzieht«.[11] Die Wurzeln von Krebs sind in unserer evolutionären Vergangenheit zu finden. Vielleicht war Krebs kein vorwärtsgerichteter Evolutionsprozess, sondern ein rückwärtsgerichteter.

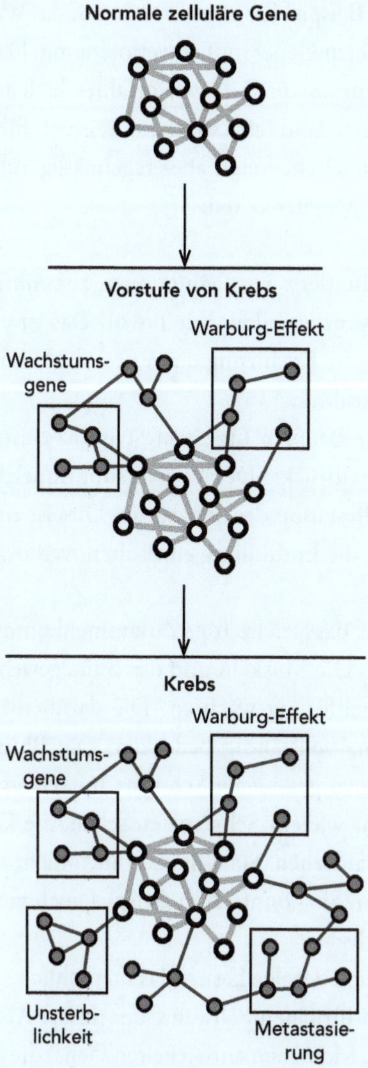

Atavismus

2001 kam Arshid Ali Khan mit einem 18 Zentimeter langen Schwanz auf die Welt, der aus seinem unteren Rücken wuchs, weshalb er als Wiedergeburt der hinduistischen Gottheit Hanuman verehrt wurde.[12] Ein menschlicher Schwanz ist ein Beispiel für einen *Atavismus*, das Wiederauftreten eines Merkmals, das vor vielen Generationen verlorenging. Das Wort stammt von dem lateinischen Wort *atavus* ab, das »Vorfahre« bedeutet. Schwimmhäute zwischen den Fingern sind ein weiteres Beispiel für einen Atavismus. Atavismen sind zwar selten, treten aber regelmäßig auf. Wie entwickelten sie sich? Es gibt zwei Möglichkeiten:

1. Es kommen Hunderte von Mutationen zusammen, um von Grund auf einen Schwanz zu bilden (de novo). Das ist eine vorwärtsgerichtete Evolution, die Ergänzung eines neuen Merkmals zu einer bereits bestehenden Struktur.
2. Der biologische Bauplan für einen Schwanz existiert, wird aber normalerweise unterdrückt. Der Verlust supprimierender Mechanismen führt zur Manifestation des Schwanzes. Dies ist eine rückwärtsgerichtete Evolution, die Enthüllung eines alten, verborgenen Merkmals.

Die erste Option setzt das gleichzeitige Zusammenkommen unglaublich vieler Ereignisse voraus. Die Muskeln und das Bindegewebe, die den Schwanz bilden, müssen röhrenförmig wachsen. Die darüberliegenden Hautzellen müssen den Schwanz vollständig bedecken. Die Blutgefäße müssen den normalerweise nicht vorgesehenen Schwanz mitversorgen. Eine De-novo-Mutation muss nicht wie ein Schwanz aussehen. Sie könnte auch wie ein Ohr oder ein Finger aussehen. Sie muss sich auch nicht unbedingt auf Höhe des Steißbeins bilden. Sie könnte zum Beispiel auch auf dem Kopf oder in der Achselhöhle wachsen.

Der zweiten Option zufolge besitzt das menschliche Embryo bereits den genetischen Bauplan für einen Schwanz, der unsere Abstammung von Primaten widerspiegelt. Menschen entwickelten Gene, die das Wachstum eines

Schwanzes supprimierten, aber der ursprüngliche Bauplan blieb erhalten. Ein seltener Ausfall der schwanzsupprimierenden Gene sorgt dafür, dass das genetische Programm »Schwanzwachstum« abläuft, das immer existiert hat. Wenn diese genetische Mutation eintritt, sieht jeder Schwanz genauso aus wie bei anderen Menschen, die jemals einen Schwanz ausgebildet haben.

Stellen Sie sich den Kunstunterricht in der Schule vor, in dem jedes Kind ein identisches Bild einer Blume malt – dieselbe Größe, dieselben Farben, dieselbe Blume. Hat jedes Kind gerade für sich die Entscheidung getroffen, ein identisches Bild zu malen? Wohl kaum. Es ist wahrscheinlicher, dass jedes Kind ein Malen-nach-Zahlen-Set hatte, das es einfach aus der Schachtel genommen hat. Zurück zum Krebs: Ist es wahrscheinlicher, dass jeder Krebs in der Geschichte beschlossen hat, alle Kennzeichen für sich zu entwickeln, oder dass diese Kennzeichen bereits existierten und nur aufgedeckt werden mussten?

Die Atavismus-Theorie geht hingegen davon aus, dass Krebs die Rückkehr zu einem früheren evolutionären Format ist, der einzelligen Zelle. Krebs existiert bereits tief vergraben in jeder Zelle jedes vielzelligen Lebewesens. Dieser grundlegende Bauplan ist schon vorhanden und muss nur noch aufgedeckt werden. Dieser Atavismus ist eine rückwärts-, keine vorwärtsgerichtete Evolution. Er ist eine Rückkehr zu einer älteren, noch bestehenden Version. Das erklärt plausibel, wie sich jeder Krebs in der Geschichte unabhängig entwickelt, aber trotzdem gleich aussieht.

Krebs ist der einzellige Vorfahre einer normalen Zelle. In der Evolution zur Vielzelligkeit wurde das ursprüngliche Programm durch neue Kontrollsysteme ergänzt, die Kooperation und Koordination sicherstellen sollten. Einzellige Organismen wachsen, sind unsterblich, bewegen sich und nutzen die Glykolyse. Als sich die Vielzelligkeit entwickelte, kamen neue genetische Anweisungen hinzu, um Wachstum anzuhalten, Zellen sterblich zu machen, sie davon abzuhalten, sich zu bewegen und die oxidative Phosphorylierung zur Energieproduktion zu verwenden.

Wichtig ist, dass diese alte einzellige Programmierung nicht gelöscht wurde. Sie existiert noch, wenngleich sie unterdrückt wird. Die alten Programme wurden einfach durch neue überschrieben. Wenn die neue suppressive Programmierung scheitert, kann die alte Programmierung durchbrechen. Ein Atavismus ist wie ein Tiger, den man als Haustier hält. Man kann einen Tiger dressieren, Menschen zu dulden und aus einem Napf zu fressen. Wenn er aber gereizt ist und seine Dressur vergisst, wird aus dem Tiger wieder ein wildes Tier.

Der Atavismus-Theorie zufolge enthalten Einzeller einen ursprünglichen Kern der genetischen Programmierung, der Wachstum, Unsterblichkeit, Bewegung und Glykolyse zulässt. Dieser Kern existiert in Vielzellern als Relikt der evolutionären Vergangenheit als Einzeller. Ein neues geneti-

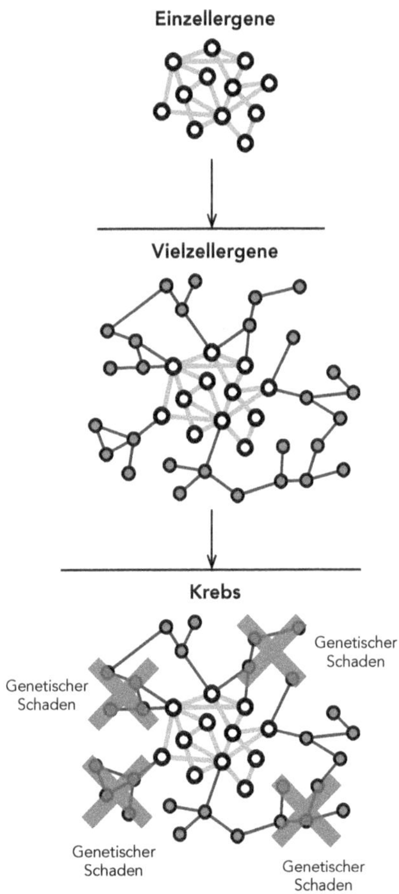

sches Programm wird über den alten Kern gelegt, um das alte Konkurrenzverhalten in ein kooperatives Miteinander zu verwandeln. Wenn diese später hinzugefügten genetischen Kontrollen beschädigt werden, setzen sich die alten Merkmale durch. Das ist der Mechanismus, mit dem eine normale Zelle ihre krebsartige Transformation vollzieht.

Diese Theorie lässt die wilde, aber korrekte Prognose zu, dass Krebs ein häufig vorkommendes und kein seltenes Phänomen ist, weil es relativ einfach ist, Kontrollinstanzen zu beschädigen, statt Hunderter koordinierter neuer Mutationen in einer vorwärtsgerichteten, konvergenten Evolution zu erschaffen. Das Überleben der Zelle, nicht des vielzelligen Organismus, ist unser angestammtes Geburtsrecht. Die Krebsrate ist weitaus höher als die bekannte Rate an Mutationen.

Krebs folgt demselben Pfad zurück zur Einzelligkeit. Weil diese primitive Programmierung in allen Zellen existiert, gleichen sie sich mit fortschreitendem Krebs immer mehr an. Sie entdifferenzieren (werden weniger verschieden). Entdifferenzierung ist ein Fachausdruck, mit dem das Verhalten von Krebs beschrieben wird.

Alle Krebsarten erreichen dasselbe Ziel (Einzelligkeit), indem sie einem festgelegten Pfad (Atavismus) folgen und nicht ziellos spazieren gehen (konvergente Evolution). Bei der konvergenten Evolution geht es um eine Addition, beim Atavismus um eine Subtraktion. Diese beiden Pfade haben sich über Millionen oder gar Milliarden von Jahren entwickelt. Krebs existiert bereits in allen Vielzellern; er muss nur aufgedeckt werden.

Warum findet sich Krebs in allen vielzelligen Lebewesen? Warum kann jede Körperzelle zu Krebs mutieren? Warum kommt er so häufig vor? Warum ähneln sich die verschiedenen Krebsarten, wenn sie sich unabhängig voneinander entwickelt haben? Die somatische Mutationstheorie hatte keine Antworten auf diese Fragen, aber die atavistische Evolution kann das Verhalten von Krebs in vielerlei Hinsicht erklären. Aber was war der ursprüngliche Selektionsdruck, der aus einer kooperativen Zelle in einem vielzelligen Organismus einen konkurrenzgetriebenen einzelligen Organismus machte? Da wir jetzt wissen, was Krebs ist, können wir eine neue Frage stellen: Was verursacht ihn?

13

KREBSARTIGE TRANSFORMATION

Das Krebsparadigma 3.0 lieferte völlig unerwartete Antworten. Krebs ist, womit niemand gerechnet hatte, eine rückwärtsgerichtete Evolution beziehungsweise ein Atavismus, durch den sich eine normale Zelle in einen einzelligen Organismus aus unserer entwicklungsgeschichtlichen Vergangenheit zurückverwandelt. Die Zellen in vielzelligen Organismen müssen ihre einzelligen Bedürfnisse unterdrücken. Wenn sich diese einzelligen Merkmale Bahn brechen, ist Krebs die Folge. Gibt es Beweise dafür? Die neuere Forschung findet mehr und mehr. Dieser Theorie zufolge sollten Krebszellen mehr urtümliche einzellige Gene exprimieren und weniger Gene aus der neueren vielzelligen Ära. Und genau das entdecken Studien jetzt. Die Anzahl der Krebsmutationen erreicht genau an der Schnittstelle zwischen Ein- und Vielzelligkeit ihren Höchststand.[1]

Die Grafik auf Seite 181 zeigt, wie eine Studie von 2017 die 17 318 bekannten menschlichen Gene abhängig von ihrem evolutionsgeschichtlichen Auftreten in 16 Gruppen aufteilte, sogenannte Phylostrata. Die aus entwicklungsgeschichtlicher Sicht urtümlichen Gene der Phylostrata 1 bis 3 gehörten zum einzelligen Leben. Die Phylostrata 4 bis 16 enthielten neuere Gene.

Die Forscher fragten sich daraufhin nicht, welche Gene mutierten, sondern wann sie das tun. Aus welcher evolutionären Phase stammen sie? Nimmt die Expression älterer Gene bei Krebs zu, während die Expression später entwickelter Gene abnimmt, wie dies durch die Evolutionstheorie prognostiziert wird?

Die Antwort lautet Ja. Krebs exprimiert bevorzugt die urtümlichen einzelligen Gene der Phylostrata 1 bis 3. Die Gene, die den Übergang vom ein- zum vielzelligen Leben darstellen, die Phylostrata 4 bis 11, wurden

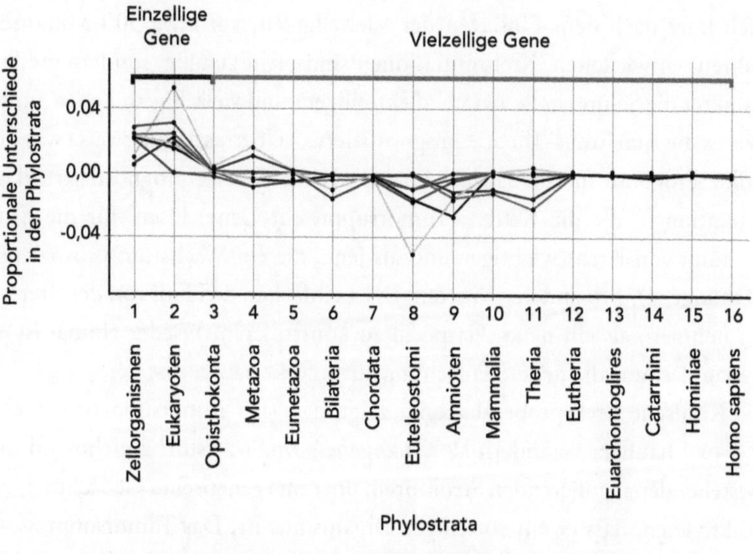

Veränderte Interaktionen zwischen einzelligen und vielzelligen Genen treiben die Kennzeichen der Transformation in einem breiten Spektrum fester Tumore an.

bei Krebs am durchgängigsten und auffälligsten beeinträchtigt. Dies waren just die Gene, die für die Verbesserung der intrazellulären Kooperation verantwortlich waren.[2] Krebszellen exprimierten mehr einzellige Gene, die die Konkurrenz unter den Zellen erhöhen. Gleichzeitig supprimiert Krebs die Gene, die versuchen, diese einzelligen Tendenzen zu kontrollieren und die Kooperation zu fördern. Diese Studie liefert einen umfassenden Beweis, dass Krebszellen versuchen, sich genetisch in Richtung Einzelligkeit zurückzubewegen. Je aggressiver der Krebs, umso mehr exprimiert er einzellige Gene.

2004 initiierte das Sanger Institute die COSMIC-Datenbank (Catalogue of Somatic Mutations in Cancer, zu Deutsch: Katalog der somatischen Mutationen bei Krebs), die weltgrößte und umfangreichste Sammlung verschiedener genetischer Mutationen bei Krebs. Die aktuellste Version, COSMIC Release v90, stammt aus dem Jahr 2019 und dokumentiert über 9 Millionen verschiedene Coding-Mutationen.[3] Ein Überblick über diese Mutationen ergibt, dass dieselbe Konzentration von Krebsgenen am Beginn der Vielzelligkeit steht.[4] Krebs mutiert bevorzugt die Gene, die sich kurz nach dem Einsetzen der Vielzelligkeit, vor etwa 500 Millionen Jahren, entwickelten. Krebsmutationen sind nicht zufällig, sondern greifen konkret die Schnittstelle zwischen einzelligem und vielzelligem Leben an, so wie es die Atavismus-Theorie prognostizierte.[5] Überraschenderweise war die wilde Prognose zu 100 Prozent korrekt. Diese Theorie prognostiziert, dass Mutationen, die die Ketten (Tumorsuppressor-Gene) lösen, für die Entstehung von Krebs wichtiger sind als jene, die ein Wachstum provozieren (Onkogene). Mit anderen Worten: Es ist einfacher, den Fuß von der Bremse zu nehmen, als ein neues Gaspedal zu konstruieren. Wieder einmal ist es genau das, was die neuere Forschung aufgedeckt hat.

Klinische Krebsproben haben gezeigt, dass sich Tumorsuppressor-Gene 2,3-mal häufiger verändern als Onkogene.[6] Krebs zerstört zunehmend die bestehenden regulierenden Strukturen, um sein »genetisches Gedächtnis« zu reaktivieren, dass er ein einzelliger Organismus ist. Das Tumorsuppressor-Gen p53, das für menschlichen Krebs mit Abstand am wichtigsten ist, kommt in über 50 Prozent aller Krebsarten vor. Das BRCA1-Gen, das bekanntermaßen das Risiko für Brust- und Eierstockkrebs erhöht, ist ebenfalls ein Tumorsuppressor-Gen.

Experimentelle Studien über die Tumorevolution fanden heraus, dass beachtliche 12911 Gene Hinweise auf Selektionsdruck zeigen, und über 75 Prozent waren an einer Reduktion der Genexpression beteiligt.[7] Die Beseitigung der Wachstumssuppression ist wichtiger als die Anregung der Wachstumsgene. Logischerweise ist es deutlich einfacher, die Funktionsfähigkeit eines Gens zu beeinträchtigen, als seine Expression zu erhöhen. Wenn man völlig willkürlich mit einem Schraubenschlüssel auf sein Auto einschlägt, wird es danach vermutlich nicht besser, sondern schlechter funktionieren. Bei Krebs geht es nicht darum, Funktionen zu ergänzen; es geht darum, die Kontrolle über bestehende Funktionen zu entziehen. Bei Krebs geht es weniger darum, einem Gen neue Fähigkeiten zu verleihen, sondern vielmehr darum, alte Fähigkeiten aus der Versenkung zu holen.

Unterschiedliche Zellen, wie eine Lungen- und eine Leberzelle, zeichnen sich durch sehr unterschiedliche Strukturen, Funktionen und Umgebungen aus. Wenn Zellen krebsartig werden, verlieren sie spezialisierte Eigenschaften und fangen an, immer ähnlicher auszusehen. Sie werden primitiver und entdifferenzierter, zwei pathologische Begriffe, mit denen Krebs oft beschrieben wird. Konzeptionell strebt ein Krebs immer auf dasselbe einzellige Ziel hin: die Stammzelle.[8] Diese Reversion zur Stammzelle ermöglicht es einer Lungenzelle, sich so weit zu verändern, dass sie in der Leber leben kann, weil die primordiale Lungenzelle einige Merkmale mit der Leber teilt. Krebs ist ein rückwärtsgerichteter evolutionärer Prozess auf ein Ziel hin, das leicht als eine neue Spezies betrachtet werden kann.

Artenbildung

Krebszellen werden von unserem Immunsystem als eine neue invasive Spezies betrachtet. Wir werden ständig mikroskopischen Fremdorganismen ausgesetzt, und die überaus tödlichen Zellen unseres Immunsystems müssen genau zwischen eigenen und nicht-eigenen Zellen unterscheiden. Es geht darum, fremde Eindringlinge zu töten, ohne versehentlich die eigenen Zellen anzugreifen. Wie Viren, Bakterien und Pilze werden Krebszellen von den natürlichen Killerzellen als nicht-eigene Zellen erkannt und dementsprechend zum Abschuss freigegeben.

Krebs hat sich vielleicht anfänglich aus einer normalen Zelle entwickelt, aber vom Standpunkt des Immunsystems hat er sich in eine fremde Spezies verwandelt. In der Natur ist Artenbildung (die Entwicklung einer neuen Spezies) kein seltenes Ereignis. Hunde stammen zwar von Wölfen ab, sind aber keine Wölfe mehr. Brustkrebszellen stammen von normalen Brustzellen ab, sind aber keine normalen Brustzellen mehr. Krebszellen unterscheiden sich in vielerlei Hinsicht von den Zellen, von denen sie abstammen – unter anderem sind sie weniger spezialisiert und entdifferenziert.

Krebs kann aus mehreren Gründen als invasive Spezies betrachtet werden: Er lenkt Energie und Ressourcen um, um sie ohne Rücksicht auf den Gesamtorganismus für sich selbst zu nutzen; er vermehrt sich und schützt sich selbst auf Kosten des Wirts; und er passt sich an, um in der feindlichen Umgebung des menschlichen Körpers zu überleben.[9] Krebszellen entwickeln sich auch räumlich und zeitlich weiter, indem sie einen evolutionären Weg einschlagen, der von dem des Gesamtorganismus stark abweicht. Eine normale Brustzelle bleibt über Jahrzehnte hinweg genetisch gleich. Brustkrebs jedoch enthält multiple Subpopulationen genetischer Varianten, die sich mit der Zeit verändern.

Diese Verhaltensweisen sorgen dafür, dass sich der Krebs an sich ändernde Umweltbedingungen anpasst und überlebt. Wenn wir versuchen, ihn durch Chemotherapie zu vergiften oder durch Strahlung zu verbrennen, entwickelt er eine Resistenz – so, wie Bakterien gegen Antibiotika resistent werden können. Obwohl ein Krebs ursprünglich von normalen Zellen abstammt, hat er sich so stark verändert, dass er jetzt als Eindringling gilt. Aber was hat den Krebs überhaupt verursacht?

Was verursacht Krebs?

Wie ich im letzten Kapitel bereits erwähnt habe, müssen die Individuen in einer funktionierenden Gesellschaft zum Nutzen aller miteinander kooperieren. Wenn eine Regierung und damit die öffentliche Ordnung zusammenbricht, tun die Menschen alles, um zu überleben und ihre Familien zu schützen, und die Anarchie bricht aus. Drastische Zeiten erfordern drastische Maßnahmen. Plötzlich erscheint ein Warlord auf der Bildfläche und nimmt das Heft in die Hand. Dieser Warlord ist Krebs.

Bei Krebs bricht die Ordnung zusammen, die normalerweise in einem vielzelligen Organismus herrscht. Die einzelnen Zellen überleben zwar, es gibt aber keine Regeln für eine Kooperation. Um zu überleben, müssen die Zellen zu ihrem alten Programm zurückkehren – der einzellige Kern, der fundamentalste Bestandteil der Zelle, der vor Millionen von Jahren entstand, ist der ultimative Überlebenskünstler. Damit sie überlebt, verändert die Zelle ihr Verhalten und verwendet alte Werkzeuge. Beschränkungen, mit denen dieses alte einzellige Regelwerk belegt war, werden aufgehoben.

Verhaltensweisen, die für Einzeller typisch sind, kehren zurück: Wachstum, Unsterblichkeit, Bewegung und Glykolyse, der schrittweise erfolgende

Abbau von verschiedenen Zuckern. Die Zelle hat sich somit zu ihrem evolutionären Vorfahren zurückverwandelt und ist jetzt der einzellige Organismus Krebs. Praktisch jede Form von Zell- oder DNA-Schaden kann Krebs verursachen, unter anderem chemische Agenzien, Strahlung und Viren, aber nur unter extrem konkreten Bedingungen. Der ausgelöste Schaden muss Folgendes seinentweder subletal oder chronisch sein.

Um Krebs zu verursachen, darf der Zellschaden weder zu groß noch zu klein sein. Eine Verletzung, die zu groß ist, tötet einfach alle Zellen und der Krebs hat keine Möglichkeit, sich zu entwickeln. Tote bekommen keinen Krebs. Wenn eine Stadt durch eine Atombombe in Schutt und Asche gelegt wird, überlebt nichts, was Ressourcen bräuchte. Alle sind tot. Wenn der Zellschaden hingegen zu klein ist, wird er durch die normalen DNA-Reparaturmechanismen behoben. Das Immunsystem macht Jagd auf die gelegentlich auftretende Krebszelle und alles kehrt zum Normalzustand zurück. Die Karzinogenese liegt irgendwo dazwischen wie ein Mann, der seinen Zug verpasst – der eine Zug ist bereits abgefahren, der andere noch nicht eingetroffen. In dieser Grauzone zwischen Leben und Tod versuchen beschädigte Zellen zu überleben, aber die normalen Strukturen, die eine Kooperation gewährleisten, funktionieren nicht mehr. Krebs wird in diesen Überlebenskampf hineingeboren.

Chronizität ist das zweite Hauptmerkmal von Karzinogenen. Eine einmalige, große Strahlendosis ist weitaus weniger krebserregend als eine chronische, geringe Strahlendosis. Der radioaktive Niederschlag der Atombomben, die im Zweiten Weltkrieg über Japan abgeworfen wurden, führte zu weitaus weniger Krebserkrankungen als ursprünglich erwartet. Eine einzelne große Dosis Zigarettenrauch ist weitaus weniger krebserregend als ein dauerhafter Zigarettenkonsum. Das Hepatitis-A-Virus, das einmalig zu einem schweren Leberschaden führt, verursacht mit weitaus geringerer Wahrscheinlichkeit Leberkrebs als der chronische leichte Schaden, der durch Hepatitis B oder C entsteht. Eine einmalige schwere Mageninfektion ist nicht krebserregend, eine andauernde leichte Mageninfektion mit H. pylori kann hingegen eine Krebserkrankung zur Folge haben.

Ein chronischer subletaler Schaden aktiviert zelluläre Reparaturmechanismen, die den Zellumsatz und die Zellteilung stimulieren. Der Hauptunterschied zwischen Wundheilung und Krebs besteht darin, dass das Zellwachstum eingestellt wird, sobald die Wunde verheilt ist. Bei Krebs ist das nicht der Fall. Diese frappierende Ähnlichkeit hat einige Forscher dazu veranlasst, Krebs als »nicht heilende Wunden«[10] zu bezeichnen. Bei der Wundheilung sind bestimmte Zelleigenschaften wie Wachstum und Unsterblichkeit sehr vorteilhaft. Genmutationen in Onkogenen und Tumorsuppressor-Genen wie MYC, PTEN und SRC, die ein gesteigertes Wachstum und Replikation (Unsterblichkeit) ermöglichen, sind für die chronische Wundheilung sehr vorteilhaft und akkumulieren sich daher langsam. So kann sich eine prämaligne Läsion bilden, wie ein Darmpolyp oder eine Gewebeveränderung (Dysplasie), die einem Gebärmutterhalskrebs vorangeht. Ein chronischer subletaler Schaden verschafft die Zeit und den anhaltenden Selektionsdruck, die für eine krebsartige Transformation erforderlich sind.

Die Karzinogenese ist ein Evolutionsprozess und dauert daher eine Weile. Eine einzelne akute Verletzung übt nicht den anhaltenden Selektionsdruck aus, der für die Entstehung von Krebs nötig ist. Es sind die chronische Exposition mit chemischen Noxen, die chronische Strahlenexposition oder die chronischen Infektionen, die Krebs verursachen. Krebs neigt außerdem zum Alles-oder-nichts-Prinzip. Wenn der Selektionsdruck für Wachstum und Replikation beseitigt wird, schwindet das Krebsrisiko. Wenn man zum Beispiel mit dem Rauchen aufhört, kann sich das zusätzliche Risiko für Lungenkrebs nach 20 Jahren um fast 75 Prozent reduzieren.[11]

Praktisch jede chronische subletale Verletzung kann Krebs verursachen. Eine der deutlichsten Veranschaulichungen dieses Prinzips findet sich in einer Krankheit namens *Barrett-Ösophagus*. Diese wird am häufigsten durch die Refluxkrankheit (Sodbrennen) verursacht. Normalerweise bleibt die Magensäure im Magen und steigt nicht in die Speiseröhre auf. Die Magenschleimhaut ist so beschaffen, dass sie den starken Magensäuren standhält, die Schleimhaut der Speiseröhre hingegen nicht. Wenn die Magensäure aufsteigt, nimmt die Schleimhaut der Speiseröhre Schaden, wodurch das schmerzhafte Sodbrennen verursacht wird. Infolgedessen verändert sich die Zellauskleidung der Speiseröhrenschleimhaut durch den Prozess der Metaplasie, wodurch sie eher der Magen- und Darmschleimhaut ähnelt.

Barrett-Ösophagus gilt oft als Vorstufe von Krebs und nimmt seit einigen Jahrzehnten zu. Die jährliche Rate, mit der er sich in Speiseröhrenkrebs verwandelt, beträgt etwa 0,3 Prozent,[12] und ist somit etwa fünfmal höher als normal. Der signifikanteste Risikofaktor für die Refluxkrankheit und für Barrett-Ösophagus ist Adipositas.[13]

In diesem Fall ist das krebsverursachende Agens die Magensäure, eine völlig normale Substanz – sofern sie am richtigen Ort ist. Magensäure stellt im Magen kein Problem dar. Magensäure in der Speiseröhre hingegen schon, weil der chronische subletale Zellschaden langfristig zu Krebs führt.

Alle bekannten Karzinogene (Tabakrauch, Asbest, Ruß, Strahlung, H. pylori und Viren) sind subletale Reizstoffe. Ironischerweise bewirken manche Krebsbehandlungen eine chronische Reizung und damit Krebs. Operationen sind die vielleicht älteste bekannte Behandlungsmethode bei Krebs. Krebs kann aber wieder am Ort des Eingriffs auftreten, selbst wenn alle Resektionsränder frei sind. Das Trauma das Eingriffs selbst löst eine chronische Entzündung und Wundheilung aus, die eine Rückkehr des Krebses begünstigt. In seltenen Fällen kann der Krebs an einer völlig anderen verletzten Körperstelle auftreten. Es ist ein Fall bekannt, bei dem sich ein Patient nach einem Sturz ein großes Hämatom zuzog. Zwei Monate später wurde bei ihm Lungenkrebs diagnostiziert, der an der Stelle der traumatischen Läsion eine Metastase gebildet hatte.[14] Dieses Phänomen wird als *inflammatorische Onkotaxis* bezeichnet.[15]

Eine Strahlenbehandlung verbrennt Krebszellen, und wenn die Dosis hoch genug ist, kann sie heilen. Ganz oder gar nicht. Aber die Behandlung selbst verursacht einen chronischen subletalen Zellschaden und kann daher krebserregend sein. Sekundärer Krebs entwickelt sich bei geschätzten 13 Prozent aller Brustkrebspatientinnen, und das Hauptrisiko dafür ist die Strahlenbehandlung.[16]

Chemotherapeutika sind ebenfalls bekannte Karzinogene. Die Medikamente Chlorambucil, Cyclosporin, Cyclophosphamid, Melphalan, Alkylanzien und Tamoxifen gelten nach der IARC-Klassifizierung (Internationale Agentur für Krebsforschung, siehe Kapitel 4) als Karzinogene der Gruppe 1. Cyclophosphamid, ein immunsupprimierendes Mittel, das bei Autoimmunkrankheiten wie Gefäßentzündung (Vaskulitis)[17] und rheumatoider Arthritis[18] zum Einsatz kommt, wird mit einer vierfachen Zunahme bestimmter Krebsarten assoziiert.

Die heutigen Standardbehandlungen bei Krebs ähneln den existenziellen Bedrohungen der frühen Erdgeschichte: Strahlung (bevor es eine Ozonschicht gab), Gift und Antimetaboliten (Entzug von Nährstoffen, periodisches Hungern). Einzellige Zellen kennen diese Bedrohungen und haben effektive Mechanismen entwickelt, um unter diesen Bedingungen zu gedeihen. Deshalb waren die Behandlungsmaßnahmen, die aus dem Krebsparadigma 1.0 abgeleitet wurden, so erfolglos.

Die Karzinogenese ist zwar machtvoll, die körpereigene Abwehr aber auch. Vielzellige Lebewesen haben ein großes Spektrum an krebssupprimierenden Mechanismen entwickelt, um die zelluläre Ordnung aufrechtzuerhalten. Hierzu zählen die Apoptose (kontrollierter Zelltod), DNA-Reparaturmechanismen, DNA-Überwachung, epigenetische Modifikationen, eine begrenzte Anzahl an Zellteilungen (Hayflick-Grenze), Telomerverkürzung, Gewebearchitektur und Immunüberwachung. Diese Abwehrmechanismen reichen normalerweise aus, um Krebs zu verhindern. Aber wenn die Umwelteinflüsse so beschaffen sind, dass Einzelligkeit von Vorteil ist, kann sich Krebs entwickeln.

Wir haben Krebs lange Zeit als eine Art von zufälligem genetischem Fehler betrachtet. Ein Fehler, der bei allen Lebewesen in der Geschichte auftritt und sich jedes Jahr bei Millionen von Menschen unabhängig entwickelt? Krebs ist mit Sicherheit kein Fehler. Krebs ist der perfekte Überlebenskünstler. Wenn alles andere stirbt, geht der Krebs siegreich hervor, weil er der Kern der Zelle ist, der um jeden Preis überleben wird. Krebs ist weder zufällig noch dumm. Er hat die Werkzeuge entwickelt, die er zum Überleben benötigt.

Dieses Modell passt besser zu den bekannten Fakten über Krebs als jedes andere ältere Paradigma. Es ist zweifellos nicht das letzte Wort zu Krebs und sollte daher auch nicht als solches betrachtet werden. Außerdem sind auch nicht alle seine Annahmen bewiesene Fakten. Es gibt noch sehr vieles über den Krebs zu lernen, aber ich glaube, dass dieses neue Paradigma einen gewaltigen und nützlichen Schritt nach vorne darstellt und viele Rätsel lüftet, die der Krebs verbirgt.

SO LASSEN SICH DIE RÄTSEL ERKLÄREN, DIE SICH UM DEN KREBS RANKEN

Wie kann es sein, dass Krebs jeden Teil des Körpers betreffen kann?

Die meisten Krankheiten greifen nur ein Organsystem an. Hepatitis B greift zum Beispiel die Leber an, nicht aber den Fuß. Die Alzheimer-Krankheit greift das Gehirn an, nicht aber das Herz. Krebs greift jede Zelle im menschlichen Körper an. Warum? Weil jede Zelle im Körper bereits den Samen von Krebs in sich trägt.

Wie kann Krebs praktisch jedes vielzellige Lebewesen auf der Erde befallen?

Alle Tiere und Pflanzen auf der Erde stammen von Einzellern ab, deshalb ist die »Krebs-Subroutine«, ein tief eingebetteter, omnipräsenter Satz von Genen, bereits in unseren Genomen gespeichert. Für Einzeller stellen sie natürlich keine Anweisung dar, Krebs zu bilden. Stattdessen sind es einfach Anweisungen, wie sie sich erfolgreich gegen andere Zellen behaupten, um ihre Umwelt zu beherrschen.

Vielzelligkeit hat zur Kontrolle dieser einzelligen Tendenzen Schutzvorkehrungen eingerichtet. Das alte »Konkurrenz-Regelwerk« wurde dabei nicht zerstört. Es wurde vielmehr um neue Abschnitte ergänzt und in ein »Kooperationsregelwerk« abgewandelt. Wenn diese neuen Pfade zusammenbrechen, erwacht die ursprüngliche einzellige (Krebs-)Subroutine zum Leben; das alte Regelwerk wird gewissermaßen entstaubt. Sobald dieses Programm aktiviert wird, folgt es einem vorgegebenen Skript. Die Krebszelle fängt an zu wachsen und bildet eine kleine Masse anormaler Zellen: den Tumor.

Warum sehen alle Krebsarten so ähnlich aus?

Trotz der sehr unterschiedlichen ursprünglichen Zelltypen und genetischen Unterschiede der Menschen teilen die verschiedenen Krebsarten dasselbe »merkwürdige Portfolio« von Kennzeichen. Es gibt a priori keinen Grund dafür, dass diese Kennzeichen zusammenkommen. Warum sollten Wachstum und Unsterblichkeit gemeinsam mit dem Warburg-Effekt ausgewählt werden? Warum entwickeln manche Krebsarten nicht vielmehr die Fähigkeit, Energie aus Sonnenlicht zu gewinnen und Fotosynthese zu betreiben? Warum sollte Krebs zu übermäßigem Wachstum führen, nicht aber (wie bei Superman) zu einem Laserblick?

Das Krebsprogramm ist bereits vorgegeben. Es ist die Rückkehr zur Einzelligkeit, ein Atavismus. Alle Krebsarten haben denselben einzelligen Vorfahren, mit seinem uralten Modus vivendi, eine Kombination aus Merkmalen, die sich über Jahrmillionen entwickelten, um die eigenen Überlebenschancen zu maximieren.

Warum tritt Krebs so häufig auf?

Das Lebenszeitrisiko einer klinischen Krebserkrankung an jeder beliebigen Körperstelle bei Menschen beträgt 1:3. In den USA beträgt das Lebenszeitrisiko für Brustkrebs bei Frauen 1:9, in Deutschland liegt es bei 1:8[19]. Aber in Wirklichkeit gibt es viel, viel mehr Fälle von Krebs. Autopsiestudien von Menschen, die an anderen Ursachen verstorben sind, deuten auf eine erstaunlich hohe Rate an unentdeckten malignen Tumoren hin.[20] Krebs ist keine seltene Krankheit; sie ist allgegenwärtig.

Jede Krebszelle muss Hunderte oder Tausende von Mutationen durchlaufen, damit sie sich aus einer normalen Zelle verwandeln kann. Die Entwicklung von Krebs würde Jahrhunderte oder sogar Jahrtausende dauern, wenn die Mutationen nacheinander entstünden. Die Atavismus-Theorie erklärt schlüssig, warum Krebs so häufig auftritt: Der Ursprung von Krebs befindet sich bereits in jeder Zelle unseres Körpers. Wir müssen ihn nicht aufbauen; wir müssen ihn nur aufdecken.

Ein neues Verständnis von Krebs

Im nächsten Abschnitt dieses Buches werden wir einen genaueren Blick auf die Werkzeuge werfen, die uns zur Verfügung stehen, um Krebs zu verhindern und zu bekämpfen – wir richten unseren Fokus vom Samen auf den Boden. Vorher möchte ich aber unsere bisherige Reise zusammenfassen, um den Krebs und seine Ursprünge besser zu verstehen.

Das Krebsparadigma 1.0 ging davon aus, dass Krebs eine Krankheit des übermäßigen Wachstums ist. Das ist zweifellos korrekt, erklärt aber nicht, warum Krebszellen so übermäßig wachsen. Das Krebsparadigma 2.0 nahm an, dass Krebs eine Krankheit genetischer Mutationen ist, die das übermäßige Wachstum verursachen. Auch das ist zweifellos korrekt, erklärt aber wieder nicht, warum diese Mutationen auftreten. Dies führte uns zum Krebsparadigma 3.0, der Evolutionstheorie, die besagt, dass Gene als Überlebensreaktion auf eine chronische subletale Verletzung mutieren. Das Streben nach Einzelligkeit, der elementarsten Überlebenseinheit, ist die treibende Kraft hinter den Mutationen. Charles Darwins Theorie lässt sich in Bezug auf Krebs am besten mit folgendem Zitat subsumieren: »Es sind weder die stärksten Spezies, die überleben, noch die klügsten, sondern die anpassungsfähigen.«[21] Krebs ist der ultimative zelluläre Wechselbalg, der nur ums eigene Überleben kämpft. Dieser mächtige Feind wurde durch die stärkste bekannte biologische Kraft geformt: die Evolution.

Krebs verhält sich wie eine invasive Spezies. Das beharrliche Wachstum, das schließlich zur Metastasierung führt, spiegelt einen Organismus wider, der in neue Lebensräume vordringt, um sie zu besiedeln. Während das Krebsparadigma 2.0 Krebs als »dumme« Krankheit genetischer Mutationen betrachtet, hält das Krebsparadigma 3.0 Krebs für eine »kluge« Krankheit, ein invasives Protozoen, das alles unternimmt, was in seiner Macht steht, um zu überleben.

Krebs ist eine omnipräsente Gefahr, weil jede Zelle jedes vielzelligen Organismus seinen Samen in sich trägt. Wie der Alterungsprozess kann er niemals wirklich vernichtet werden, aber es ist durchaus möglich, Einfluss auf das Entstehungsrisiko zu nehmen.

Krebs durchläuft drei Phasen: Transformation, Progression und Metastasierung. Wir haben bisher nur den ersten Schritt beschrieben: die krebsartige Transformation. Die Evolution hat den Krebs geformt, so wie ein Bildhauer einen Stein bearbeitet; seine Überlebensgene wurden entworfen, gehauen, gemeißelt, geschliffen und geglättet. Mit der Zeit offenbart sich das fertige Stück: ein tödliches Kunstwerk. Aber welche Umweltbedingungen führen dazu, dass der Krebs gedeiht?

Teil IV

PROGRESSION

KREBSPARADIGMA 3.0

14

ERNÄHRUNG UND KREBS

1981 bat das U.S. Congress Office of Technology Assesment (Büro für Technologiebewertung des US-Kongresses) Sir Richard Doll, den führenden Krebs-Epidemiologen seiner Zeit, und Sir Richard Peto, einen renommierten Professor für Medizinstatistik und Epidemiologie an der Oxford University, die bekannten Ursachen von Krebs einzuschätzen. Ihre 117-seitige richtungsweisende Schrift wurde 2015 aktualisiert,[1] und im Großen und Ganzen waren sich Forscher einig, dass die ursprünglichen Schätzungen »35 Jahre später immer noch gültig sind«.[2]

Tabak war und ist der wichtigste Faktor, der zu Krebs beiträgt. In den USA erreichte der Zigarettenkonsum in den 1960er-Jahren einen Höchststand; heute rauchen zwar »nur noch« 20 Prozent der erwachsenen Bevölkerung, Tabak macht aber immer noch etwa ein Drittel des bekannten Krebsrisikos aus.

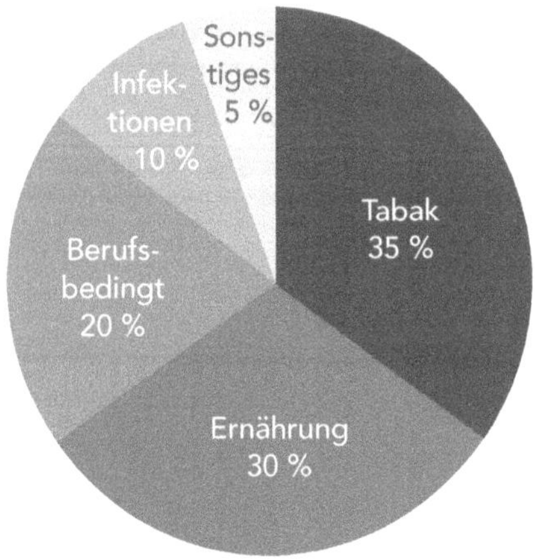

Die Ernährung ist nach dem Tabakkonsum der zweitgrößte krebsfördernde Faktor.

Ernährungsfaktoren, unter anderem Adipositas und mangelnde körperliche Aktivität, folgen dicht auf Platz 2 und machen 30 Prozent des Krebsrisikos aus, obwohl sich der Anteil möglicherweise auf bis zu 60 Prozent beläuft. Es war klar, dass die Verbindung zwischen Ernährung und Krebs sehr wichtig ist, aber die Frage blieb: Welcher spezifische Ernährungsfaktor ist für Krebs verantwortlich? Es ist extrem schwierig, die genaue Beziehung zu bestimmen. Liegt es an einem Vitaminmangel? Fehlt uns ein entscheidender Schutzfaktor? Essen wir zu viel von etwas – oder zu wenig?

Ballaststoffe

Der legendäre irische Chirurg Denis Burkitt bemerkte 1973: »Eine Reihe wichtiger Krankheiten sind für die moderne westliche Zivilisation charakteristisch.«[3] Zu diesen Krankheiten, die in afrikanischen Populationen mit einer traditionellen Lebensweise nicht vorkamen, zählten Herzkrankheiten, Adipositas, Typ-2-Diabetes, Osteoporose und bestimmte Krebsarten. Der im Westen überaus häufig auftretende Darmkrebs war bei den afrikanischen Populationen, die Burkitt behandelte, praktisch nicht existent. Gebürtige Afrikaner jedoch, die einen westlichen Lebensstil übernahmen, bekamen häufiger Darmkrebs, weshalb dieser nicht einfach als genetisches Problem abgetan werden konnte. Die Ernährung wurde ins Visier genommen, aber welcher konkrete Aspekt war verantwortlich?

Die traditionelle afrikanische Kost enthielt viele Ballaststoffe – sehr viele. Diese vergrößerten das Volumen des Stuhlgangs und führten zu häufigen und großen Darmbewegungen. Die westliche Ernährung hingegen enthielt nur wenig Ballaststoffe, weil das so reichlich verwendete Getreide stark verarbeitet war und einen Großteil seiner natürlichen Ballaststoffe eingebüßt hatte. Das Ergebnis? Weniger und kleinere Darmbewegungen.

Ballaststoffe sind der unverdauliche Teil pflanzlicher Nahrung; sie sind entweder wasserlöslich oder wasserunlöslich. Beide Varianten können nicht vom Körper absorbiert werden und vergrößern daher die Stuhlmasse. Burkitt, der zwei und zwei zusammenrechnete, stellte die Hypothese auf, dass der hohe Ballaststoffanteil in der traditionellen afrikanischen Ernährung Darmkrebs vorbeugte. Vielleicht reinigte der regelmäßige Stuhlgang das Verdauungssystem und verhinderte, dass das Essen zu lange im Dickdarm verweilte und dort anfing zu verrotten, was vielleicht eine karzinogene Wirkung hat. Das hohe Stuhlvolumen bedeutete häufige »reinigende« Darmbewegungen. Eine gesteigerte Zufuhr an Ballaststoffen wurde enthusiastisch als einfache Maßnahme zur Verbesserung der Gesundheit und Senkung des Krebsrisikos beworben.

Das war eine ziemlich gute Hypothese. Frühe Studien über präkanzeröse Läsionen, auch bekannt als Adenome oder Polypen, waren jedoch nicht ermutigend. Mitte der 1990er-Jahre gelang es zwei großen Studien – der Toronto Polyp Prevention Trial[4] und dem Australian Polyp Prevention Project[5] – nicht, den Nachweis zu erbringen, dass ein höherer Konsum von Ballaststoffen gesundheitliche Vorteile mit sich brachte.

Die Nurses' Health Study, eine über 16 Jahre angelegte Studie mit über 16000 Frauen, stellte 1999 fest, dass eine ballaststoffreiche Ernährung das Risiko für präkanzeröse Adenome nicht verringerte. Ja, es traten jene wunderbaren Darmbewegungen ein, aber nein, sie senkten das Krebsrisiko nicht.[6] Und es sollten noch weitere schlechte Nachrichten folgen.[7] Im Rahmen einer randomisierten kontrollierten Studie, der als Goldstandard der experimentellen Medizin gilt, erhielten 1303 Patienten entweder ihre übliche Kost oder eine fettarme, ballaststoffreiche Kost mit viel Obst und Gemüse. Die Ballaststoff-Gruppe nahm beachtliche 75 Prozent mehr Ballaststoffe und 10 Prozent weniger Fett zu sich als mit einer herkömmlichen Kost. Leider war diese Ernährungsintervention unter dem Gesichtspunkt der Krebsprävention prinzipiell nutzlos. Ja, Ballaststoffe regen die Darmtätigkeit an, aber sie verhindern keinen Darmkrebs.

Der hohe Konsum von Ballaststoffen schützte nicht vor Darmkrebs. Es mussten also eine oder mehrere der zahlreichen Ess- und Alltagsgewohnheiten sein, in denen sich Afrikaner und Europäer voneinander unterschieden. Wenn die Inuit im hohen Norden ihre traditionellen Ernährungsgewohnheiten pflegten, führten sie sich wenig bis gar keine Ballaststoffe zu, weil in ihrer Region wenig pflanzliche Nahrung verfügbar war. Aber auch bei ihnen trat wenig bis gar kein Darmkrebs auf. Krebs war keine Krankheit, die auf zu wenig Ballaststoffe zurückgeführt werden konnte, und deshalb führte eine höhere Zufuhr von Ballaststoffen auch nicht zu weniger Krebs. Verflixt!

Nahrungsfett

Der nächste Verdächtige war Nahrungsfett, vor allem gesättigte Fette. Es gab keinen wirklichen Grund für die Vermutung, dass Nahrungsfett Krebs verursachte. Schließlich aßen Menschen schon seit Jahrtausenden Fette aus tierischen und pflanzlichen Quellen (Fleisch und Milchprodukte und auch Kokos- und Olivenöl). Traditionelle Gesellschaften konsumierten häufig viel Fett. Die Inuit verzehrten Wal- und Seehundspeck. Die Völker im Südpazifik aßen viele Kokosnüsse, die reich an gesättigten Fetten sind. Keine dieser beiden Populationen litt nennenswert an Krebs, Herzerkrankungen oder Adipositas. Es gab einfach keinen Hinweis darauf, dass Nahrungsfett in irgendeiner Form karzinogen war. Warum zogen wir das überhaupt in Betracht?

Von Ende der 1960er- bis in die 1990er-Jahre herrschte eine an Hysterie grenzende Fettphobie. Nach dem Zweiten Weltkrieg litten scheinbar gesunde Männer mittleren Alters in einer besorgniserregenden und stetig zunehmenden Rate an Herzinfarkten. Niemand wusste warum. Als Präsident Eisenhower einen Herzinfarkt erlitt, interessierte sich plötzlich jeder dafür. Adipositas, Typ-2-Diabetes und Bewegungsmangel stellten damals noch keine großen Gefahren für die Gesundheit dar. Wer war der Übeltäter?

Die Alltagsgewohnheiten, die sich zwischen 1900 und 1950 am signifikantesten geändert hatten, hatten nichts mit der Ernährung zu tun, sondern mit dem immer beliebter werdenden Zigarettenkonsum, der vor allem nach dem Zweiten Weltkrieg an Fahrt aufnahm. Der Zusammenhang zwischen Rauchen und Krankheit wurde jahrzehntelang vertuscht, weil Tabakunternehmen vehement leugneten, dass der blaue Dunst Herz-, Gefäß- und

Lungenerkrankungen oder Krebs verursachte. In den 1960er-Jahren pafften somit auch Ärzte munter mit dem Rest ihrer Generation.

Dr. Ancel Keys, ein bekannter Ernährungsforscher, identifizierte Nahrungsfett als den Übeltäter, der Herzkrankheiten verursachte. Das hat allerdings noch nie Sinn ergeben. Amerikaner, die in einem Land des Überflusses leben, haben schon immer mehr tierische Fette gegessen als praktisch jedes andere Volk auf dieser Welt. Die riesigen Anbauflächen des Mittleren Westens lieferten das Futter für die großen Rinderfarmen in Texas. Amerikaner haben schon immer reichlich Rindfleisch und Milch konsumiert. Selbst oberflächlich betrachtet ist schwer erkennbar, wie jemand zu der Schlussfolgerung hätte kommen können, dass ein höherer Fettkonsum mehr Herzerkrankungen verursachte. Der Fettkonsum nahm nicht zu, trotzdem stieg die Anzahl der Herzerkrankungen besorgniserregend schnell an.

Aber jede Geschichte braucht einen Erzbösewicht und so wurde Nahrungsfett zum Staatsfeind Nummer 1 erklärt. Die American Heart Association (AHA, zu Deutsch: Amerikanische Herzgesellschaft) verfasste 1961 die weltweit ersten offiziellen Empfehlungen und riet Amerikanern, ihren Konsum von Fett, gesättigtem Fett und Cholesterin zu senken. Die Menschen folgten dieser Empfehlung und fingen an, fettarme Milch zu trinken und anstelle von Eiern und Fleisch fettarme Speisen wie Weißbrot und Nudeln zu essen.

Aber der Kreuzzug gegen Fett blieb nicht auf Herzerkrankungen beschränkt. Nahrungsfett wurde für beinahe jedes Leiden verantwortlich gemacht. Es wurde behauptet, es verursache Adipositas, hohe Cholesterinwerte, Herzerkrankungen und wahrscheinlich auch Mundgeruch, Haarausfall und Schnittverletzungen. Es gab keinen stringenten Beweis dafür, dass Nahrungsfett, das die Menschen seit … nun ja, seit Menschengedenken essen, schädlich war. Aber das spielte keine wirklich große Rolle, weil die gesamte wissenschaftliche Welt auf den Zug aufgesprungen war, Fett sei schlecht. Weil Fachkreise dachten, dass Nahrungsfett Herzkrankheiten verursachte, zogen sie die logische Schlussfolgerung, dass es vermutlich auch Krebs auslöste. Wer braucht schon einen Beweis, wenn er ein Dogma hat?

Aber trotzdem hatte niemand eine Vorstellung davon, wie Nahrungsfett Krebs verursachte. Selbst in anekdotenhaften Erzählungen gab es nur wenige Beobachtungen, die nahelegten, dass Menschen, die viel Fett aßen, häufiger an Krebs erkrankten. Es war nicht nur so, dass die Inuit und südpazifischen Inselbewohner, zwei Populationen mit einer seit Jahrhunderten niedrigen Krebsrate, viel Fett konsumierten – die Vegetarier in Indien ernährten sich mit sehr fettarmen, hauptsächlich aus Getreide bestehenden Speisen und bekamen trotzdem Krebs. All das wurde geflissentlich ignoriert. Die Devise lautete: Fett ist an allem schuld. Und so sollte es auch eine Weile bleiben.

1991 testete die Women's Health Initiative, eine groß angelegte, randomisierte und kontrollierte Studie, die Theorie, dass Nahrungsfett nicht nur Übergewicht und Herzinfarkte verursachte, sondern auch Brustkrebs. Beinahe 50 000 Frauen nahmen an der Studie teil. Eine Gruppe von Frauen erhielt die Anweisung, ihre Essgewohnheiten beizubehalten, während die andere Gruppe ihre Fettzufuhr auf 20 Prozent des täglichen Kalorienbedarfs reduzieren und gleichzeitig ihren Konsum an Getreide, Gemüse und Obst erhöhen sollte.

Im Lauf der nächsten acht Jahre reduzierten diese Frauen pflichtbewusst ihren Fettkonsum und ihre allgemeine Kalorienzufuhr. Führte diese strikte Diät zu einer Abnahme an Herzerkrankungen, Adipositas und Krebs? Nicht im Geringsten. 2007 stellte die Studie im Hinblick auf Herzerkrankungen keinen Nutzen fest.[8] Das Gewicht der Frauen veränderte sich nicht. Und ihre Krebsrate war auch nicht besser. Es gab weder einen Vorteil für Brustkrebs[9] noch für Darmkrebs.[10] Das war eine erstaunliche Niederlage. Spielte das Fett in der Ernährung eine kleine Rolle für die Entstehung von Krebs? Die Antwort war unwichtig. Die Wirkung war so klein, dass sie nicht erkennbar war, selbst in der größten Ernährungsstudie, die jemals durchgeführt wurde.

Die Verringerung der Fettzufuhr bewirkte keinen messbaren gesundheitlichen Nutzen, was im direkten Widerspruch zu den herrschenden Überzeugungen jener Zeit stand. Ein höherer Fettkonsum verursachte keinen Krebs. Aber auch ein geringerer Fettkonsum verursachte keinen Krebs.

In Bezug auf einen kausalen Zusammenhang mit Krebs erwies sich Nahrungsfett also als Nullnummer. Was kam jetzt an die Reihe?

Vitamine

War es möglich, dass Krebs durch einen Vitaminmangel verursacht wurde, und falls ja, konnten Nahrungsergänzungsmittel das Krebsrisiko verringern? Vitamine sind ein lukratives Geschäft. Die Menschen nehmen gerne Nahrungsergänzungsmittel zu sich. Es ist ein reizvoller Traum, dass man sein Krebsrisiko verringern könnte, indem man ein paar Vitamintabletten schluckt. Diese Theorie stellten wir auf den Prüfstand, aber die Ergebnisse waren nicht gut.

Beta-Carotin

Zuerst nahm man sich Beta-Carotin vor, einen Vorläufer von Vitamin A, der Karotten ihre orange Farbe verleiht und im Körper ein wirksames Antioxidans ist. Eine randomisierte kontrollierte Studie ging 1994 der Frage nach, ob eine Supplementierung mit Beta-Carotin das Risiko für Herzerkrankungen und/oder Krebs verringern konnte.[11] Die Hoffnung war groß, aber leider fiel die Antwort negativ aus. Krebs war keine Krankheit, die durch einen Mangel an Beta-Carotin verursacht wurde, so wie Skorbut eine Krankheit ist, die durch einen Mangel an Vitamin C verursacht wird. Schlechte Nachrichten für Vitaminliebhaber.

Aber es sollte noch schlimmer kommen: Die Einnahme von Beta-Carotin-Supplementen erhöhte die Krebs- und Gesamttodesrate. Zuerst tat man diese Wirkung als Zufall ab, aber eine ähnliche Studie von 1996 stellte dieselbe krebserregende Wirkung fest.[12] Wie konnte die Einnahme von scheinbar nützlichen Vitaminen das Krebsrisiko erhöhen? Es sollten noch einige Jahre vergehen, bevor dieses Geheimnis gelüftet werden konnte: Krebs verhält sich wie eine invasive Spezies. Der Einsatz von Nahrungsergänzungsmitteln unterstützt diese schnell wachsenden Zellen mehr als die langsam wachsenden, normalen Zellen.

Krebszellen wachsen und wachsen und wachsen und hören niemals auf. Aber nicht einmal Krebs kann ohne Nährstoffe wachsen. Selbst die besten Baumeister der Welt benötigen Steine, um eine Mauer zu errichten. Die schnell wachsenden Krebszellen sind auf eine konstante Nährstoffversorgung angewiesen. Vitamine bringen eine Zelle nicht dazu, sich in Krebs zu verwandeln, aber wenn ein Krebs bereits vorliegt, können sie auf jeden Fall sein Wachstum fördern. Wenn man Krebs mit vielen Vitaminen füttert, ist das so, als würde man Dünger auf ein Feld streuen in der Hoffnung, dass dort ein schöner, üppiger Rasen entsteht. Man will, dass das Gras wächst, aber das Unkraut, das zu den am schnellsten wachsenden Pflanzen auf dem Feld gehört, nimmt die Nährstoffe ebenfalls auf und wächst wie … nun ja, wie Unkraut. Wenn ein wichtiger Nährstoff wie Beta-Carotin in großer Menge verfügbar ist, sind Krebszellen sehr aktiv und wachsen wie Unkraut. In der Krebsmedizin will man aber nicht mehr Wachstum; man will weniger.

Folsäure (Vitamin B9)

Als Nächstes war Folsäure an der Reihe, das wasserlösliche B-Vitamin, das in grünem Blattgemüse, Hülsenfrüchten und Cerealien vorkommt. Es ist für das korrekte Zellwachstum so wichtig, dass in den USA Weizenmehl mit Folsäure angereichert werden muss. Die Supplementierung mit Folsäure war eine der spektakulärsten Erfolgsgeschichten der Moderne. Selbst in den wohlgenährten westlichen Gesellschaften verringerte die routinemäßige Supplementierung schwangerer Frauen mit Folsäure das Auftreten von Neuralrohrdefekten. Observationsstudien in den 1980er- und 1990er-Jahren kamen zu der Schlussfolgerung, dass eine Unterversorgung mit Folsäure das Risiko für Herzerkrankungen und Darmkrebs erhöhte. Eine große Welle der Begeisterung für Vitamin-B-Supplemente Anfang der 2000er-Jahre führte zu großen Studien, die der Frage nachgehen sollten, ob wir diese Krankheiten aufhalten konnten.

Die randomisierte HOPE2-Studie von 2006 stellte allerdings fest, dass eine Supplementierung mit Folsäure und Vitamin B_{12} Herzerkrankungen nicht zu reduzieren vermochte.[13] Aber was war mit Krebs? Die Studie stellte fest, dass das Risiko von Darm- und Prostatakrebs zunahm (um 36 beziehungsweise 21 Prozent). Das war an und für sich schon ein großes Warnsignal, aber es sollten noch weitere schlechte Nachrichten folgen. Eine klinische Studie über die Prävention von Dickdarmpolypen durch Aspirin/Folsäure stellte fest, dass eine sechs Jahre andauernde Supplementierung mit Folsäure das Risiko für einen fortgeschrittenen Krebs um 67 Prozent erhöhte.[14] Eine weitere Studie fand heraus, dass Brustkrebspatientinnen, die Vitamin-B_{12}-Supplemente nahmen, ein höheres Risiko hatten, einen Rückfall zu erleiden und zu sterben.[15]

Zwei große Studien, die Norwegische Vitamin-Studie[16] (NORVIT) und die Westnorwegische B-Vitamin-Interventionsstudie (WENBIT)[17], bestätigten, dass hoch dosierte Vitamin-B-Supplemente das Risiko für Herzerkrankungen nicht verringerten. Krebs? Es gab einen signifikanten Effekt, aber keinen guten. Die Supplementierung mit Folsäure erhöhte das Erkrankungsrisiko um 21 Prozent und das Sterberisiko um 38 Prozent.[18] Nicht gut. Wir verhinderten den Krebs nicht; wir machten die Patienten krank.

Winston Churchill erinnerte uns einst, dass »jene, die es versäumen, von der Geschichte zu lernen, dazu verurteilt sind, sie zu wiederholen«. Wenn wir uns nur ein wenig an die Medizingeschichte erinnert hätten, hätte dieses bedauernswerte Kapitel vermieden werden können. 1947 testete der Vater der modernen Chemotherapie, Dr. Sidney Farber, die Supplementierung mit Folsäure bei 90 Patienten mit unheilbarem Krebs.[19] In manchen Fällen, vor allem bei Leukämiepatienten, beschleunigte sich das Krebswachstum deutlich. Den Patienten ging es schlechter, nicht besser.

Ein wahrhaft großartiger Wissenschaftler zeichnet sich durch die Fähigkeit aus, seine Meinung zu ändern, wenn sich die Fakten ändern. Als Farber erkannte, dass Folsäure Krebs verschlimmerte, begann er mit der Verabreichung von Aminopterin, einem Folsäureblocker. Wenn Folsäure den Zustand der Patienten verschlechterte, könnte die Hemmung der Folsäure ihren Zustand vielleicht bessern. Diese bahnbrechende Entdeckung läutete die moderne Ära der Chemotherapie ein. Leukämiepatienten zeigten eine beinahe wundersame, wenngleich kurzzeitige Verbesserung.

Die moderne Chemotherapie beruhte auf der in den 1940er-Jahren gemachten Beobachtung, dass die Verabreichung von Folsäure Krebs verschlimmerte. Und doch wurden Anfang der 2000er-Jahre Forschungsgelder in Millionenhöhe ausgegeben, um etwas zu beweisen, das seit Jahrzehnten bekannt war. Rückblickend ist es einleuchtend, warum eine hoch dosierte Vitamin-Supplementierung das Krebsrisiko erhöht. Krebszellen wachsen wie verrückt. Hoch dosierte Vitamine unterstützen das Zellwachstum. So einfach ist das.

Vitamin C

Ein Vitamin-C-Mangel verursacht Skorbut, der für Matrosen zwischen 1500 vor Christus bis 1800 nach Christus eine omnipräsente Gefahr war. Lange Fahrten auf See ohne eine ausreichende Versorgung mit Vitamin C führten zu leichten Hämatomen, geschwollenen Extremitäten und entzündetem Zahnfleisch. Diese Krankheit wurde letztlich geheilt, indem die Seeleute als Reiseproviant Orangen und Zitronen erhielten. Vitamin C konnte Skorbut heilen, aber konnte es auch Krebs heilen?

In den 1970er-Jahren wurde Linus Pauling – der bislang einzige Wissenschaftler, der als Einzelperson zwei Nobelpreise erhielt (für Chemie und den Friedensnobelpreis) – ein großer Verfechter der Supplementierung mit Vitamin C, weil er glaubte, es könne auch normale Erkältungen und Krebs heilen.[20] Leider konnten neuere Studien nicht bestätigen, dass Vitamin C bei Menschen einen Anti-Krebs-Effekt hat. 2015 ergab ein Überblick über alle verfügbaren Studien, dass »es keinen Beweis gibt, der im Rahmen einer Krebsprävention für die Anwendung von Vitamin-C-Supplementen spricht«.[21] Die Supplementierung mit Vitamin C ist wichtig, wenn man ein Pirat ist und über die sieben Weltmeere segelt, sie kann Krebs aber weder verhindern noch behandeln.

Vitamin D und Omega-3-Fettsäuren

1937 spekulierten Wissenschaftler zum ersten Mal, dass die Exposition mit Sonnenlicht das Krebsrisiko verringern könnte.[22] 1941 stellten Studien fest, dass das Leben in höheren geografischen Breiten (mit weniger Sonnenlicht) mit einem höheren Krebstodrisiko assoziiert ist.[23] Dieser Zusammenhang konnte mit einer schützenden Wirkung von Vitamin D erklärt werden, das sich in der Haut bildet, wenn diese den ultravioletten B-Strahlen (UVB) der Sonne ausgesetzt wird.[24]

Für die meisten Menschen ist Sonneneinstrahlung die einzige signifikante Vitamin-D-Quelle, weil nur wenige Nahrungsmittel von Natur aus viel Vitamin D enthalten. Die Steigerung der UVB-Exposition kann das Risiko von Melanomen erhöhen, deshalb war die Supplementierung mit Vitamin D eine vielversprechende Alternative, die sich Mitte der 2000er-Jahre großer Beliebtheit erfreute.

Studien an Tieren und Menschen[25] deuteten auf das große Potenzial für Vitamin D als Wirkstoff gegen Krebs hin.[26] Vitamin D konnte die Proliferation von Krebszellen verringern, die Apoptose erhöhen (ein maßgeblicher Abwehrmechanismus gegen Krebs), die Bildung neuer Blutgefäße verringern und die Invasivität und Metastasierungsneigung eines Tumors verringern.[27] Die dritte National Health and Nutrition Examination Survey (NHANES, zu Deutsch: Nationale Gesundheits- und Ernährungsstudie),[28] eine große amerikanische Studie mit über 13 000 Teilnehmern, stellte fest, dass ein niedriger Vitamin-D-Spiegel mit einem beachtlichen 26-prozentigen Anstieg der Gesamtsterblichkeit assoziiert war, hauptsächlich aufgrund von Herz- und Krebsleiden, den beiden Haupttodesursachen für Amerikaner.

Um einige verbindliche Antworten zu finden, randomisierten die NIH (National Institutes of Health, zu Deutsch: Nationale Gesundheitsinstitute) über 25 000 Teilnehmer über einen Zeitraum von 5,3 Jahren in einer groß angelegten Studie zu Vitamin-D-Supplementen und einem anderen Nahrungsergänzungsmittel, das damals beliebt war – sogenannte *marine langkettige n-3-Fettsäuren*, auch bekannt als Omega-3-Fettsäuren. Leider fand die Vitamin D and Omega-3 Trial (VITAL, zu Deutsch: Vitamin-D-

und Omega-3-Studie) keinen Beweis dafür, dass die untersuchten Nahrungsergänzungsmittel irgendeine Form der Krebsprävention darstellten. Weder bei Brustkrebs noch bei Prostatakrebs noch bei Darmkrebs. In ähnlicher Weise gab es keinen Nutzen für die Prävention von Herzkrankheiten.[29] Dieser Mangel an Nützlichkeit wurde in der Vitamin D Assessment Study (ViDa, zu Deutsch: Vitamin-D-Bewertungsstudie) 2018 bestätigt.[30] Es konnten keine schädlichen Nebenwirkungen entdeckt werden, aber auch kein Nutzen.

Vitamin E

Vitamin E ist eine Gruppe fettlöslicher antioxidativer Vitamine, die in den 1990er-Jahren sehr beliebt waren und im Ruf standen, das Auftreten von Herzkrankheiten und Krebs zu verringern.[31] Leider haben große randomisierte Studien seither festgestellt, dass die Supplementierung mit Vitamin E zu keiner Verringerung des Risikos von Darm-,[32] Lungen-,[33] Prostata- oder anderen Krebsarten beiträgt.[34]

Wieder wurde die Einnahme eines Vitamins mit einer schädlichen Wirkung assoziiert. Die groß angelegte Studie Selenium and Vitamin E Cancer Prevention Trial (SELECT, zu Deutsch: Studie zur Krebsprävention mit Selen und Vitamin E) 2009[35] konnte nicht nachweisen, dass Vitamin E das Auftreten von Prostatakrebs verringerte. Aber längere Follow-up-Studien veranlassten die Forscher zu der Schlussfolgerung, dass »bei gesunden Männern eine Supplementierung mit Vitamin E das Risiko für Prostatakrebs signifikant erhöhte«. [36] Das war einfach nur hässlich. Vitamin-E-Supplemente verursachten eben jene Krebsleiden, die sie eigentlich verhindern sollten.

Wie man Krebs nicht heilt

Krebs ist nicht einfach eine Krankheit, die durch einen Nährstoffmangel verursacht wird, und deshalb bringt die Einnahme von Supplementen wahrscheinlich nicht viel. Wir testeten Vitamin A (Beta-Carotin), das nicht in der Lage war, Krebs zu reduzieren. Wir testeten B-Vitamine, die ebenfalls nichts brachten. Wir testeten Vitamin C, D und E, die alle nichts brachten. Uns gingen langsam die Buchstaben aus, die wir hätten testen können! Hier also die bekannten Fakten:

- Ernährung spielt eine große Rolle für die Entstehung von Krebs.
- Krebs wird nicht durch einen Mangel an Ballaststoffen verursacht.
- Krebs wird nicht durch zu viel Nahrungsfett verursacht.
- Krebs wird nicht durch einen Vitaminmangel verursacht.

Obwohl diese vier Punkte trivial klingen, kosteten sie Hunderte Millionen Dollar an Forschungsgeldern und viele Jahrzehnte Arbeit. Und trotzdem blieb die wichtigste Frage unbeantwortet: Welcher Bestandteil der Ernährung ist für so viel Krebs verantwortlich?

Ab den späten 1970er-Jahren begann ein Parameter, alle anderen ernährungsspezifischen Aspekte in den Schatten zu stellen: Adipositas. Die Adipositas-Epidemie begann als amerikanisches Phänomen, hat sich seither aber über den gesamten Erdball ausgebreitet. Mittlerweile ist bekannt, dass Krebs eine Krankheit ist, die mit Adipositas in Zusammenhang steht, welche 20 bis 30 Prozent des Risikos der häufigsten Krebsarten ausmacht.

Adipositas

Man geht davon aus, dass Adipositas im Jahr 2013 weltweit 4,5 Millionen Menschenleben gekostet hat, hauptsächlich aufgrund des erhöhten Risikos für Herzkrankheiten und Krebs.[37] In einem klinischen Kontext wird Adipositas oft durch den Body-Mass-Index (BMI) diagnostiziert, einer

Formel, die das Gewicht einer Person in Kilogramm durch das Quadrat der Körpergröße in Metern teilt (BMI = kg/m²). Dabei ist es wichtig, zu bedenken, dass diese einfache Berechnung viele Faktoren außer Acht lässt, beispielsweise die Körperzusammensetzung (unter anderem Muskelmasse und Knochendichte) und daher im Hinblick auf eine zu untersuchende Einzelperson nicht sehr aussagekräftig ist. Für große Populationen ist der BMI aber ein durchaus nützlicher Messwert. Nachfolgend eine gemeinhin akzeptierte Klassifikation:

BMI < 18,5	Untergewicht
BMI 18,6 bis 24,9	Normalgewicht
BMI 25 bis 29,9	Übergewicht
BMI 30 bis 39,9	Adipositas
BMI > 40	Morbide Adipositas

Die Adipositas-Epidemie in den USA beschleunigte sich Ende der 1970er-Jahre und etwa zehn Jahre später stieg die Rate an Typ-2-Diabetes. Erst in den 2000er-Jahren erkannten die meisten Forscher, dass Adipositas auch einen Einfluss auf Krebs hat. Weil oft Jahrzehnte vergehen, bis sich Krebs entwickelt, machte sich die sich zuspitzende Adipositas-Krise erst jetzt bemerkbar.

1982 begann die Krebspräventionsstudie II, eine große prospektive Kohortenstudie. An diesem gewaltigen wissenschaftlichen Unterfangen wirkten 77 000 Freiwillige mit, die allein dafür benötigt wurden, die gewaltige Menge von über 1 Million Teilnehmern anzumelden. Die Teilnehmer (Durchschnittsalter: 57 Jahre) waren zu Beginn der Studie gesund und ohne erkennbaren Krebs. Im Abstand von zwei Jahren wurde geprüft, wer verstorben war und warum.[38] 2003 kamen die Daten zu einer damals völlig neuen und erschreckenden Schlussfolgerung: Adipositas, die bereits ein bekannter Risikofaktor für Diabetes war, bewirkte auch einen erheblichen Anstieg des Krebsrisikos.

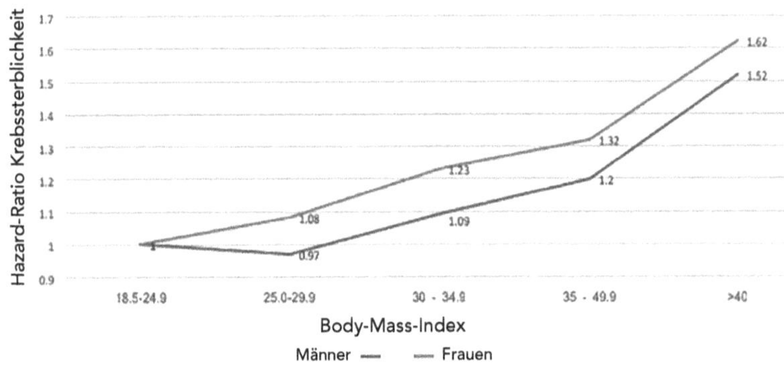

Anstieg des Krebsrisikos bei Adipositas

Wie sich aus dem Diagramm ablesen lässt, stieg das Risiko für Krebs ab einem BMI über 30 (adipös) und beschleunigte sich bei einem BMI über 40, ab dem die Wahrscheinlichkeit, insgesamt an Krebs zu sterben, um 52 bis 62 Prozent stieg. Das Risiko war je nach Krebsherd verschieden. Das Risiko für Leberkrebs erhöht sich um 452 Prozent, während das Risiko für den oft tödlich verlaufenden Bauchspeicheldrüsenkrebs um 261 Prozent zunimmt.

Das sind entmutigende Neuigkeiten, aber die Wahrheit ist aus zwei Gründen noch viel schlimmer. Erstens neigen Menschen, die durch Zigarettenkonsum an Lungenkrebs erkranken, nicht zu Adipositas, weil Rauchen oft schlank hält. Weil Lungenkrebs die signifikanteste Ursache für Krebstode ist, ist das um 52 bis 62 Prozent erhöhte Krebsrisiko bei Adipositas mit ziemlicher Sicherheit eine niedrige Schätzung. Wenn man nur Nichtraucher betrachtet, liegt das erhöhte Krebsrisiko bei einem BMI über 40 bei niederschmetternden 88 Prozent.

Zweitens neigen Patienten mit fortgeschrittenem Krebs zu Gewichtsverlust, der sogenannten Tumorkachexie. Dieses Phänomen verschleiert ebenfalls den wahren Zusammenhang zwischen Adipositas und Krebs und führt dazu, dass das wahre Risiko von Adipositas unterschätzt wird.

Über die folgenden Jahre wurden die Nachrichten über Adipositas und Krebs nur schlimmer. 2017 veröffentlichte das CDC (Centers for Disease Control and Prevention, zu Deutsch: Zentren für Krankheitskontrolle und -prävention) einen Bericht mit dem Titel *Trends in Incidence on Cancer Asso-*

ciated with Overweight and Obesity: United States, 2005-2014 (zu Deutsch: Entwicklungen der Inzidenz von Krebs in Verbindung mit Übergewicht und Adipositas: Vereinigte Staaten, 2005-2014).[39] Einige der bekanntesten Krebsarten, unter anderem Brust- und Darmkrebs, sind mit Adipositas und einem hohen Körperfettanteil verbunden. Zusammengenommen macht das 40 Prozent aller Krebsarten aus. Die Krebsarten, die am engsten mit Adipositas verknüpft sind, sind Leber-, Endometrium-, Speiseröhren- und Nierenkrebs, deren Risiko um das Zwei- bis Vierfache steigt. Bei Brust- und Darmkrebs steigt das Risiko um das 1,5-Fache bis Doppelte, es liegt in diesen Fällen also eine moderate Assoziation vor. 2016 kam die International Agency for Research on Cancer (IARC, zu Deutsch: Internationale Agentur für Krebsforschung) nach einer Untersuchung von über 1000 Studien zu der Schlussfolgerung, dass 13 Krebsarten eindeutig mit Adipositas in Zusammenhang stehen. Für drei weitere Krebsarten lagen nur begrenzte Daten vor, es war allerdings eine Tendenz erkennbar.[40]

Selbst eine leichte Gewichtszunahme ist mit einem erhöhten Krebsrisiko assoziiert. Eine Gewichtszunahme von nur fünf Kilogramm erhöht bei erwachsenen Frauen das Risiko für Brustkrebs um 11 Prozent, für Eierstockkrebs um 13 Prozent und für Darmkrebs um 9 Prozent.[41] Übergewicht oder Adipositas (BMI > 25) verdoppelte beinahe das Risiko für Krebserkrankungen der Speiseröhre, Leber und Nieren und erhöhte das Risiko für Darmkrebs um etwa 30 Prozent.

Von 2005 bis 2014 sank das Vorkommen aller gewichtsbezogenen Krebserkrankungen geringfügig, aber ein genauerer Blick auf die Zahlen zeichnet ein völlig anderes Bild. Diese Verbesserung war auf nur eine Krebsart beschränkt: Darmkrebs. Ein besseres Screening mittels Darmspiegelung entdeckte und beseitigte präkanzeröse Adenome, bevor sie sich zu Krebs entwickeln konnten, wodurch die Rate der Darmkrebsfälle um 23 Prozent fiel. Aber vom Darmkrebs abgesehen nahmen die anderen gewichtsbezogenen Krebsleiden insgesamt um 7 Prozent zu. Krebsarten, die in keinem Zusammenhang zum Gewicht standen (wie Lungenkrebs), waren in derselben Zeit um 13 Prozent gesunken. Unsere Fortschritte im Kampf gegen viele Krebsarten werden durch die Adipositas-Epidemie signifikant beeinträchtigt.[42]

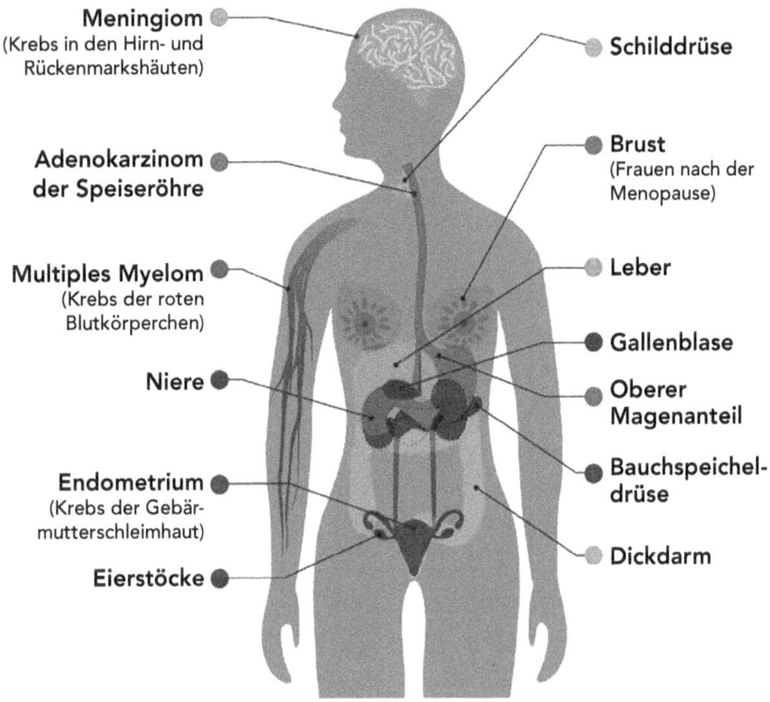

Krebsarten, die mit Übergewicht und Adipositas assoziiert sind

Die Aussichten waren sogar noch düsterer für die Kinder der Babyboomer, die in den 1980er- und 1990er-Jahren auf die Welt kamen. Sie sind nicht nur die schwerste Generation in der Geschichte der Menschheit, ihr Krebsrisiko ist selbst bei einem weitgehend normalen Gewicht höher, wahrscheinlich aufgrund der *Hyperinsulinämie* (die im nächsten Kapitel besprochen wird). Bei den Millennials entwickeln sich sechs mit Adipositas verbundene Krebsarten (Darm-, Endometrium-, Gallenblasen-, Nieren- und Bauchspeicheldrüsenkrebs sowie multiple Myelome) in einer altersangepassten Geschwindigkeit, die beinahe doppelt so hoch ist wie bei ihren Eltern aus der Babyboomer-Generation.[43] Jemand, der 1970 geboren wurde (Generation X), hat zum Beispiel ein 98 Prozent höheres Risiko, an Nierenkrebs zu erkranken als jemand, der 1950 geboren wurde. Das klingt schlimm, bis man erkennt, dass bei den Millennials, die 1985 geboren wurden, das Risiko beinahe fünfmal höher ist!

Krebs bei jungen Erwachsenen lässt erahnen, dass die Krankheitslast in Zukunft beträchtlich sein wird. Wenn Sie denken, dass das jetzt schon furchteinflößend ist, sollten Sie nur einmal warten, bis diese Generation älter wird. Die Adipositas-Epidemie betrifft immer jüngere Patienten und Krebs folgt dicht auf dem Fuß. Für die Altersgruppe von 45 bis 49 steigt die Rate von Bauchspeicheldrüsenkrebs um 0,77 Prozent jährlich, aber für junge Erwachsene im Alter zwischen 25 und 29 steigt sie sechsmal schneller. Bei den Jüngsten steigt die Krebsrate am stärksten an. Im Gegensatz dazu nehmen die meisten Krebsleiden, die nicht mit Adipositas in Zusammenhang stehen, ab, vor allem jene, die mit Viren, Rauchen und HIV verbunden sind.

Wenn eine Gewichtszunahme das Krebsrisiko erhöht, senkt dann ein Gewichtsverlust das Krebsrisiko? Die ersten Tierstudien, die diese Möglichkeit in Betracht zogen, wurden vor über einem Jahrhundert von Peyton Rous veröffentlicht, der 1914 den Nobelpreis erhielt. Bei Mäusen konnte das Krebsrisiko halbiert werden, wenn die Nahrungsverfügbarkeit erheblich eingeschränkt wurde.[44] In den 1940er-Jahren entdeckte Dr. Albert Tannenbaum, der ehemalige Präsident der American Association for Cancer Research (AACR, zu Deutsch: Amerikanische Gesellschaft für Krebsforschung), dass die Senkung der Kohlenhydratzufuhr Mäusen einen größeren Schutz vor Krebs bot als die Senkung der Gesamtkalorienzufuhr.[45] Er zog die Schlussfolgerung, dass eine »Tumorentstehung von der Zusammensetzung der Ernährung abhängt wie auch vom Ausmaß der Kalorienreduktion« – eine erstaunlich weitsichtige Beobachtung.[46] In der Nurses' Health Study gelang es Frauen, die nach der Menopause zehn Kilogramm oder mehr abgenommen hatten und ihr Gewicht halten konnten, ihr Brustkrebsrisiko um beachtliche 57 Prozent zu senken.

Adipositas erhöht also eindeutig das Krebsrisiko. Und Adipositas erhöht auch eindeutig das Risiko für Typ-2-Diabetes. Was ist die Verbindung? Das Haupthormon des Stoffwechsels: Insulin.

15

HYPERINSULINÄMIE

Typ-2-Diabetes und Krebs

Zu den wichtigsten »Zivilisationskrankheiten«, die Denis Burkitt seinerzeit erwähnte, zählen Adipositas, Typ-2-Diabetes und Krebs, deren Stränge so eng verwoben sind, dass sie kaum voneinander trennbar sind. Burkitt betrachtete sie als unterschiedliche Manifestationen desselben Grundproblems. Aber was war dieser gemeinsame Strang?

Populationen, die ihre traditionelle Lebens- und Ernährungsweise aufgeben und sich an westliche Gewohnheiten anpassen, erkranken häufiger an Adipositas, Typ-2-Diabetes und Krebs. Diese Verbindung, die Burkitt in Afrika so deutlich erkannte, wurde auch bei den indigenen Völkern Nordamerikas, den Inuit im hohen Norden, den Aborigines in Australien und den Inselbewohnern im Südpazifik beobachtet. Die größte Gruppe der indigenen Völker der Arktis sind die Inuit oder Eskimos, wie sie früher genannt wurden. Berichte von 1936 fanden bei den Inuit keinerlei Hinweise auf Krebs.[1] Nicht einen einzigen. Die damalige Fachliteratur hielt die Inuit für praktisch immun gegen Typ-2-Diabetes und Krebs.

Eine Expeditionsgruppe stellte 1952 fest: »Es wird gemeinhin behauptet, dass bei Eskimos kein Krebs vorkommt, und unseres Wissens ist bisher kein Fall bekannt«.[2] Die Lebensbedingungen im hohen Norden veränderten sich nach dem Zweiten Weltkrieg drastisch. Verbesserte Unterkünfte in größeren städtischen Gemeinden erhöhten die allgemeine Lebenserwartung. Die traditionelle Ernährung, die weitgehend aus Fisch und Meeressäugern bestanden hatte, wich nun importierten Lebensmitteln – hauptsächlich raffinierten Kohlenhydraten und Zucker. Bald erkannte man, dass die Inuit doch nicht immun gegen Krebs, Adipositas oder Typ-2-Diabetes waren, wie zuvor angenommen.

Die Geschichte von Typ-2-Diabetes bei den Inuit ähnelt auf unheimliche Weise der von Krebs. Zu Beginn des 20. Jahrhunderts suchten medizinische Arktisexpeditionen vergeblich nach dem Geheimnis der »Immunität« der Inuit gegen Typ-2-Diabetes. Ein Forscher schrieb 1967, dass »die klinische Erfahrung lange Zeit nahegelegt hat, dass Diabetes mellitus bei den Eskimos in Alaska selten auftritt«.[3] Die Situation änderte sich in den 1970er-Jahren, und zwar nicht zum Positiven.[4] 1988 zeigten Untersuchungen, dass »Diabetes mellitus bei den Ureinwohnern Alaskas keine seltene Erkrankung mehr ist«.[5] Von 1990 bis 1998 nahm Diabetes unter den Kindern und jungen Erwachsenen der Ureinwohner Alaskas um 71 Prozent zu.[6]

Es ist kein Zufall, dass die Rate an Adipositas, Typ-2-Diabetes und Krebs bei indigenen Völkern weltweit parallel gestiegen ist. Diese Krankheiten, die es bei diesen Völkern zuvor nicht gab, entwickelten sich innerhalb einer Generation zu einer ausgewachsenen Epidemie. Eine Katastrophe. Aufgrund der eindeutigen Korrelation zu Lebensstiländerungen galt Krebs lange Zeit als Krankheit des Westens, nicht der Gene.

Dr. D. G. Maynard bemerkte 1909 als Erster das erhöhte Krebsrisiko bei Diabetes.[7] Beide Krankheiten waren damals relativ obskur, aber bereits auf dem Vormarsch (oh, wie sich die Dinge verändert haben). Seither wurde diese Korrelation in der Fachliteratur sehr oft bestätigt. Wie die eng verbundene, ernährungsbedingte Krankheit Adipositas erhöht auch Typ-2-Diabetes konsequent das Krebsrisiko.

In den USA schätzte die Krebspräventionsstudie II von 2012, dass Diabetes das Risiko für einen Krebstod um 7 bis 11 Prozent erhöht.[8] Eine europäische Analyse[9] von 2011 und eine asiatische Studie[10] von 2017 schätzten, dass Diabetiker ein um circa 25 Prozent höheres Risiko haben, an Krebs zu versterben. Jeder Anstieg des Blutzuckers um 1 mmol/l, also 18 mg/dl, wurde mit einem erhöhten Risiko für eine tödliche Krebserkrankung assoziiert: um 5 Prozent bei Männern und um 11 Prozent bei Frauen.[11]

Wie im Fall von Adipositas erhöht auch Diabetes das Risiko für bestimmte Krebsarten. Eine Konsenskonferenz der American Diabetes

Association (zu Deutsch: Amerikanische Diabetes-Gesellschaft) schätzt, dass Diabetes das Risiko für Leber-, Endometrium- und Bauchspeicheldrüsenkrebs verdoppelt und das Risiko für Brust- und Darmkrebs um circa 20 bis 50 Prozent erhöht.[12] Dies könnte erklären, warum die altersangepasste Rate an Bauchspeicheldrüsenkrebserkrankungen in den USA zwischen 2002 und 2014 um 24 Prozent stieg.[13]

Der enge Zusammenhang zwischen Adipositas, Typ-2-Diabetes und Krebs verdeutlicht, dass Krebs eine Stoffwechselkrankheit ist und weniger eine durch Genmutationen verursachte Erbkrankheit. Es ist ein Samen-und-Boden-Problem. Wenn der Samen von Krebs gepflanzt wird, lässt das metabolische Milieu im Körper ein Wachstum zu. Aber was verbindet diese drei verwandten Krankheiten? Das Hormon Insulin.

Adipositas ist hauptsächlich eine Krankheit der Hyperinsulinämie. Das Wort *Hyperinsulinämie* setzt sich aus *hyper* (zu Deutsch: »zu viel«) und dem Suffix *-ämie* (zu Deutsch: »im Blut«) zusammen. Hyperinsulinämie bedeutet wörtlich also »zu viel Insulin im Blut«. Adipositas wird häufig irrtümlicherweise als eine Krankheit verstanden, die auf eine übermäßige Kalorienzufuhr zurückgeführt werden kann, tatsächlich ist sie aber hauptsächlich eine hormonelle Störung, die durch zu viel Insulin verursacht wird. (Die Details sprengen den Rahmen dieses Buchs, aber wenn Sie mehr darüber erfahren wollen, können Sie in meinem Buch *Die Schlankformel*[14] mehr über dieses Phänomen erfahren.) Auch Typ-2-Diabetes ist eine Krankheit der Hyperinsulinämie, obwohl sie in diesem Kontext oft als »Insulinresistenz« bezeichnet wird. Wie Supermann und Clark Kent sind Hyperinsulinämie und Insulinresistenz ein und dasselbe. Fassen wir also zusammen:

- Adipositas ist eine Krankheit der Hyperinsulinämie.
- Typ-2-Diabetes ist eine Krankheit der Hyperinsulinämie.
- Ist Krebs auch eine Krankheit der Hyperinsulinämie?

Insulin ist ein natürlich vorkommendes Hormon, das die Bauchspeicheldrüse als Reaktion auf eine Nahrungsaufnahme ins Blut abgibt – wenn Proteine oder Kohlenhydrate konsumiert werden, nicht aber Nahrungsfett. Im Grunde genommen übernimmt Insulin die Rolle eines Nährstoffsensors, da es die Verfügbarkeit von Kohlenhydraten und Proteinen an den Rest des Körpers signalisiert, der diese Nahrungsenergie anschließend nutzt oder speichert. Ist Hyperinsulinämie karzinogen? Vor 30 Jahren wäre der bloße Gedanke verspottet worden. Heute zählt er zu den aktuellsten und vielversprechendsten Ansätzen in der Krebsforschung.

Insulin und Krebs

Das krebsprovozierende Potenzial von Insulin wurde bereits 1964 festgestellt.[15] In Laborkulturen vermehrten sich normale Brustzellen, die mit Insulin inkubiert worden waren, mit einem solchen Enthusiasmus, dass sie Krebs ähnelten. Um Brustkrebszellen im Labor wachsen zu lassen, benötigt man Insulin. Eine Menge Insulin. Das ist eine interessante Beobachtung, weil normale Brustzellen nicht wirklich Insulin benötigen. Brustkrebszellen hingegen schon.[16] Wenn man das Insulin aus der Kultur der Brustkrebszellen entfernt, schrumpfen und sterben die Zellen schnell. Dasselbe gilt für andere Krebsarten wie Darm-, Bauchspeicheldrüsen-, Lungen- und Nierenkrebs. Bei Mäusen, denen Insulin gespritzt wurde, entwickelte sich Brust- und Darmkrebs.[17]

Das war eine rätselhafte Anomalie. Die Leber, Fettzellen und Skelettmuskeln, die normalerweise hauptsächlich am Glukosestoffwechsel beteiligt sind, haben von Natur aus die meisten Insulinrezeptoren. Normales Brustgewebe? Weniger. Warum gedeiht Brustkrebs also mit Insulin? Brustkrebszellen exprimieren sechsmal mehr Insulinrezeptoren als normale Brustzellen.[18]

Ein hoher Insulinspiegel kann mit dem C-Peptid-Test gemessen werden. *C-Peptid* ist ein Proteinfragment, das nach der körpereigenen Bildung von Insulin übrig bleibt. Ein hoher C-Peptid-Spiegel wird mit einem um beachtliche 270 Prozent[19] bis 292 Prozent erhöhten Risiko für eine spätere Darmkrebserkrankung assoziiert.[20] Die Frauen, die in der Nurses' Health

Study die höchsten C-Peptid-Werte aufwiesen, hatten ein 76 Prozent höheres Risiko für Darmkrebs.

Aber zu viel Insulin ist nicht nur ein Problem für Menschen mit Übergewicht. Insulinspiegel bilden ein Spektrum. Während stark Übergewichtige und Diabetiker die höchsten Insulinspiegel haben, können auch Nicht-Diabetiker mit einem gesunden Körpergewicht überschüssiges Insulin produzieren. Untersuchungsergebnisse aus der Datenbank der National Health and Nutrition Examination Survey (NHANES, zu Deutsch: Nationale Gesundheits- und Ernährungsstudie) aus den Jahren 1999 bis 2010 legen nahe, dass ein hoher Insulinspiegel das Krebsrisiko unabhängig vom Körpergewicht mehr als verdoppelt. Teilnehmer, die weder an Adipositas noch an Diabetes erkrankt waren, aber einen hohen Insulinspiegel hatten, hatten ein um 250 Prozent erhöhtes Risiko, an Krebs zu versterben.[21] Hyperinsulinämie bei normalgewichtigen Frauen (deren BMI unter 25 lag) verdoppelt das Brustkrebsrisiko.[22]

Die Injektion von *exogenem Insulin*, einem Medikament, das immer häufiger bei Typ-2-Diabetes verschrieben wird, erhöht ebenfalls das Krebsrisiko. In Großbritannien stieg die Zahl der Typ-2-Diabetiker, die mit Insulin behandelt wurden, von geschätzten 37 000 im Jahr 1991 dramatisch an – 2010 waren es bereits 277 000.[23] Die größte Nebenwirkung ist Gewichtszunahme; für jedes Prozent, das der *HbA1c*-Wert (ein Bluttest, der den durchschnittlichen Blutzucker der letzten drei Monate widerspiegelt) durch die Insulingabe fällt, steigt das Körpergewicht des Patienten um geschätzte zwei Kilogramm. Das klingt unheilvoll, weil Übergewicht bekanntermaßen das Krebsrisiko erhöht. Als die Forscher genauer recherchierten, war die Neuigkeit nicht erfreulich. In der United Kingdom's General Practice Research Database 2000 bis 2010 (zu Deutsch: Forschungsdatenbank für Allgemeinmedizin im Vereinigten Königreich 2000 bis 2010) sorgte die Behandlung mit Insulin für einen Anstieg des Krebsrisikos um 44 Prozent im Vergleich zu *Metformin*, einem Medikament für Typ-2-Diabetes, das den Insulinspiegel nicht steigen lässt. 44 Prozent! Das war enorm. Aber es sollten noch mehr Studien veröffentlicht werden und nachweisen, dass die Behandlung mit Insulin gefährlich ist.[24]

Daten aus der kanadischen Provinz Saskatchewan bestätigten, dass Diabetiker, die erst vor Kurzem ihre Diagnose erhalten und mit der Insulinbehandlung angefangen hatten, ein 90 Prozent höheres Krebsrisiko hatten als Patienten, die Metformin nahmen.[25] Die Medikamente mit Sulfonylharnstoffen, die die Insulinsekretion anregen, wurden ebenfalls mit einem um 36 Prozent erhöhten Krebsrisiko in Verbindung gebracht.[26] Mehr Insulin ist mit mehr Krebs gleichzusetzen. Es ist ein ziemlich einfaches Konzept. Je länger man sich Insulin spritzt, umso höher ist das Krebsrisiko.[27]

Wir wissen, dass ein hoher Insulinspiegel das Krebsrisiko erhöht. Aber warum ist Insulin für das Fortschreiten von Krebs so wichtig? Insulin ist ein Hormon, das am besten für seine Rolle im Glukosestoffwechsel bekannt ist. Wenn wir essen, steigt der Insulinspiegel. Wenn wir nicht essen, fällt er. Insulin ist ein wichtiger Nährstoffsensor, der das Vorhandensein von Nahrung signalisiert, aber was hat das mit Krebs zu tun?

Mit einem Wort: alles. Der Nährstoffsensor Insulin ist nämlich auch ein hochwirksamer Wachstumsfaktor.

16

WACHSTUMSFAKTOREN

Die Körpergröße, die oft als genetisches Merkmal betrachtet wird, spiegelt größtenteils den Einfluss von Wachstumsfaktoren in der Pubertät wider. In Japan führte nach dem Zweiten Weltkrieg eine bessere Ernährung zu einem allmählichen Anstieg der Körpergröße – und parallel dazu nahm unerwartet die Zahl der Brustkrebsfälle zu.[1] Einfach ausgedrückt: Große Menschen bekommen häufiger Krebs.[2]

Das Diagramm auf Seite 219 zeigt das Ergebnis einer Studie, bei der herauskam, dass von allen Wachstumsparametern, die normalerweise gemessen werden (Geburtsgewicht, Körpergewicht, Körpergröße, Alter bei der ersten Menstruation) der größte Risikofaktor für Brustkrebs die Körpergröße ist.[3] In Großbritannien stellte die Million Women Study fest, dass die größten Frauen 37 Prozent häufiger Krebs bekamen, vor allem Brustkrebs.[4] Mit jeder Zunahme der Körpergröße um zehn Zentimeter stieg das Krebsrisiko um 16 Prozent. Wachstumsfaktoren bewirken eine Zunahme der Körpergröße. Wachstumsfaktoren bewirken auch eine Zunahme des Krebsrisikos.

Neben der Körpergröße stieg im letzten halben Jahrhundert auch die Rate der Kurzsichtigkeit (Myopie) stetig an. Diese wird verursacht, weil die Augäpfel zu lang werden, und mittlerweile betrifft Myopie über die Hälfte aller jungen Erwachsenen in den USA und Europa, das sind doppelt so viele Fälle wie noch vor 50 Jahren.[5] Bei einer Studie, die 1969 in einem Dorf in Alaska durchgeführt wurde, stellte sich heraus, dass nur 2 von 131 Einwohnern kurzsichtig waren. Doch als sich ihr Lebensstil veränderte, wurde die Hälfte ihrer Kinder und Enkelkinder kurzsichtig.[6] Die Länge der Augäpfel in diesem Dorf nimmt allmählich zu.

Sehen Sie sich um. Ich trage eine Brille. Als Kind wurde ich in der Schule gnadenlos gehänselt, weil ich wie ein Bücherwurm aussah. Aber abgesehen davon war ich eines der wenigen Kinder an der Schule, das eine Brille trug. Wenn man sich heute in Klassenzimmern umsieht, schätze ich, dass mindestens ein Drittel aller Schülerinnen und Schüler Brillenträger sind. Niemand wird gehänselt, weil Brillen keine Seltenheit mehr sind. Wenn sich Jungen heute nicht für brillentragende Mädchen interessieren würden, wäre ihre Auswahl an potenziellen Freundinnen sehr begrenzt. Es ist offensichtlich, dass die gestiegene Myopie-Rate nicht primär genetisch bedingt sein kann, weil sich der Wandel innerhalb einer Generation vollzogen hat. Was ist die Verbindung?

Der gemeinsame Faktor dieser Phänomene – höheres Körpergewicht (Adipositas), höhere Körpergröße, längere Augäpfel (Myopie) und Krebs – besteht darin, dass sie sich durch ein übermäßiges Wachstum auszeichnen. Wir denken oft, dass Wachstum gut ist, aber die Wahrheit ist, dass bei Erwachsenen Wachstum nicht notwendig oder gut ist. Ganz im Gegenteil. Wachstum ist schlecht, manchmal sogar sehr schlecht.

Sie wollen nicht, dass Ihr Augapfel weiterwächst, bis er so groß ist wie Ihr Kopf. Sie wollen nicht, dass Ihre Leber so groß wird, dass sie alle ande-

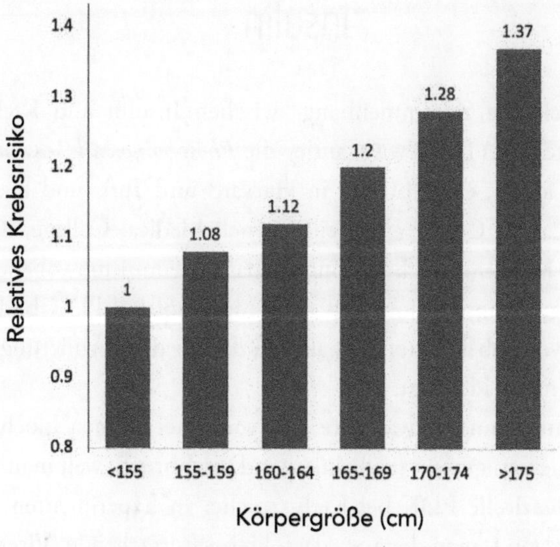

Das Brustkrebsrisiko steigt mit zunehmender Körpergröße.

ren Organe in Bauchraum und Brustkorb verdrängt. Sie wollen nicht, dass Ihre Fettzellen immer weiterwachsen, weil Adipositas viele Krankheiten verursacht, unter anderem Krebs.

Die meisten heutigen chronischen Krankheiten sind auf ein übermäßiges Wachstum zurückzuführen. Die häufigste Todesursache in Amerika und auch in Deutschland sind Herz-Kreislauf-Erkrankungen, einschließlich Herzinfarkt und Schlaganfall. Das übermäßige Wachstum atherosklerotischer Plaque verstopft die Blutgefäße im Herz oder Gehirn, wodurch das Gewebe nicht mehr mit lebenswichtigem Sauerstoff versorgt wird. Die zweithäufigste Todesursache in Amerika ist Krebs, ebenfalls eine Krankheit des übermäßigen Wachstums, was in Deutschland genauso aussieht[7]. Adipositas ist eine Krankheit des übermäßigen Wachstums. Fettleber ist eine Krankheit des übermäßigen Wachstums. Nein, bei Erwachsenen ist Wachstum wirklich nichts Gutes. Außerdem besteht die Hauptdeterminante für dieses vermehrte Wachstum nicht nur in genetischer Veranlagung, sondern in Wachstumsfaktoren – was uns wieder zum Insulin führt.

Insulin

Der überraschende Zusammenhang zwischen Insulin und Krebs wurde 1985 hergestellt, als Dr. Lewis Cantley die *Phosphoinositid-3-Kinase (PI3K)* entdeckte. Cantley, ein Professor in Harvard und Tufts und heute Leiter des Meyer Cancer Center am Weill Cornell Medical College, untersuchte nicht den Krebsstoffwechsel, sondern das geheimnisumwobene Feld der zellulären Signaltransduktion. Das neue Lipidmolekül PI3K bildete einen Teil eines zuvor unbekannten Signalwegs, der für die Regulierung des Zellwachstums entscheidend ist.

Diese Entdeckung verwandelte sich von einer kleinen biochemischen Kuriosität in einen großen medizinischen Durchbruch, weil man erkannte, welche Schlüsselrolle PI3K bei Krebs spielte. In Experimenten Ende der 1980er-Jahre fand man heraus, dass krebsverursachende Viren oftmals PI3K[8] aktivierten und auf ein Niveau anhoben, das 100-mal höher war als bei normalen Zellen.[9] Es stellte sich unerwartet heraus, dass PI3K eines der signifikantesten Onkogene bei menschlichem Krebs ist. Mutationen von PI3K rangieren auf Platz vier der häufigsten krebsverursachenden Genmutationen bei Menschen.[10]

Ein hoher PI3K-Spiegel steigert das Zellwachstum und regt die Entstehung von Krebs an, deshalb ist die nächste logische Frage: Was stimuliert PI3K? Wie sich herausstellen sollte, war die überraschende Antwort: das bestens bekannte Stoffwechselhormon Insulin.[11] Hier geschah etwas Merkwürdiges und Unerwartetes. Insulin spielt für den Stoffwechsel (wie Zellen Energie erzeugen) eine große Rolle, stellte sich aber auch als wichtiger Regulator für Zellwachstum heraus.

Evolutionär gesehen ist dieser Insulin-/PI3K-Pfad uralt;[12] nicht nur wir Menschen haben ihn, sondern auch Würmer und Fliegen. Fast alle Vielzeller benutzen eine Variante dieses Insulin-/PI3K-Pfads.

Während wir Insulin heute als ein Stoffwechselhormon betrachten, ist seine Hauptfunktion bei primitiven Organismen die eines Wachstumshormons, das die Zellproliferation und das Überleben reguliert. Als wir uns zu Vielzellern entwickelten, erhielt Insulin eine zweite Rolle als Nährstoffsensor. Wenn man darüber nachdenkt, ist das auch sehr sinnvoll, weil für ein Wachstum immer Nährstoffe erforderlich sind. Wenn Nahrung verfügbar ist, sollten Zellen wachsen. Man muss das Eisen schmieden, solange es heiß ist. Wenn keine Nahrung verfügbar ist, sollten Zellen nicht wachsen. Ein vielzelliger Organismus, der zu schnell wächst, wenn keine Nahrung verfügbar ist, wird schnell sterben.

Wenn wir essen, steigen Insulin und PI3K, wodurch die Priorität des Organismus in Richtung Wachstum gesteuert wird. Wenn wir nicht essen, sinken Insulin und PI3K und die Priorität des Organismus wird auf Zellreparatur und -erhalt gerichtet. PI3K stellt das entscheidende Bindeglied zwischen Nährstoffsensorik und Wachstum dar. [13] Insulin regt mit anderen Worten das Zellwachstum an und das hat natürlich Implikationen für die Entstehung von Krebs.

Einzellige Organismen wie Hefe leben in direktem Kontakt mit ihrer Umgebung und haben daher kaum Bedarf an Nährstoffsensoren. Wenn

Nahrung verfügbar ist, wächst Hefe. Wenn keine Nahrung verfügbar ist, wächst sie nicht und bildet stattdessen ruhende Sporen. Deshalb wächst Hefe auf einer Scheibe Brot. In einer Plastiktüte hingegen nicht. Wenn die ruhenden Sporen mit Wasser und Zucker in Berührung kommen, erwachen sie und gedeihen. Das Überleben aller Lebewesen auf diesem Planeten hängt von dieser engen Verbindung zwischen Wachstum und Nährstoffverfügbarkeit ab.

Vielzelligkeit bedeutet, dass manche Zellen den Kontakt zur äußeren Umgebung verlieren. Ihre Nierenzellen leben tief im Bauchraum, ohne Kontakt zur Außenwelt. Woher wissen die Nieren, ob Nahrung verfügbar ist? Woher wissen sie, ob sie wachsen oder das Wachstum einstellen sollen? Nährstoffsensoren entwickelten sich, um die externe Nährstoffverfügbarkeit in hormonelle Signale zu übersetzen. Als Nächstes müssen diese Nährstoffsensoren mit den Wachstumssignalen verbunden werden.

Wenn dasselbe Molekül als Wachstumsfaktor (Insulin) und als Nährstoffsensor verwendet wird, löst sich dieses fundamentale Koordinationsproblem. Wenn wir essen, steigt der Insulinspiegel, und das signalisiert nicht nur die Verfügbarkeit von Nährstoffen, sondern auch, dass der Körper wachsen kann. Wenn übermäßig viele Nährstoffe wahrgenommen werden, wird das Wachstum angeregt, ein Zustand, der für Krebs wichtig ist. Wenn keine Nahrung verfügbar ist, sinkt das Insulin, das auch als hormonelles Signal dient, um das Wachstum einzustellen. Wenn weniger Nährstoffe wahrgenommen werden, verringert sich das Zellwachstum. Wachstums- und Stoffwechselsignale sind ein und dasselbe.

Wie funktioniert dieser Prozess also? Wie die Abbildung auf Seite 223 zeigt, muss das Insulin im Blut zuerst den Insulinrezeptor auf der Zelloberfläche aktivieren. Viele Krebsarten tragen zu viele Kopien des Insulinrezeptors, was die unverhältnismäßige Wirkung von Insulin auf das Krebswachstum erklärt. Insulin aktiviert PI3K, die unter anderem zwei entscheidende Pfade aktiviert: einen Stoffwechsel- und einen Wachstumspfad.

Die bekannten Stoffwechselwirkungen werden durch den Glukosetransporter Typ 4 (GLUT4) umgesetzt, der der Glukose erlaubt, in die Zelle einzudringen und dort in Energie umgewandelt zu werden. Cantley entdeckte die zuvor unerkannte Bedeutung von Insulin/PI3K für die Stimulation des Zellwachstums. Insulin aktiviert durch PI3K das *mTOR-System* (mehr dazu im nächsten Kapitel), das das Zellwachstum und die Proliferation anregt.

Es ist kein Wunder, dass Krebs, eine Krankheit des übermäßigen Wachstums, den Wachstumsfaktor Insulin liebt. Bei einer seltenen Erbkrankheit, dem *Cowden-Syndrom*, führt eine Mutation dieses Pfads zu einem stärkeren Insulinsignal, wodurch das Risiko für Adipositas und Krebs massiv steigt.[14] Das lebenslange Krebsrisiko beträgt bei dieser Krankheit überwältigende 89 Prozent.[15]

Die Erkenntnis, dass Wachstum eng mit Nährstoffsignalen verbunden ist, war eine verblüffende Offenbarung. Es ermöglichte einen vollständigen Paradigmenwechsel, der unser Verständnis für einige menschliche Krebsarten maßgeblich veränderte, vor allem für jene, die mit Adipositas in Zusammenhang standen, wie Brust- und Darmkrebs. Wachstum und Ernährung beziehungsweise Stoffwechsel waren jetzt durch den Nährstoffsensor Insulin untrennbar miteinander verbunden. Eine Krankheit des übermäßigen Wachstums (Krebs) ist auch immer eine Stoffwechselkrankheit.

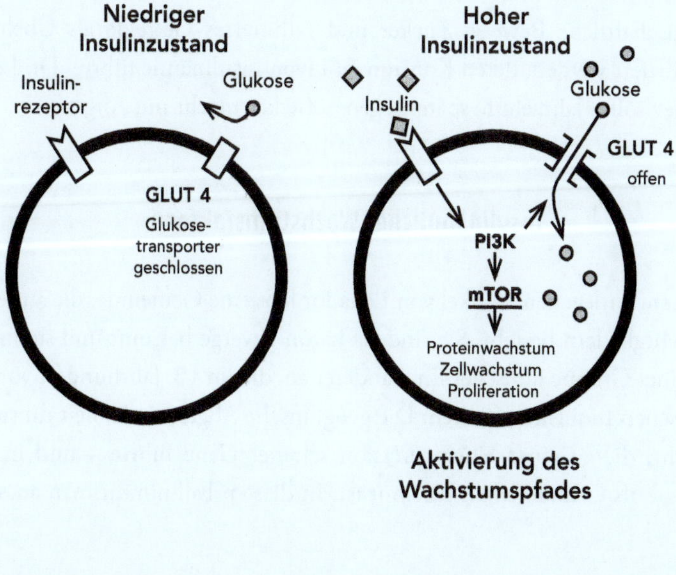

Der Nährstoffsensor Insulin ist ein wichtiger Wachstumsfaktor. Deshalb bewirkt Hyperinsulinämie eine Überstimulation der Wachstumspfade, die den Körper für Krankheiten der übermäßigen Proliferation anfällig macht. Insulin wirkt sich auch auf Krebszellen positiv aus, die aufgrund der relativ ineffizienten Energiegewinnung über die Glykolyse mehr Glukose benötigen. Adipositas und Typ-2-Diabetes, die prototypischen Krankheiten der Hyperinsulinämie, erhöhen das Krebsrisiko erheblich. Endlich verstanden wir, welcher Aspekt der Ernährung den größten Einfluss auf Krebs hat. Es waren nicht die Ballaststoffe. Oder die Nahrungsfette. Oder die Vitamine. Es war der Nährstoffsensor Insulin.

Burkitt bemerkte 1973, dass in Afrika Zivilisationskrankheiten wie Krebs zuerst in den höheren sozioökonomischen Schichten und städtischen Ballungszentren in Erscheinung traten, wo die Menschen mehr Zugang zu importierten, verarbeiteten Nahrungsmitteln hatten. Zwischen 1860 und 1960 nahm der Konsum von Fett um weniger als 50 Prozent zu, der Zuckerkonsum stieg dagegen um mehr als das Doppelte. Das Problem, so nahm er an, war, dass »die erste Änderung traditioneller Essgewohnheiten normalerweise darin besteht, dass Zucker zugesetzt wird. Darauf folgt der Austausch von Weißbrot durch … Cerealien«.[16] Während Ernährungsforscher damit beschäftigt waren, Nahrungsfett zu verteufeln, konnten durch wissenschaftliche Beweise Zucker und raffiniertes Getreide als Übeltäter identifiziert werden, deren Konsum zu Hyperinsulinämie führte. Dr. Lewis Cantley sollte Jahrzehnte später sagen: »Zucker macht mir Angst.«

Insulinähnlicher Wachstumsfaktor 1

In einem entlegenen Winkel von Ecuador lebt eine Gemeinde, die aus etwa 300 Mitgliedern besteht. Sie sind als Laron-Zwerge bekannt und stammen von einer Gruppe jüdischer Einwanderer ab, die im 15. Jahrhundert vor der spanischen Inquisition flohen. Die geografische Abgeschiedenheit führte zu Inzucht, die zu einer Überexpression seltener Gene führte – und in der Biologie als Gründereffekt bekannt ist. In diesem Fall nimmt man an, dass die Laron-Zwerge von einem gemeinsamen Vorfahren abstammen, weil sie eine seltene Mutation aufweisen, die zu einer kleinen Statur beziehungsweise Kleinwuchs führen. Sie sind im Durchschnitt nur 1,20 Meter groß, haben aber ansonsten einen völlig normalen Körperbau.[17] Erstaunlicherweise scheint diese Gruppe völlig immun gegen Krebs zu sein!

Kleinwuchs wird normalerweise durch einen niedrigen Somatropin-Spiegel verursacht, der für das Körperwachstum verantwortlich ist, das normalerweise in der Pubertät eintritt. Somatropin regt die Leber an, den insulinähnlichen Wachstumsfaktor auszuschütten (IGF-1), der das Wachstumssignal an den Rest des Körpers weitergibt. Wie der Name nahelegt, sind sich IGF-1 und Insulin chemisch sehr ähnlich. Die Laron-Zwerge hatten viel Somatropin, produzierten aber aufgrund einer Mutation des Somatropin-Rezeptors kein IGF-1, weshalb sie kleinwüchsig waren. Aber zu unserem Glück endete die Geschichte der Laron-Zwerge nicht an dieser Stelle.

1994 bemerkte der lokale Forscher Jaime Guevara-Aguirre, dass die Laron-Zwerge eine Krebsrate von weniger als 1 Prozent hatten – im Vergleich dazu hatten ihre normalwüchsigen Verwandten eine Krebsrate von 20 Prozent. Eine Studie von 2016 konnte ebenfalls keine Krebsinzidenz feststellen.[18] Interessanterweise blieben diese Patienten auch von einer anderen gefürchteten Krankheit verschont: Diabetes. Guevara-Aguirre stellte zwar Adipositas fest, aber weder Diabetes noch Krebs.[19] Ohne die wachstumsfördernden Wirkungen des IGF-1 verringerte sich das Krebsrisiko erheblich.

Was bewirkt also, abgesehen vom Somatropin, das in der Regel ziemlich stabil ist, einen Anstieg des IGF-1? Die Antwort ist, wie Sie sich vielleicht schon denken können, Insulin.[20] Die Signalnetzwerke von Insulin und IGF-1 funktionieren über den PI3K-Pfad und sind so eng miteinander verwoben, dass sie in Fachveröffentlichungen normalerweise gemeinsam betrachtet werden. Zu viel Insulin/IGF-1 bedeutet zu viel Wachstum, das eine Krebsentwicklung begünstigt, beispielsweise Brust-, Gebärmutterschleimhaut- (Endometrium-),[21] Prostata- und Darmkrebs.[22] In Studien von Zellkulturen bewirkte die Zugabe von IGF-1 eine verstärkte Migration und Metastasierung von Darmkrebszellen – IGF-1 bot also den fruchtbaren Boden, auf dem sich der Krebs ausbreiten konnte.[23] Ein erhöhter IGF-1-Spiegel wird mit einem um 247 Prozent[24] bis 251 Prozent erhöhten Risiko für die Entwicklung von Darmkrebs in Verbindung gebracht.[25]

Aber Insulin/IGF-1 ist nicht der einzige Nährstoffsensor im menschlichen Körper. Er ist nicht einmal der älteste. Diese Ehre gebührt *mTOR*, dem *mechanistic target of rapamycin.*

17

NÄHRSTOFFSENSOREN

Die Geschichte des Nährstoffsensors, der als *mechanistic target of rapamycin* (früher: *mammalian target of Rapamycin,* zu Deutsch: Ziel des Rapamycins im Säugetier) oder *mTOR* bekannt ist, begann 1964, als der Mikrobiologe Georges Nógrády auf der entlegenen Insel Rapa Nui, auch bekannt als Osterinsel, Bodenproben sammelte und zur Analyse dem Forscher Dr. Suren Sehgal gab, der damals an den Ayerst Laboratories tätig war. 1972 isolierte Sehgal das Bakterium *Streptomyces hygroscopicus*, das eine starke antimykotische Verbindung produziert, die er in Anlehnung an den Entdeckungsort *Rapamycin* nannte. Er wollte damit eine Salbe gegen Fußpilz entwickeln, aber es stellte sich heraus, dass diese Entdeckung wesentlich weitreichendere Implikationen haben würde.[1]

Als Dr. Sehgal das Labor wechselte, wickelte er einige Fläschchen Rapamycin in dickes Plastik, nahm sie mit nach Hause und lagerte sie in der Familienkühltruhe neben der Eiscreme. Er hob sich diese Proben für eine Zeit auf, in der er seine Forschung über dieses faszinierende neue Medikament in Ruhe fortsetzen konnte – was aufgrund seiner anderen Forschungsprioritäten erst 1987 der Fall war. Als er seine Untersuchungen wiederaufnahm, stellt er fest, dass Rapamycin ein ziemlich unspektakuläres Antimykotikum war, aber eine stark suppressive Wirkung auf das Immunsystem hatte. Dennoch war der Wirkmechanismus völlig unbekannt.

1994 entdeckten Wissenschaftler das Protein, das das Ziel von Rapamycin war, und nannten es (nicht sehr originell) *mammalian target of Rapamycin* (*mTOR*). Die Entdeckung dieses Proteins führte wiederum zur Entdeckung eines zuvor unbekannten und unerwarteten biochemischen Signalwegs, der für die Ernährung und den Stoffwechsel des Menschen eine zentrale Rolle spielt.

Das war eine erstaunliche Offenbarung für Biologen – und in etwa genauso spektakulär wie die plötzliche Entdeckung eines neuen Kontinents im Atlantik. Hunderte Jahre der medizinischen Wissenschaft hatten es versäumt, diesen fundamentalen, nährstoffwahrnehmenden Pfad zu erkennen, der für das Leben auf der Erde so essenziell war, dass er in Lebewesen von der Hefe bis zum Menschen erhalten geblieben war. mTOR ist evolutionär sogar älter als der wesentlich besser bekannte Nährstoffsensor Insulin. Der mTOR-Pfad existiert in praktisch allen Lebensformen, nicht nur bei Säugetieren, weshalb der Name verändert und zu *mechanistic target of rapamycin* umbenannt wurde, aber die griffige Abkürzung mTOR blieb erhalten.

Doch was leistet er? Wie in der Abbildung unten dargestellt, funktioniert der mTOR-Pfad wie eine zentrale Leitstelle, indem er verschiedene Informationsquellen evaluiert, bevor er eine Entscheidung darüber trifft, wie er mit dem Zellwachstum verfährt. mTOR berücksichtigt mehrere wesentliche Informationsquellen, unter anderem Nahrungsproteine,[2] Insulin, den Sauerstoffgehalt und zellulären Stress. Es ist ein Nährstoffsensor

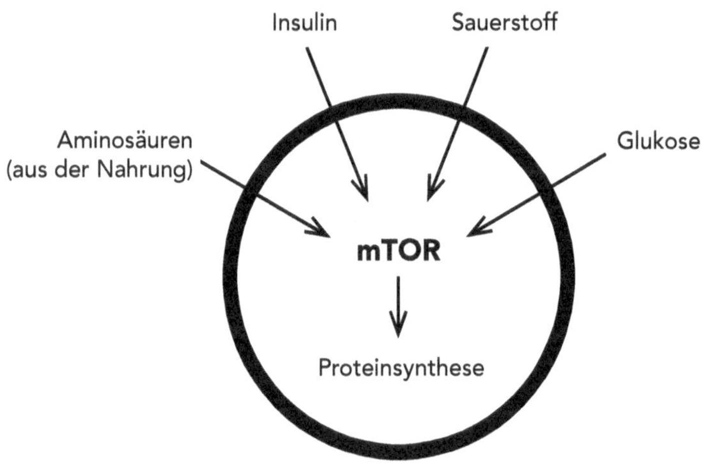

Zellwachstum und Proliferation

(für Protein) und integriert die Informationen, die andere Nährstoffsensoren wie Insulin liefern. Wenn mTOR aktiviert wird, erhöht es das Zellwachstum entscheidend.

Das Medikament *Rapamycin*, auch unter dem Namen *Sirolimus* bekannt, blockiert mTOR, wodurch das Zellwachstum zum Erliegen kommt, und das erklärt, warum es sowohl als Antimykotikum als auch als Immunsuppressivum funktioniert. Das Bakterium *Streptomyces hygroscopicus* sondert Rapamycin ab, um in der Nähe befindliche Pilze zu töten, indem es deren Wachstum unterdrückt. Rapamycin unterbindet auch die Teilung von Immunzellen beim Menschen, weshalb es als Immunsuppressivum wirkt.[3] 1999 wurde Rapamycin routinemäßig Organempfängern verordnet, die eine neue Leber oder Niere erhalten hatten, um die Abstoßung des neuen Organs durch das eigene Immunsystem zu verhindern.

Bis zu jenem Zeitpunkt hatten die meisten Immunsuppressiva, die Organempfängern verschrieben wurden, die Nebenwirkung, das Krebsrisiko zu erhöhen – und zwar erheblich. Laut der NIH (National Institutes of Health, zu Deutsch: Nationale Gesundheitsinstitute) haben Organempfänger ein erhöhtes Risiko für 32 Krebsarten.[4] Das Immunsystem patrouilliert normalerweise im Körper und versucht, jede umherstreunende Krebszelle zu töten, die es findet. Wenn das Immunsystem stark supprimiert wird, damit das Organ nicht abgestoßen wird, können Krebszellen dieser Immunüberwachung entgehen.

Aber Rapamycin war völlig anders. Es supprimierte das Immunsystem, verringerte aber das Krebsrisiko. Das war völlig neu! Es sollte sich später herausstellen, dass Rapamycin gegen Brust-, Prostata- und Lungenkrebs wirksam ist.[5] Das war ein großer Durchbruch und führte zu einer völlig neuen Klasse von Chemotherapeutika.

Rapamycin hatte einen Wachstumspfad offenbart, der zuvor unbekannt gewesen war. Der Pfad mTOR ist so tief in die Wachstumsentscheidungen normaler menschlicher Zellen eingebunden, dass bei schätzungsweise 70 Prozent aller menschlichen Krebserkrankungen Normabweichungen von mTOR vorliegen. Mutationen in wichtigen krebsverursachenden Genen wie PI3K, AKT, RAS, RAF, PTEN, NF1 und APC wirken durch ihren Einfluss auf mTOR.[6] Wenn der Nährstoffsensor mTOR zunimmt, nimmt das Zellwachstum und damit auch das Krebsrisiko zu.

Insulin und mTOR sind nicht die einzigen Nährstoffsensoren im menschlichen Körper. Es gibt auch einen Nährstoffsensor namens *AMP-aktivierte Proteinkinase (AMPK)*.

AMPK

Die Nährstoffsensoren Insulin und mTOR sprechen hauptsächlich auf Kohlenhydrate und Proteine an, die über die Nahrung aufgenommen werden. Der Nährstoffsensor AMPK beurteilt aber die allgemein verfügbare Zellenergie. Wenn die Zellen ungeachtet der Energiequelle (Kohlenhydrate, Proteine oder Fette) Energie erzeugen, wird AMP (Adenosin-Monophosphat) in ATP (Adenosin-Triphosphat) umgewandelt, das – wie Sie sich vielleicht erinnern – potenzielle Energie speichert. Wenn Energie benötigt wird, setzt ATP seine Energie frei und verwandelt sich wieder in AMP.

Wenn der Zelle wenig Energie zur Verfügung steht, hat sie viel AMP und wenig ATP, und dieser Zustand regt die AMPK an. Dieser Nährstoffsensor spiegelt nicht wider, was man gerade gegessen hat, sondern ist mehr wie eine allgemeine Tankanzeige, die Auskunft darüber gibt, wie viel Energie der Zelle noch zur Verfügung steht.

- Viel gespeicherte Energie = wenig AMPK
- Wenig gespeicherte Energie = viel AMPK

So wie die anderen Nährstoffsensoren mTOR und Insulin ist AMPK also untrennbar mit Wachstum verbunden. Viel AMPK senkt die mTOR-Aktivität und verlangsamt das Wachstum. AMPK erhöht die Bildung neuer Mitochondrien, den Energiemarkern in den Zellen, um die Fähigkeit der Zelle zur Fettverbrennung zu erhöhen. AMPK erhöht auch die Autophagie, den wichtigen zellulären Selbstreinigungs- und Recyclingprozess.

Medikamente, die AMPK aktivieren (und einen niedrigen zellulären

Energiespeicher simulieren), unterstützen die Gesundheit. Beispiele hierfür sind das Antidiabetikum *Metformin, Resveratrol* aus Trauben und Rotwein, *Capsaicin* aus Paprika; *Curcumin* aus Kurkuma, Knoblauch und das aus der Traditionellen Chinesischen Medizin bekannte Kraut Berberin. Auch eine Einschränkung der Kalorienzufuhr aktiviert AMPK, was vielleicht einige der ihr nachgesagten positiven Wirkungen im Hinblick auf den Alterungsprozess erklärt.

Nährstoffsensoren

Die meisten Omnivoren, wie zum Beispiel Menschen, essen dann, wenn Nahrung verfügbar ist. Traditionell stehen uns im Sommer und Herbst reichlich Feldfrüchte zur Verfügung, die in dieser Zeit reif sind – es ist viel Nahrung vorhanden und wir sind in der Lage, uns viel Energie zuzuführen. Aber vor der Erfindung von Supermärkten, als die Menschen sich von dem ernährten, was das Land hergab, war in den kälteren Monaten nur wenig Nahrung verfügbar. Wir Menschen überlebten diese entbehrungsreiche Zeit, weil wir gut entwickelte Systeme für die Energiespeicherung (Körperfett) wie auch evolutionär konservierte Nährstoffsensoren haben, die unseren Zellen signalisieren, dass sie je nach Nahrungsverfügbarkeit wachsen oder nicht wachsen sollen.

Die drei wichtigsten Nährstoffsensoren beim Menschen sind Insulin, mTOR und AMPK. Jeder dieser Pfade liefert unterschiedliche Informationen, die sich gegenseitig ergänzen. Insulin steigt in erster Linie als Reaktion auf Kohlenhydrate und Proteine aus der Nahrung und reagiert innerhalb weniger Minuten. mTOR nimmt primär als Reaktion auf Nahrungsproteine zu, benötigt dafür aber 18 bis 30 Stunden. AMPK reagiert auf die gesamte Zellenergie, die die Aufnahme aller Makronährstoffe widerspiegelt. Ihre Gesamtwirkung vollzieht sich über einen längeren Zeitraum, von einigen Tagen bis zu mehreren Wochen.

Nährstoffsensor	Makronährstoff	Zeitrahmen
Insulin	Kohlenhydrate, Protein	Kurzfristig
mTOR	Protein	Mittelfristig
AMPK	Kohlenhydrate, Protein, Fett	Langfristig

Indem drei verschiedene Nährstoffsensoren verwendet werden, erhalten die Zellen wertvolle Informationen über die Art der verfügbaren Nahrung und die Dauer ihrer Verfügbarkeit. Handelt es sich bei den Nährstoffen hauptsächlich um Fette, Kohlenhydrate oder Proteine? Sind sie nur kurz- oder auch langfristig verfügbar? Das biochemische Wunder unserer Nährstoffsensoren, die die Evolution in Millionen von Jahren hervorgebracht hat, lässt unser vergleichsweise primitives steinzeitliches Gehirn erblassen, das nur so etwas denken kann wie: »Sieht aus wie Futter für Grok. Grok mampfen.«

Alle drei Nährstoffsensoren sind miteinander verbunden und direkt mit der Zellproliferation verknüpft. Wenn Nährstoffe verfügbar sind, wachsen Zellen. Eine Umgebung voller Nährstoffe und Wachstumssignale stellt für Krebs einen fruchtbaren Boden dar. Wenn keine Nährstoffe verfügbar sind, wachsen Zellen nicht. Aber wenn Nahrung knapp ist, reicht es nicht aus, wenn die gesamte Zellpopulation das Wachstum einstellt; sie muss aktiv schrumpfen. Zellen und subzelluläre Bestandteile müssen durch den Prozess der Apoptose beziehungsweise Autophagie aussortiert werden. Wenn diese wichtigen Systeme aus dem Ruder laufen, besteht die Gefahr, dass sie sich in Richtung übermäßiges Wachstum und Krebs verschieben.

Apoptose

Wachstum ist im Grunde das Gleichgewicht zweier gegensätzlicher Kräfte: der Rate des Zellwachstums und der Rate des Zelltods. Allgemeines Wachstum tritt ein, wenn zu viele Zellen proliferieren oder zu wenig Zellen sterben. Insulin/IGF-1 unterstützt die Zellproliferation, spielt aber eine genauso große Rolle für die Verhinderung des Zelltods (Apoptose; siehe Kapitel 3). Das Überleben einer Spezies hängt davon ab, sein Wachstum an die Nährstoffverfügbarkeit anzugleichen. Wenn nicht genügend Nährstoffe für zu viele Zellen vorhanden sind, führt dies zum Tod. Wenn Nährstoffe knapp sind, ist die logische Konsequenz, einige überschüssige Zellen zu beseitigen. Wie ein penetranter Onkel, der sich immer selbst einlädt, müssen diese Extramäuler verschwinden.

Die oberste Direktive der Einzeller ist das Überleben und Vermehren um jeden Preis. Wenn ihr Tod eine schmutzige Angelegenheit ist … nun, dann muss sich jemand anderes darum kümmern. Vielzeller erfordern hingegen eine sorgfältige Koordination, um Zellen hinzuzufügen und wegzunehmen. Sterbende und tote Zellen schaden den umliegenden Zellen – ein schlechter Apfel im Korb verdirbt das ganze gute Obst. Für vielzellige Organismen ist eine kontrollierte Beseitigung des schlechten Apfels entscheidend.

Ein normaler menschlicher Körper bildet tagtäglich ungefähr 10 Milliarden neue Zellen. Das bedeutet also, dass tagtäglich auch 10 Milliarden Zellen sterben und fein säuberlich entsorgt werden müssen.[7] Die Apoptose beseitigt diese Zellen auf geregelte und unschädliche Weise. Die Zelle, die für die Entsorgung ausgewählt wurde, durchläuft kontrollierte Veränderungen und zerfällt schließlich in kleine Bestandteile (Apoptosekörper), die auf sichere Weise abgebaut werden. Im Gegensatz zur Nekrose verteilen sich die Zellinhalte nicht willkürlich in der Umgebung.

Die Apoptose muss streng reguliert werden, weil ein Zuviel oder Zuwenig pathologisch ist. Wenn sich eine Zelle der Apoptose widersetzt (ein Kennzeichen von Krebs), kippt die empfindliche Balance zugunsten von Wachstum, wodurch die Entstehung von Krebs begünstigt wird. Die Apoptose stellt daher einen entscheidenden Schutzmechanismus gegen beschädigte oder gefährliche (krebsartige) Zellen dar. Wie wird sie kontrolliert?

Es gibt zwei Hauptpfade, die die Apoptose aktivieren: den extrinsischen Pfad (sogenannte Todesrezeptoren) und den intrinsischen Pfad (Mitochondrien). Wenn die Apoptose erst einmal ausgelöst wurde, kann sie nicht mehr aufgehalten werden. Im Rahmen unserer Diskussion über Krebs konzentriere ich mich auf den mitochondrialen Signalweg, der sowohl durch positive als auch negative Stimuli kontrolliert wird. Positive Stimuli sind Faktoren, die die Apoptose einleiten, unter anderem durch Toxine, Viren, Strahlung, Hitze und mangelnde Sauerstoffversorgung verursachte Zellschäden. Der Körper will nicht, dass überall beschädigte Zellen umherschwirren, deshalb entfernt die Apoptose effizient beschädigte Zellen, ohne dass dabei ein großes Chaos entsteht. Es ist kein Zufall, dass diese positiven Apoptose-Stimuli auch Karzinogene sind. Beschädigte Zellen sollen sterben. Sonst können sie krebsartig werden.

Negative Stimuli sind Standardpfade, die automatisch ausgelöst werden, sofern kein anderes Signal interveniert. Man kann sich zum Beispiel für einen kostenlosen Probemonat bei Amazon Prime anmelden, aber wenn man sich nicht rechtzeitig vor dem Ende des Probezeitraums abmeldet, bleibt man automatisch angemeldet. Die Apoptose funktioniert genauso. Wenn kein Signal (Wachstumsfaktor) empfangen wird, um die Apoptose anzuhalten, leitet die Zelle unweigerlich die Apoptose ein. Die doppelte Kontrolle, die sowohl positive als auch negative Stimuli verwendet, ist deutlich robuster und macht die Apoptose zu einer besonders effektiven Anti-Krebs-Strategie.

Welche Wachstumsfaktoren verhindern die Apoptose? Der am gründlichsten untersuchte anti-apoptotische Faktor ist Insulin/IGF-1 über den PI3K-Pfad.[8] Ein hoher Insulin-/IGF-1-Spiegel, wie er bei Adipositas und Typ-2-Diabetes vorliegt, unterstützt nicht nur das Zellwachstum, sondern hemmt auch den natürlichen Ablauf des Apoptose-Programms, wodurch das Wachstumssignal erheblich verstärkt wird. Ein hoher Insulin-/IGF-1-Spiegel trägt somit dazu bei, den Boden für den Krebssamen fruchtbar zu machen.

Bei Krebs ist das Gleichgewicht zwischen Proliferation und Zerstörung eindeutig in Richtung Proliferation verschoben. Durch Defekte der Apoptose-Pfade überleben beschädigte Zellen, obwohl sie eigentlich für den Tod ausgewählt wurden. Aber der korrekte Ablauf des intrinsischen Pfads der Apoptose hängt von einer entscheidenden Organelle ab: dem Mitochondrium. Wenn die Mitochondrien dysfunktional sind, wird der entsprechende Pfad nicht funktionieren, und die Balance neigt sich auf die Seite von Wachstum und Krebs.

Mitochondrien

In unserer weit zurückliegenden evolutionären Vergangenheit existierte das Mitochondrium als separater Organismus. Vor etwa 2 bis 3 Milliarden Jahren wurde es von einer primitiven Zelle umschlossen, mit dem es eine Symbiose einging. Die Zelle gab dem Mitochondrium Schutz und Nährstoffe und das Mitochondrium führte im Gegenzug verschiedene Aufgaben aus, darunter Energieproduktion und schließlich auch die Apoptose.

Mitochondrien sind sehr anfällig für Schäden und müssen sich ständig umbilden, um gesund zu bleiben. Damit Mitochondrien eine gute Qualität beibehalten und die Apoptose durchführen können, müssen zwei Dinge geschehen: Alte oder beschädigte Mitochondrien werden durch einen Prozess namens *Mitophagie* entfernt; und es werden neue Mitochondrien gebildet.

Mitophagie ist eng mit einem zellulären Prozess namens Autophagie verwandt, der durch den Nobelpreisträger Dr. Yoshinori Ohsumi bekannt geworden ist. Das Wort *Autophagie* setzt sich aus den griechischen Wörtern *auto* (»selbst«) und *phagein* (»essen«) zusammen, es bedeutet also im wahrsten Sinne des Wortes »sich selbst aufessen«. Autophagie ist ein regulierter, geordneter Prozess, durch den Zellbestandteile abgebaut werden, die recycelt werden. Autophagie ist wie ein zellulärer Hausmeister und wird hauptsächlich durch den Nährstoffsensor mTOR kontrolliert. Wenn viele Nährstoffe verfügbar sind, liegt eine hohe mTOR-Aktivität vor, die die Zelle in den »Wachstumsmodus« schaltet, wodurch die Autophagie und Mitophagie ausgeschaltet werden. Wie immer sind Zellwachstum und -abbau und Nährstoffverfügbarkeit untrennbar miteinander verbunden. Ohne Mitophagie und die Beseitigung alter Mitochondrien können keine neuen Mitochondrien gebildet werden.

Das Hauptsignal für die Erzeugung neuer Mitochondrien ist der Nährstoffsensor AMPK.[9] Wenn insgesamt wenig Energie verfügbar ist, liegt eine hohe AMPK-Aktivität vor, die das Wachstum neuer Mitochondrien anregt. Tiermodelle konnten belegen, dass die Restriktion von AMPK und Nahrung gesunde Mitochondrien-Netzwerke aufrechterhält und die Lebenserwartung erhöht.[10] Tiere, die Intervallfasten ausgesetzt wurden, zeigten eine markante Verbesserung der mitochondrialen Netzwerke.

Eine übermäßige Nährstoffverfügbarkeit jedoch, die durch Insulin, mTOR und AMPK erkannt wird, verringert die Mitophagie und die Bildung neuer Mitochondrien. Damit diese gesund bleiben, braucht man nicht mehr, sondern periodisch weniger Nährstoffe. Beschädigte Mitochondrien behindern die Apoptose, wodurch sich das empfindliche Gleichgewicht zwischen Zellwachstum und Zelltod ungünstig verschiebt. Beschädigte Zellen, die nicht abgebaut werden, können aufgrund des Selektionsdrucks krebsartig werden; sie kämpfen ums Überleben. Die periodische Beseitigung älterer oder beschädigter Zellen ist eine unserer wichtigsten Verteidigungsstrategien gegen Krebs.

Nährstoffmangel hingegen – vor allem der Verzicht auf Protein – senkt mTOR und aktiviert die Autophagie. So verlässt die Zelle den Wachstumsmodus und schaltet in den Erhaltungs-/Reparaturmodus. Alte, beschädigte Zellen und Organellen werden abgebaut. Ohne genügend Nährstoffe will die Zelle diese unnötigen Elemente nicht behalten. Sobald Nährstoffe verfügbar sind, endet die Autophagie, wodurch die Zelle wieder in den Wachstumsmodus zurückkehrt.

Eine Kombination aus mehr Wachstumsfaktoren oder weniger Zelltod (Apoptose) wird eine krebsartige Zelle zum Wachstum anregen. Die neuere Forschung weist darauf hin, dass sich Wachstumsfaktoren und Nährstoffsensoren nicht voneinander trennen lassen. Nährstoffsensoren sind Wachstumsfaktoren, deshalb sind Krankheiten des Wachstums auch immer Krankheiten des Stoffwechsels – und das erklärt, warum Insulin für die Entstehung von Krebs eine tragende Rolle spielt. Es ist vermutlich kein Zufall, dass Mitochondrien im Mittelpunkt des Energiestoffwechsels und der Apoptose stehen.

Ein hoher Insulinspiegel im Blut (Hyperinsulinämie) verursacht die Stoffwechselkrankheiten Adipositas und Typ-2-Diabetes und begünstigt durch PI3K und IGF-1 die Wachstumskrankheit Krebs. Die Vorstellung, dass der Zellstoffwechsel für Krebs wichtig sein kann, ist nicht neu. Vor über einem Jahrhundert stellte einer der größten Biochemiker der

Geschichte, der Nobelpreisträger Otto Warburg, die Theorie auf, dass man den Ursprung von Krebs nur dann verstehen kann, wenn man einen Blick auf seinen Stoffwechsel wirft.

Teil V

METASTASIERUNG

KREBSPARADIGMA 3.0

18

DER WARBURG-EFFEKT

Der Nobelpreisträger Otto Heinrich Warburg (1883 bis 1970) wurde in Freiburg im Breisgau geboren. Er war der Sohn von Emil Warburg, einem bekannten Physikprofessor an der Universität Freiburg, und wuchs im Umfeld von Wissenschaftlern wie Albert Einstein und Max Planck auf, die ebenfalls zu Weltruhm gelangen sollten.

Otto Warburgs Forschungsinteresse galt dem Energiestoffwechsel der Zelle, und er wandte die rigorosen Methoden der physikalischen Wissenschaften (Chemie und Physik) auf die Biologie an. Wie viel Energie benötigen Zellen? Wie erzeugen sie diese Energie? Diese Fragen brachten ihn schließlich zu dem Forschungsthema, das sein Leben bestimmen sollte: das, was er als »Krebsproblem« bezeichnete. Wie unterschied sich der Energiestoffwechsel von Krebszellen vom Energiestoffwechsel normaler Zellen?

Normalerweise gewinnen Zellen Energie in Form von Adenosintriphosphat (ATP) auf zwei Arten: durch oxidative Phosphorylierung (Oxphos), auch als Respiration bekannt, und durch Glykolyse, auch als Gärung bekannt. Die Oxphos, die im Mitochondrium abläuft, verbrennt jedes Glukosemolekül mit Sauerstoff und erzeugt auf diese Weise 36 ATP-Moleküle. Ohne Sauerstoff müssen normale Zellen auf die Glykolyse zurückgreifen, mit der allerdings nur zwei ATP- und zwei Milchsäuremoleküle pro Glukosemolekül gebildet werden können. Bei intensivem Sport zum Beispiel benötigen die Muskeln so schnell so viel Energie, dass über das Blut nicht genügend Sauerstoff transportiert werden kann. Die Muskeln schalten auf Glykolyse, die ohne Sauerstoff auskommt und deutlich weniger Energie pro Glukosemolekül erzeugt. Früher oder später kumuliert sich die Milchsäure und die Muskeln erschöpfen, was der Grund dafür ist, dass man während einer anstrengenden Trainingseinheit das Gefühl bekommen kann, abbrechen zu müssen. Normale Zellen funktionieren in einer azidischen Umgebung nicht gut. Wenn sich der Körper erholt, verlangsamt sich der Sauerstoffbedarf, und die Muskelzellen schalten auf Oxphos, sobald wieder genügend Sauerstoff vorhanden ist.

Zellen, die durch oxidative Phosphorylierung viel Energie erzeugen, benötigen mehr Sauerstoff. Warburg bemerkte dieses Phänomen, als er befruchtete Seeigel-Eier beobachtete, die schnell wuchsen. Er vermutete, dass auch schnell wachsende Krebszellen viel Sauerstoff verbrauchen würden. Aber er lag falsch. 1923 bemerkte Warburg mit einigem Erstaunen, dass schnell wachsende Tumorzellen bei Ratten nicht mehr Sauerstoff verbrauchten als normale Zellen.

Die Krebszellen benutzten allerdings zehnmal mehr Glukose und erzeugten 70-mal schneller Milchsäure als normales Gewebe, wie unten dargestellt.[1] Warburg berechnete, dass Tumorzellen erstaunliche 66 Prozent der Glukose, die sie aufnahmen, in Laktat umwandelten.[2]

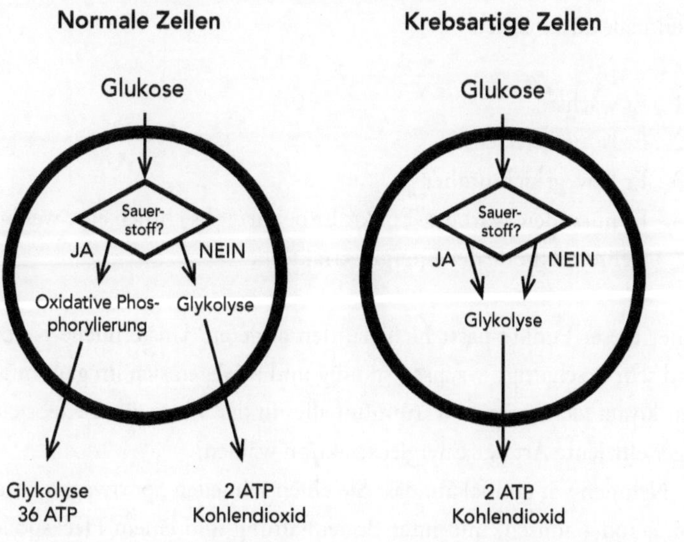

Obwohl Sauerstoff verfügbar war, benutzten Krebszellen die ineffizientere Glykolyse, um Energie zu erzeugen. Dieser überraschende Prozess wird heute als Warburg-Effekt bezeichnet.

Weil durch die Glykolyse deutlich weniger ATP pro Glukosemolekül erzeugt werden kann, müssen Krebszellen Glukose aufsaugen – wie ein Kamel, das nach einer langen Wüstenwanderung Wasser trinkt. Heute verwenden wir den Warburg-Effekt für einen gängigen Krebstest, den sogenannten PET-Scan. Wie wir in Kapitel 3 besprochen haben, messen PET-Scans, wie viel Glukose von den Zellen verbraucht wird. Aktive Krebszellen schlucken Glukose viel eifriger als normale Zellen und der PET-Scan entdeckt diese Hotspots.

Die aerobe Glykolyse (Glykolyse in Anwesenheit von viel Sauerstoff) ist ein einzigartiges Merkmal von Krebs. Wenn genügend Sauerstoff vorhanden ist, entscheiden sich normale Zellen fast immer für Oxphos. Selbst in Situationen, in denen Zellen schnell wachsen und viel Energie benötigen, beispielsweise bei der Wundheilung, tritt der Warburg-Effekt nicht ein. Aber warum? Das scheint sehr merkwürdig zu sein.

Denken wir einmal darüber nach. Wir wissen, dass sich Krebs durch vier Merkmale auszeichnet:

1. Er wächst.
2. Er ist unsterblich.
3. Er bewegt sich umher.
4. Er nutzt den Warburg-Effekt: Er benutzt absichtlich eine weniger effiziente Methode der Energieextraktion.

Einer dieser Punkte passt nicht zu den anderen. Unsterbliche Krebszellen sind sehr beschäftigt, wachsen ständig und bewegen sich im ganzen Körper. Das kostet viel Energie. Warum um alles in der Welt würde Krebs eine weniger effiziente Art der Energieextraktion wählen?

Nehmen wir einmal an, dass Sie einen schnellen Sportwagen konstruieren, aerodynamisch, mit guter Bodenhaftung und einem Heckspoiler, um den Widerstand zu verringern. Dann bauen Sie den 600-PS-Motor aus und setzen einen Rasenmähermotor mit 9 PS ein. Wie bitte? Das ist einfach nur bizarr. Doch Krebs tut genau das, indem er absichtlich eine weniger effiziente Methode der Energieerzeugung wählt. Trotzdem kann es kein Zufall sein, weil etwa 80 Prozent aller bekannten Krebsarten den Warburg-Effekt nutzen. Was auch immer der Grund dafür ist – dieses Phänomen ist nicht einfach ein metabolischer Irrtum, sondern für die Entstehung von Krebs entscheidend. Krebs konnte sich nicht über die Jahrtausende bei so unterschiedlichen Lebewesen wie Süßwasserpolypen, Hunden, Katzen und Menschen halten, indem er Fehler begeht.

In einer berühmten Abhandlung, die Warburg 1956 unter dem Titel *On the Origin of Cancer Cells* (zu Deutsch: Über den Ursprung von Krebszellen) veröffentlichte, stellte er die Hypothese auf, dass der anormale Wechsel auf die aerobe Glykolyse so bizarr ist, dass er das entscheidende Ereignis sein muss, das den Krebs auslöst. Zur Erinnerung: Die beiden Hauptanforderungen für Oxphos sind Sauerstoff und funktionsfähige Mitochondrien – die Zellstrukturen, in denen Oxphos stattfindet. Weil genügend Sauerstoff vorhanden ist, kam Warburg zu dem Schluss, dass die Mitochondrien dysfunktional sein müssen und die Krebszelle dazu zwingen, auf die weniger effiziente Glykolyse zurückzugreifen.[3] Warburg stellte die Hypothese auf, dass Krebs in erster Linie durch einen mitochondrialen Schaden verursacht wird.

Während der Warburg-Effekt eine etablierte Tatsache ist, sprechen viele Beobachtungen gegen Warburgs Hypothese.[4] Die Mitochondrien von Krebszellen funktionieren oft normal und sind zur Respiration fähig.[5] Die meisten Krebszellen haben normal funktionierende Mitochondrien, was bedeutet, dass sie nicht auf die Glykolyse angewiesen sind, um Energie zu erzeugen – sie könnten notfalls auch auf Oxphos umschalten.[6] Krebs wurde nicht zur Glykolyse gezwungen, sondern entschied sich dafür. Aber warum?

Eine effiziente Energieerzeugung (ATP) ist nur dann von Vorteil, wenn ein Mangel herrscht. Warum sollte es eine Rolle spielen, dass jedes Glukosemolekül nur 2 anstelle von 36 ATP erzeugt, wenn genügend Glukose vorhanden ist? In der Zeit, in der normale Zellen aus einem Glukosemolekül 36 ATP bilden, verstoffwechseln Krebszellen 11 Glukosemoleküle zu 22

ATP und 22 Milchsäuremolekülen. Weil Milchsäure in einem Verhältnis von 1 zu 1 in ATP umgewandelt werden kann, gibt das dem Krebs einen potenziellen Ertrag von 24 ATP. Krebszellen erzeugen schneller Energie, obwohl sie dafür zehnmal mehr Glukose benötigen.[7]

Stellen Sie sich zwei Menschen vor. Der eine verbrennt täglich 2000 Kalorien, während der andere energieeffizienter ist und nur 1000 Kalorien verbrennt. Die gesteigerte Energieeffizienz ist kein Vorteil, wenn man täglich 2500 Kalorien zu sich nimmt. Oxphos ist nur dann von Vorteil, wenn Glukose Mangelware ist, aber angesichts der aktuellen Adipositas- und Typ-2-Diabetes-Epidemie neigt der Glukosespiegel dazu, zu hoch als zu niedrig zu sein. Deshalb ist der »Vorteil« der Energieeffizienz, durch den sich Oxphos auszeichnet, in dieser Umgebung weitgehend illusorisch.

Die Tatsache, dass fast jeder bekannte Krebs diesen Pfad nutzt, legt nahe, dass er weder ein Zufall noch ein Fehler ist, sondern ein fester Bestandteil in der Entwicklung von Krebs, der eine Form von selektivem Vorteil bieten muss. Aber welchen?

Um wachsen zu können, benötigen Zellen nicht nur Energie. Sie brauchen auch Bausteine. Weil wir kohlenstoffbasierte Lebewesen sind, verlässt sich unser Zellwachstum auf Kohlenstoff, um grundlegende Moleküle zu bauen. In der oxidativen Phosphorylierung werden die meisten Kohlenstoffe in der Glukose zur Energiegewinnung verstoffwechselt und zurück bleibt Kohlendioxid, das ausgeatmet wird. Die übrig gebliebenen Kohlenstoffe können zu Kohlenstoffbausteinen verstoffwechselt werden, aus denen neue Aminosäuren und Fettsäuren hergestellt werden.

Das ist mit folgender Analogie vergleichbar: Um ein Haus zu bauen, benötigt man sowohl Energie (die Arbeitskraft der Handwerker) als auch Baumaterial (Steine). Es bringt nichts, wenn man zwar Handwerker, aber kein Baumaterial hat. In ähnlicher Weise benötigen schnell wachsende Zellen Energie (ATP) und Baumaterial (Kohlenstoffe). Oxphos erzeugt nur Energie, wodurch das Wachstum nicht maximiert wird. Glykolyse hingegen unterstützt ein schnelles Wachstum besser, weil sie Energie und Baustoffe bereitstellt.[8] Das könnte erklären, warum der Warburg-Effekt für das Krebswachstum einen solchen Vorteil darstellt.

In den 1970er-Jahren stand Warburgs Fixierung auf den Stoffwechsel von Krebszellen auf immer wackligeren Beinen. Die genetische Revolution war bereits in vollem Gang, und Krebsforscher zog es zur somatischen Mutationstheorie wie Motten ans Licht. Die Frage, wie Krebs sein Wachstum nährte, und seine anormale, kuriose Vorliebe für Glykolyse waren Rätsel, die geflissentlich ignoriert wurden. Es sollten Jahre vergehen, in denen keine wissenschaftlichen Arbeiten über den Warburg-Effekt veröffentlicht wurden. Diese beiden Forschungsbereiche, Krebswachstum und Krebsstoffwechsel, hatten quasi nichts miteinander zu tun. Ende der 1990er-Jahre trat jedoch eine Wende ein, die beide Bereiche wieder zusammenführte.

Das Warburg-Revival

Die Pfade, die das Wachstum und den Stoffwechsel einer Zelle steuern, wurden immer getrennt voneinander betrachtet. Aber Lewis Cantleys revolutionäre Arbeit verknüpfte das bekannte Stoffwechselhormon Insulin über PI3K mit den Wachstumspfaden. Das Wachstum und der Stoffwechsel von Krebszellen waren durch dieselben Gene und Hormone untrennbar miteinander verbunden.[9] Das Onkogen MYC zum Beispiel steuert nicht nur das Wachstum, sondern auch ein Stoffwechselenzym, das den Warburg-Effekt aktiviert. Cantley fand eine direkte Verbindung zwischen Nährstoffsensoren, Stoffwechsel, dem Warburg-Effekt und Zellproliferation.[10] Die Gene, die das Wachstum steuerten, steuerten auch den Stoffwechsel.

Alle diese neu entdeckten Onkogene und Tumorsuppressor-Gene beeinflussen auch die Energiebereitstellung. Viele Onkogene kontrollieren Enzyme namens *Tyrosinkinasen*, die sowohl das Zellwachstum als auch den Stoffwechsel regulieren. Das allgegenwärtige Tumorsuppressor-Gen p53 beeinflusst das Wachstum, reguliert aber auch den Zellstoffwechsel, indem es auf die Zellatmung und Glykolyse einwirkt.

Krebszellen können nicht aufhören zu wachsen, aber sie können auch nicht aufhören zu essen. Wächst Krebs, weil er nicht aufhören kann zu essen, oder isst er, weil er nicht aufhören kann zu wachsen? Wahrscheinlich beides. Krankheiten des Wachstums sind Krankheiten des Stoffwechsels – und das gilt für mehr als nur den Glukosestoffwechsel.

Krebszellen lieben Glukose, aber nicht ausschließlich. Die Stoffwechselpfade der Aminosäure Glutamin sind bei Krebs ebenfalls gestört.[11] Aminosäuren sind die Bausteine von Proteinen, und Glutamin ist die Aminosäure, die im Blut am häufigsten vorkommt. Manche Krebszellen konsumieren mehr als das Zehnfache der normalen Menge an Glutamin.[12] Einige Krebsarten wie Neuroblastome, Lymphome und Nieren- und Bauchspeicheldrüsenkrebs scheinen so »süchtig« nach Glutamin zu sein, dass sie es zum Überleben brauchen.[13]

Warburg glaubte, dass Krebs zur Energiegewinnung ausschließlich auf Glukose zurückgriff, aber das stimmte nicht ganz. Krebs kann auch Glutamin verstoffwechseln, und neuere Studien zeigen, dass er vielleicht auch Fettsäuren und andere Aminosäuren verstoffwechseln kann.[14] In einer dicht besiedelten Umgebung konkurriert Krebs mit anderen Zellen um Treibstoff, deshalb ist es für sein Wachstum vorteilhaft, wenn er flexibel bleibt und verschiedene Treibstoffe nutzen kann. Auch wenn Warburgs ursprüngliche Hypothese nicht ganz korrekt war, war seine Vermutung, dass der Krebsstoffwechsel von entscheidender Bedeutung war, absolut akkurat. Der Warburg-Effekt hatte durchaus einen Zweck. Er gab Krebszellen einen strategischen Vorteil in ihrem Kampf ums Überleben. Die große Menge an Milchsäure, die während des Warburg-Effekts produziert wurde, war kein Abfallprodukt, wie zuvor angenommen, sondern ein großer Vorteil, der der Krebszelle einen signifikanten Überlebensvorteil verschaffte.

Milchsäure

Wenn ein Tumor wächst, entfernen sich neu gebildete Krebszellen immer weiter von der hauptsächlichen Blutversorgung, die Sauerstoff zur Verfügung stellt und Abfallprodukte beseitigt. Zellen, die näher an den Blutgefäßen sind, sind gut versorgt und gedeihen. Zellen, die weiter entfernt sind, bekommen nicht genügend Sauerstoff zum Überleben. Zwischen diesen beiden Regionen liegt ein Bereich, der als *hypoxische Zone* bezeichnet wird, in der Zellen gerade noch genügend Sauerstoff erhalten, um am Leben zu bleiben und ein Enzym namens *Hypoxie-induzierter Faktor (HIF)* zu aktivieren. Der Überlebenskampf in dieser hypoxischen Zone wirkt als starker selektiver Evolutionsdruck.

Erstens stimuliert HIF die Freisetzung des *vaskulären endothelialen Wachstumsfaktors (VEGF)*, der die Entstehung neuer Blutgefäße unterstützt. Die neu gebildete Blutversorgung liefert mehr Sauerstoff und erlaubt dem Tumor, größer zu werden. Die »Auslösung der Angiogenese« ist eines der wichtigsten Merkmale von Krebs, die Weinberg und Hanahan identifizierten.

Zweitens macht es HIF normalerweise stationären Zellen leichter, mobiler zu werden. Die Adhäsionsmoleküle, die Zellen an ihrem vorgesehenen Platz verankern, werden getrennt, und die Basalmembrane, die Zellen auf bestimmte Bereiche begrenzen, werden abgebaut.[15] Das erleichtert den Zellen die Aktivierung der Invasion und Metastasierung, ein weiteres Kennzeichen von Krebs.

Drittens: Weil Sauerstoffmangel herrscht, programmiert HIF den Stoffwechsel der Zelle von Oxphos auf Glykolyse um. Weil mehr Glukose für die Energieerzeugung benötigt wird, erhöht HIF die Expression der zellulären Glukoserezeptoren. Gleichzeitig verringert HIF die Produktion neuer Mitochondrien, die für Oxphos entscheidend sind.[16] HIF ist also im Grunde für das Phänomen des Warburg-Effekts verantwortlich, ein weiteres charakteristisches Merkmal von Krebs.[17]

Diese Veränderungen, die HIF auslöst, verbessern das Überleben in einer sauerstoffarmen Umgebung. Wenn Zellen Sauerstoff entzogen wird, versuchen sie, neue Blutgefäße zu bilden, sich von der hypoxischen Zone zu entfernen und weniger Sauerstoff zu verwenden. Es ist kein Zufall, dass dies auch die Verhaltensweisen sind, die für Krebszellen typisch sind, und das ist genau die Umgebung, in der ein einzelliger Organismus gegenüber seinem vielzelligen Vetter im Vorteil ist. Der Warburg-Effekt ist kein metabolischer »Irrtum«. Er verleiht Krebszellen einen einzigartigen Überlebensvorteil im Konkurrenzkampf mit anderen Zellen.

Krebszellen erzeugen im Rahmen der Glykolyse Milchsäure und sie kippen diese Säure so in ihre Umgebung, wie eine Chemiefabrik vielleicht Giftstoffe in die Umwelt abgibt. Das ist kein Unfall, und die Milchsäure ist nicht einfach ein zufälliges Abfallprodukt. Tumore verwenden wertvolle Energie, um absichtlich mehr Säure zu produzieren und in ihre unmittelbare Umgebung zu pumpen, die bereits übersäuert ist.[18] Im Vergleich zu normalen Zellen, die in einem Milieu mit einem pH-Wert zwischen 7,2 und 7,4 leben, erzeugen Tumore eine Mikroumgebung mit einem pH-Wert zwischen 6,5 und 6,9.[19] Warum bemühen sich Krebszellen darum, ihre Umgebung zu übersäuern?[20] Weil der Säuregehalt den Zellen einen enormen Überlebensvorteil verschafft. Normale Zellen nehmen in einer sauren Umgebung Schaden und fallen der Apoptose zum Opfer, während Krebszellen den Säuregehalt relativ gut vertragen.

Es gibt zwei Arten zu gewinnen: Entweder man verbessert sich selbst oder man verschlechtert die Konkurrenz. Beides funktioniert. Krebs spielt auf Zellebene *Game of Thrones*. Sieg oder Tod. Während normale Zellen sich an die Regeln halten und kooperieren, sabotieren Einzeller ihre Gegner. Krebszellen sondern die schädliche Milchsäure ab, um die umliegenden Zellen zu beeinträchtigen. Die Tötung der Nachbarn ist eine bewährte Überlebensstrategie, die im Kosmos der Einzelligkeit gang und gäbe ist.

1928 entdeckte Sir Alexander Fleming, dass der Pilz *Penicillium notatum* eine für seine Umgebung chemische Noxe abgab, die konkurrierende Bakterien tötete. Aus dieser chemischen Substanz entstand schließlich das Antibiotikum Penicillin. Auf der Osterinsel wurde Rapamycin in einem Bakterium entdeckt, das eine chemische Noxe in seine Umgebung abgab, um konkurrierende Pilze zu töten.

Die azidische Umgebung zersetzt die extrazelluläre Matrix, die normale Stützstruktur der Zelle. So kann die Krebszelle leichter durch die Basalmembran dringen, eine wichtige Vorbedingung für die Metastasierung. Der Schaden, der durch die Milchsäure verursacht wird, provoziert auch Entzündungen. Dies ruft Immunzellen auf den Plan, die Wachstumsfaktoren absondern, die für die Wundheilung nützlich wären, aber letztlich die Krebszelle unterstützen.

Krebs wurde bereits aufgrund seiner Ähnlichkeit mit dem Hyperwachstum, das bei der Wundheilung eintritt, als »Wunde, die niemals heilt« bezeichnet. Bei der normalen Wundheilung ersetzen neue Blutgefäße alte zerstörte Blutgefäße, Zellschutt wird beseitigt und die Wunde heilt. Der Hauptunterschied besteht darin, dass das Wundheilungsprogramm zu einem Ende kommt, während das Wachstumsprogramm von Krebs niemals aufhört.

Auch wenn genügend Sauerstoff verfügbar ist, verlässt sich der Krebs weiterhin auf die Glykolyse, weil diese den Überlebensvorteil bietet, Milchsäure zu bilden (Warburg-Effekt). Die Entzündung, die durch die Milchsäure ausgelöst wird, hemmt auch die Immunzellen, die Krebszellen normalerweise angreifen und töten würden.[21] Die gesteigerte Milchsäureproduktion aus dem Warburg-Effekt ...

- supprimiert die normale Zellfunktion,
- zersetzt die extrazelluläre Matrix und ermöglicht damit eine Invasion,
- provoziert eine Entzündungsreaktion und Sekretion von Wachstumsfaktoren,
- verringert die Immunreaktion und
- erhöht die Angiogenese.

Krebs gibt der Glykolyse nicht zufällig den Vorzug vor der oxidativen Phosphorylierung (Warburg-Effekt). Das ist kein Irrtum. Aufgrund des Überlebensvorteils, den die Milchsäure bietet, ist sie die logische Wahl. Der Nachteil ist, dass deutlich mehr Glukose als Nachschub erforderlich ist. Wenn reichlich Glukose vorhanden ist, verschiebt sich das Gleichgewicht zugunsten des Krebswachstums. Es ist der Warburg-Effekt, der den nächsten Schritt in der Krebsentwicklung ermöglicht, indem es den Zellen leichter gemacht wird, in Gewebe einzudringen und sich zu bewegen. Diese Phase ist größtenteils für die Letalität von Krebs verantwortlich.

19

INVASION UND METASTASIERUNG

Im Krebslexikon gibt es kein Wort, das furchteinflößender ist als Metastasierung. Das National Cancer Institute (zu Deutsch: Nationales Krebsinstitut) definiert Metastasierung als »Verbreitung von Krebszellen vom Entstehungsort an andere Körperstellen«.[1] Dieses charakteristische Merkmal macht Krebs letaler als praktisch jede andere Krankheit. Eine Tatsache, die die Bedeutung dieses Phänomens hervorhebt, ist, dass Metastasen für geschätzte 90 Prozent aller Krebstode verantwortlich sind.[2]

Wie Krebszellen können auch Infektionskrankheiten metastasieren. Bakterien aus einem Harnwegsinfekt können in die Nieren gelangen und sich über das Blut in den Herzklappen ansiedeln. Bakterien bewegen sich ständig, sind aber an und für sich nicht bösartig – sie sind einfach Organismen, die überleben wollen. Die Metastasierung oder Bewegung von Zellen ist ein typisches Merkmal von einzelligem Leben auf der Erde.

Es gibt gutartige und bösartige Krebsarten. Sie verhalten sich in jeder Hinsicht identisch, nur dass der gutartige Krebs keine Metastasen bildet und daher fast keine ernsten Krankheiten verursacht. Ein gutartiger Tumor der Fettzellen, ein sogenanntes Lipom, kommt sehr häufig vor und betrifft schätzungsweise 2 Prozent der Bevölkerung. Diese Tumore sind meist harmlos, können jedoch massiv wachsen. 1894 wurde ein Lipom entfernt, das geschätzte 22,7 Kilogramm wog.[3] Obwohl diese Tumore sehr häufig vorkommen und manchmal eine enorme Größe entwickeln können, sind sie normalerweise nicht tödlicher als Akne.

Im Gegensatz dazu wird ein bösartiger, also ein maligner Krebs als solcher eingestuft, weil er metastasieren kann. Bliebe Brustkrebs in der Brust, ließe er sich leicht behandeln: Man würde ihn einfach herausschneiden. Sobald sich der Brustkrebs im gesamten Körper ausgebreitet hat, wird er aber eine hochletale Krankheit. Wie vollzieht sich also dieser Prozess?

Die metastatische Kaskade vollzieht sich in zwei Schritten: Invasion des umliegenden Gewebes und Bildung von Metastasen an entfernteren Stellen. Zuerst müssen sich die Krebszellen vom Primärtumor lösen, was auch geschehen kann, wenn der Tumor noch klein ist. Beim sogenannten Krebs mit unbekanntem Primärtumor wird, wie der Name schon sagt, eine Metastase entdeckt, ohne dass der Entstehungsort identifiziert werden kann, weil dieser entweder zu klein oder bereits wieder verschwunden ist. Die meisten Zellen vielzelliger Spezies haben Adhäsionsmoleküle, die Zellen am vorgesehenen Ort verankern. Krebszellen müssen diese Anker lichten, um sich auf die Reise zu begeben.

Zweitens muss Krebs durch die Basalmembran dringen, die normale Gewebearten umgibt. So wie ein Plastiksack, in dem Blumenerde verkauft wird, Ihren Kofferraum sauber hält, sind alle Zellen in eine Membran gehüllt, die normale Zellen genau dort hält, wo sie hingehören: im Ursprungsgewebe. Um sich auf anderes Gewebe ausbreiten zu können, müssen krebsartige Zellen diese Basalmembran durchdringen, die den Inhalt normalerweise schützt.

Sobald der Krebs eingedrungen ist, kann er sich in einem Prozess namens *Intravasation* auf das umliegende Gewebe und lokale Lymphknoten ausbreiten oder Gefäßwände überwinden. Sobald er im Blut ist, kann er auf dieser Fahrbahn entlegene Orte erreichen.

Invasion

1. Entstehung des Primärtumors
2. Lokale Invasion
3. Intravasation

Metastasierung

1. Überleben durch Zirkulation
2. Extravasation
3. Überleben an einer distalen Stelle

Diese ersten drei Prozesse (Entstehung des Primärtumors, lokale Invasion und Intravasation) können zum Prozess der Invasion zusammengefasst werden. Das hypoxische, saure Milieu, das den Krebs umgibt und durch den Warburg-Effekt geschaffen wird, macht den Weg frei für die Invasion.[4] Doch das ist für die Krebszellen noch der einfache Teil. Mit ausreichend viel Zeit sind die meisten Krebsarten in der Lage, dieses Ziel zu erreichen. In experimentellen Tiermodellen verschwinden Krebszellen in beinahe 80 Prozent aller Fälle leicht ins Blut. Aber wie ein Jugendlicher, der nach der Schule ausziehen und studieren will, ist das Verlassen des Elternhauses nicht der schwierige Teil; die große Herausforderung besteht dahin, allein im fremden Umfeld zurechtzukommen. Um metastasieren zu können, müssen Krebszellen die Reise durch das Blut überleben, das Blutgefäß verlassen, in ein fremdes Organ eindringen und dann lernen, in dieser neuen Umgebung zu überleben und zu gedeihen.

Sobald Krebszellen ins Blut gelangen, ist der Schwund viel, viel größer, und die Metastasierung gestaltet sich ungleich schwerer. Das Blut ist eine feindliche, unwirtliche Umgebung und es gibt eine Million Arten, wie Krebszellen sterben können. Die natürlichen Killerzellen des angeborenen Immunsystems machen sofort Jagd auf sie und greifen sie an. Dieser Teil des Immunsystems wird als »angeboren« bezeichnet, weil die Killerzellen darauf programmiert sind, Krebs sofort anzugreifen. Die Turbulenzen im Blut sind auch eine omnipräsente Gefahr für Krebszellen. Zellen sind normalerweise stationär und ihnen fehlt die Fähigkeit, der Gewalt eines reißenden Blutstroms zu trotzen. Viele Krebszellen werden in der Strömung einfach zerfetzt.

Wenn die Krebszelle die beschwerliche Reise irgendwie überlebt und ans fremde Ufer eines unbekannten Organs gespült wird, muss sie das Blut verlassen und in das Organ eindringen – ein Prozess, der als *Extravasation* bezeichnet wird. Das ist leichter gesagt als getan. Der Blutstrom ist ständig in Bewegung, deshalb ist es nicht einfach, sich an die Gefäßwand zu heften. Stellen Sie sich vor, Sie befänden sich in einem reißenden Fluss und würden versuchen, sich nur mit dem kleinen Finger an einer Uferböschung festzuhalten. Der Fluss wirkt ständig auf Sie ein und Sie sind in Gefahr, fortgerissen zu werden. Die Krebszelle muss sich irgendwie am Rand eines glatten Blutgefäßes festhalten, dem schnell fließenden Blut standhalten und dann durch die Gefäßwand in das neue Organ eindringen.

Die Krebszelle ist nun mit der feindseligen Umgebung eines fremden Organs konfrontiert, gegen die sie erbärmlich schlecht ausgerüstet ist. Eine Brustkrebszelle, die in der Lunge landet, ist von der fremden Umgebung völlig verwirrt. Warum ist es hier so zugig? Wo sind die Milchdrüsen? Das ist in etwa so, als würde sich ein Pinguin aus der Antarktis plötzlich in der Sahara wiederfinden.

Selbst nachdem sich die neuen Krebseinwanderer am neuen Ort eingerichtet haben, müssen sie gedeihen und proliferieren – was angesichts der feindseligen heimischen Zellen keine einfache Aufgabe ist. Das Immunsystem bemüht sich nach Leibeskräften, den Krebs zu töten. Viele solcher Krebszellenkolonien, die als *Mikrometastasen* bezeichnet werden, halten sich zwar, können aber nicht wachsen.[5] Dann muss die Krebszelle nicht nur lernen, wie sie überlebt, sondern, wie sie proliferiert und wächst. Dieser Prozess erfordert außergewöhnliche neue Überlebensfähigkeiten, die sich völlig von allem unterscheiden, was die Zelle in der Vergangenheit getan hat. Es ist offensichtlich, dass eine Krebszelle ihre genetische Beschaffenheit radikal verändert haben muss. Wie vollziehen sich diese Veränderungen also?

Die somatische Mutationstheorie propagiert einen vergleichsweise geordneten Krankheitsverlauf, der mit einer einzigen Krebszelle anfängt, die zufällig mehrere richtige Mutationen akkumuliert hat. Der Krebs wird größer und breitet sich aus wie ein Tropfen Rotwein auf einem weißen Tischtuch. Wenn sie groß genug sind, treten die Krebszellen ihre Reise durchs Blut an. Manche siedeln sich in einem entlegenen Organ wie der Leber an und wachsen dort. Man ging früher davon aus, dass alle genetischen Mutationen, die für die Invasion und Metastasierung notwendig waren, per Zufall akkumuliert wurden, aber es ist mittlerweile bekannt, dass diese Hypothese der »zufälligen Akkumulation genetischer Mutationen« nicht stimmt.

Bislang wurde trotz vieler Jahrzehnte der Forschung und Tausenden von Studien über die Genomsequenzierung kein »Metastasen-Gen« entdeckt. Die Metastasierung hat der gesamten Genforschung des letzten halben

Jahrhunderts getrotzt. Das liegt daran, weil nicht ein Gen erforderlich ist, sondern Hunderte von Genen koordiniert und präzise mutieren müssen, um erfolgreich zu metastasieren.

Warum würde ein Krebs Hunderte von Mutationen entwickeln wollen, die für das Überleben in einer feindseligen, fremden Umgebung erforderlich sind, bevor er sein Zuhause überhaupt verlassen hat? Das ist so, als würde man eine Hypothek auf sein Haus aufnehmen, um sich eine teure Ausrüstung und Ausbildung zu leisten, damit man auf dem Saturn überlebt. Ohne aktuelle Pläne, eine Siedlung auf dem Saturn zu errichten, ist ein solcher Aufwand eine gewaltige Zeit- und Geldverschwendung. Warum würde der Krebs massive Ressourcen aufwenden, um Metastasen in der Leber, Lunge oder den Knochen zu bilden, bevor er überhaupt streut? Weil der Prozess der Akkumulation nicht zufällig, sondern evolutionär ist. Das heißt, dass Krebs nicht zufällig die Fähigkeit zur Invasion und Metastasierung akkumuliert, sondern, dass er diese Fähigkeit entwickelt.

Zirkulierende Tumorzellen und Mikrometastasen

Die Metastasierung ist ein außergewöhnlich ineffizienter Prozess. Angesichts der beinahe unüberwindlichen Probleme, die damit verbunden sind, stirbt der Großteil der Krebszellen, die sich vom Primärtumor lösen. Krebszellen vermehren sich alle ein bis zwei Tage, aber die Verdopplungszeit von Tumoren beträgt 60 bis 200 Tage. Das bedeutet, dass der Großteil der Krebszellen nicht überlebt.[6]

Wie überwindet Krebs also diese Hindernisse? Auch diesmal finden wir die Antwort, indem wir einen Blick auf die Evolution werfen. Krebs folgt im Rahmen von Wachstum, Invasion und Metastasierung keiner geordneten Progression. Aktuelle Forschungsarbeiten legen nahe, dass die Metastasierung kein Phänomen ist, das erst im Spätstadium von Krebs auftritt. Sie zählt vielmehr zu den ersten Schritten, die der Krebs unternimmt.

Wenn sich der Krebs schrittweise über das Wachstum und die Invasion in die Phase der Metastasierung bewegt, würde eine frühe weiterreichende lokale Entfernung, bevor Metastasen gebildet werden, den Krebs heilen. Aber die radikalen Krebsoperationen, die in der ersten Hälfte des 20. Jahrhunderts vorgenommen wurden, belegen eindrücklich, dass dieser Ansatz nicht funktioniert. Viele mikroskopisch kleine und nicht auffindbare Krebszellen (Mikrometastasen) hätten sich lange vor einer klinischen Diagnose und Operation davongemacht.

In Fällen von Krebs mit unbekanntem Primärtumor, die ungefähr 5 Prozent aller Krebserkrankungen ausmachen,[7] wird ein breit streuender Krebs entdeckt, aber trotz intensiver Untersuchungen und Screenings kann kein Primärtumor gefunden werden. Selbst bei einer Autopsie bleiben 20 bis 30 Prozent der Fälle ungelöst. Der Primärkrebs ist so klein, dass er von unserer modernen Technologie nicht aufgespürt werden kann, und dennoch hat er es irgendwie geschafft, zu metastasieren. Das liegt daran, dass die Metastasenbildung in der Onkogenese ein früher und kein später Schritt ist.

Technische Innovationen der jüngeren Vergangenheit haben es uns ermöglicht, selbst extrem niedrige Konzentrationen von Krebszellen im Blut zu entdecken, die als zirkulierende Tumorzellen bezeichnet werden *(Circulating Tumor Cells, CTCs)*. Die Entdeckung dieser kurzlebigen Krebszellen im Blut hat unser Verständnis der metastatischen Kaskade revolutioniert. Der Primärtumor gibt in einem sehr frühen Stadium Krebszellen ins Blut ab, oft, wenn der Primärtumor noch nicht erkennbar ist. Im Blut überleben die CTCs nicht lange. Sie überleben schätzungsweise nur wenige Stunden,[8] und das erklärt, warum sie erst seit Kurzem erkannt werden können. Fast alle CTCs werden zerstört, sobald sie freigesetzt werden. Wie die erste Welle alliierter Soldaten, die am D-Day die Strände der Normandie stürmten, werden die Krebszellen nun von den erstaunlichen Anti-Krebs-Mechanismen des Körpers vernichtet.

Scharen von CTCs spalten sich kontinuierlich vom Primärtumor ab und werden schnell im Blut zerstört. Deshalb wird metastatischer Krebs in diesem frühen Stadium so selten entdeckt.[9] Es ist für die CTCs extrem schwierig, permanente Kolonien zu gründen, auch wenn tagtäglich Millionen von Krebszellen ins Blut dringen. Die meisten CTCs werden einfach getötet[10] – aber eben nicht immer.

Mikrometastasen erklären das Phänomen von Krebs mit unbekanntem Primärtumor. Die CTCs verlassen den Primärtumor sehr früh und sind aus einem noch unbekannten Grund in ihrer neuen Umgebung viel erfolgreicher als in ihrer alten Heimat. Während der Primärtumor vielleicht klein ist oder an seinem Ursprungsort vollständig zerstört wird, kann der metastatische Krebs gedeihen, weil er fruchtbaren Boden gefunden hat. So wird die metastatische Läsion noch vor dem Primärtumor entdeckt, der manchmal niemals gefunden wird.

Frühe metastatische Zellen können sich viele Jahre in geschützten Nischen ansiedeln und sich vor der Krebspolizei verstecken. Brustkrebspatientinnen mit diagnostizierten Mikrometastasen hatten zum Beispiel eine Wahrscheinlichkeit von nur 50 Prozent, innerhalb von zehn Jahren klinische identifizierbare Metastasen zu entwickeln.[11] Der Brustkrebs hatte bereits seinen tödlichen Samen gestreut, der aber ohne einen fruchtbaren Boden nicht keimen konnte.

Beim Phänomen der latenten Metastasenbildung erleiden als »geheilt« geltende Krebspatienten Jahre oder sogar Jahrzehnte nach der Remission einen Rückfall mit entfernt gelegenen Metastasen. Die körpereigenen Anti-Krebs-Mechanismen konnten die mikrometastatischen Brennpunkte lange unter Kontrolle halten, aber mit der Zeit gewannen die Krebszellen wieder die Oberhand.

Eine frühe Metastasierung erklärt auch, warum nach einer Operation eine lokale Bestrahlung und Chemotherapie nötig ist. Während der Operation wird der sichtbare Krebs beseitigt. Dennoch erfordern die meisten Krebsprotokolle eine postoperative Strahlen- oder Chemotherapie. Wenn der Krebs geordnet ablaufen würde, wären diese Folgemaßnahmen nicht notwendig. Ein radikaler chirurgischer Eingriff hätte den Krebs mit Stumpf und Stiel beseitigt. Aber weil Krebs früh metastasiert, sind wir immer noch auf diese zusätzlichen Behandlungen angewiesen.

Tumorevolution und Selbstaussaat

Wenn man bedenkt, wie komplex die Metastasierung ist, dann ist die klassische Ansicht der somatischen Mutationstheorie, dass eine »zufällige Akkumulation« von Hunderten von erforderlichen Mutationen eintritt, die zusammenarbeiten, kaum vorstellbar. Als ein Paradigma für das Verständnis von Krebs kann die Tumorevolution deutlich besser erklären, wie sich Krebszellen anpassen. Die frühe Metastasierung von Krebszellen schafft alle nötigen Bedingungen, damit die Tumorevolution fortschreiten kann: genetische Diversität und Selektionsdruck. Es gibt Millionen von genetisch unterschiedlichen zirkulierenden Tumorzellen, die dem Selektionsdruck unterliegen, der von der Krebsabwehr ausgeübt wird. Nicht die spezifische Mutation ist wichtig; es geht darum zu verstehen, was diese Mutationen antreibt. Warum mutieren diese Gene? Weil ihr Überleben davon abhängt.

Selbst zum Zeitpunkt der frühesten Diagnose hat der Primärtumor bereits täglich Millionen von CTCs abgesondert, und es können sich bereits Mikrometastasen gebildet haben.[12] CTCs können sich als einzelne Zellen oder als Cluster abspalten, die möglicherweise zusammenarbeiten, um die Wahrscheinlichkeit des gemeinschaftlichen Überlebens zu erhöhen.[13]

Während die meisten zirkulierenden Tumorzellen unmittelbar nach dem Verlassen des Primärtumors getötet werden, schafft es hin und wieder ein seltener genetischer Mutant bis in den gefährlichen Blutstrom – um Haaresbreite. Aber diese Krebszellen besitzen noch nicht die Fähigkeit, in der feindseligen Umgebung von Leber, Knochen oder Lunge zu überleben. Wenn eine Krebszelle an ein entlegenes Ufer geschwemmt wird, mutterseelenallein, wird sie sofort abgeschlachtet. Andere CTCs zirkulieren weiterhin im Körper und suchen verzweifelt nach einem sicheren Anlegeplatz. Einige wenige überleben dann schließlich lange genug, um einen sicheren Hafen zu finden, ihren Entstehungsort: den Primärtumor.

Diese hartgesottenen Überlebenden kehren in ihre alte Heimat zurück, die ihnen Schutz bietet. Die zurückkehrenden CTCs benötigen keine neuen genetischen Anpassungen, um in der Mikroumgebung des Tumors zu überleben und zu gedeihen. An diesem Zufluchtsort unterdrückt die saure, hypoxische Umgebung die Überwachung durch das Immunsystem, das die Krebszellen im Blutstrom vernichtet hat.[14] Dieses Phänomen wird als Selbstaussaat des Tumors bezeichnet. Zelllinienmodelle für Brust-, Darm- und Hautkrebs haben ihre Existenz bereits nachgewiesen.[15] Wenn der Primärtumor nachgesät wird, sind die Krebszellen in eine schützende Umgebung gebettet – gewissermaßen eine »Baumschule« für zurückkehrende Krebszellen.

Wenn diese Krebsnachkommen zurückkehren, sind sie aber nicht dieselben unbedarften Kinder, die den Primärtumor seinerzeit verließen. Ihre Kameraden sind ums Leben gekommen. Nur jene, die den unerbittlichen Einzelkämpfer in sich wecken konnten, den Einzeller, haben es nach Hause geschafft. Stellen Sie sich einen Taschendieb vor, der zu fünf Jahren Arbeitslager in Sibirien verurteilt wurde. Er war am Anfang vielleicht ein netter Kerl, aber die Schrecken des Arbeitslagers machten aus ihm einen abgebrühten Verbrecher. Er hat sich weiterentwickelt. Dasselbe geschieht mit der Krebszelle, die zurückkehrt, um den Primärtumor nachzusäen. Nur die Krebszellen, die hart und anpassungsfähig genug sind, um zu überleben, kehren zurück. Die Bedingungen sind bereit für die natürliche Selektion. Krebszellen sind genetisch divers und einem Selektionsdruck ausgesetzt: Sie sind in der Lage, im Blut zu überleben.

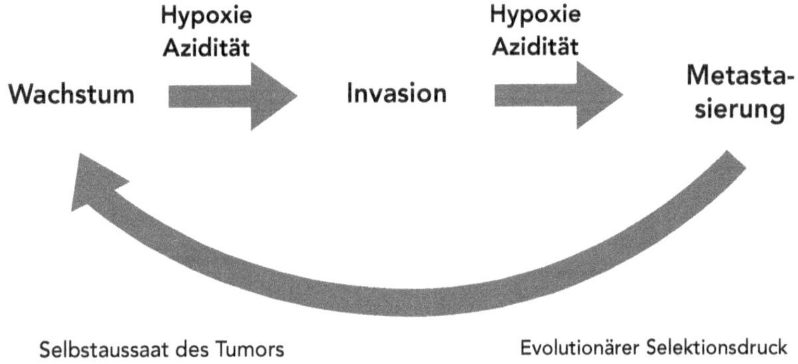

Evolutionäres Paradigma

Die zurückkehrenden CTCs reinfiltrieren den bestehenden Tumor und überrennen die weniger aggressive frühere Generation von Krebszellen. Der Primärtumor wird durch einen aggressiveren Stamm ersetzt und die neuen CTCs, die ins Blut abgegeben werden, sind die Nachkommen dieses Stamms. Auch wenn die Reise durchs Blut immer noch voller Gefahren ist, sind diese aggressiveren Zellen jetzt besser ausgestattet als die letzte Generation.

Das ist nicht das Ende der Geschichte; es ist erst der Anfang. Die Evolution der Krebszelle ist ein Prozess, der sich wiederholt. Die neuen CTCs stehen vor einer weiteren Runde intensiven Selektionsdrucks. Auch die meisten neuen CTCs sterben, aber wieder kehren einige seltene Mutanten zurück, die verbesserte Überlebensmechanismen im Blut entwickelt haben, um den Primärtumor nachzusäen. Dieser Zyklus wiederholt sich immer und immer wieder, normalerweise über einen Zeitraum von Jahren oder Jahrzehnten, und jeder Zyklus bringt neue Mutationen hervor, die ein besseres Überleben im Blut ermöglichen. Der Primärtumor wird durch seine eigenen metastatischen Nachkommen neu kolonisiert. Diese genetischen Mutationen sind alles andere als zufällig – das ist der Darwin'sche Prozess der natürlichen Selektion. Die Krebszellen entwickeln sich weiter.

Bei jeder Wiederholung liegt der Schwerpunkt der Auslese auf einer besseren Überlebensfähigkeit und höheren Aggressivität. Mit der Zeit wählt der Krebs Hunderte von Mutationen aus, die notwendig sind, um die Reise durchs Blut zu überstehen, erfolgreich zu metastasieren und neue Zellkolonien zu gründen. Die Tumor-Selbstsausaat stärkt die aggressivsten Klone und ermöglicht die selektive Verbesserung der Fähigkeiten, die der Überlebensfähigkeit dienen.

Der Prozess der Selbstaussaat erklärt die genetische Vielfalt des Primärtumors – bekannt als *intratumorale Heterogenität (ITH)*. Die Krebszellen in einem Tumor bestehen nicht aus einem genetischen Klon. Es gibt in derselben Tumormasse multiple unterschiedliche Klone, die die verschiedenen Wellen der Einwanderung und Selbstaussaat widerspiegeln.

Wenn genügend Zeit verstreicht und die Tumorevolution fortschreitet, können die Krebszellen die Reise durchs Blut passabel überleben und verschiedene Organe erreichen. Auch jetzt wird die fremde Umgebung für die Krebszellen unwirtlich sein. Sie fangen an, indem sie eine Kolonie gründen, eine Mikrometastase, die jahrzehntelang ruhen kann. Der fremde, feindselige Boden wirkt für diese kleine Siedlung von Krebszellen als evolutionärer Selektionsdruck. Über Generationen von Zellen haben jene Mutationen, die ein Überleben und Wachstum ermöglichen, einen Selektionsvorteil. Diese neuen Zellen verwandeln sich in metastatischen Krebs, der jetzt wachsen kann.

Die Metastasierung erschafft einen neuen Zweig in der Evolution des Krebses. Der Metastasenort hat völlig andere genetische Merkmale als der Primärtumor,[16] was die besonderen Herausforderungen widerspiegelt, die mit dem Überleben am Metastasenort verbunden sind. Weil die meisten Krebszellen sterben, wenn sie versuchen zu metastasieren, überleben nur sehr wenige Zellen und das schränkt die genetische Diversität ein,[17] ein Phänomen, das in der Biologie als »Flaschenhalseffekt« bezeichnet wird.

Endlich haben wir ein brauchbares Paradigma, das erklärt, wie sich Krebs von seiner Entstehung bis zur Metastasierung entwickelt. Der Faktor, der den Krebs von Anfang bis Ende formt, ist die stärkste Kraft, die in der Biologie existiert: die Evolution. Er ist kein zufälliges Sammelsurium verschiedener Mutationen. In allen Phasen ist die treibende Kraft hinter dem Krebs die älteste Direktive allen Lebens auf der Erde: das Überleben der Zelle.

Das Krebsparadigma 3.0, das Evolutionsmodell, kann in drei Phasen unterteilt werden:

1. **Transformation:** Der erste Schritt einer normalen Zelle in Richtung Krebs ist eine evolutionäre Reaktion auf eine chronische, nicht-letale Verletzung. Der Krebs-Phänotyp entwickelt sich als Überlebensmechanismus, der die Ablehnung vielzelligen Lebens erfordert. Das ist der Samen.
2. **Progression:** Die Nährstoffsensoren Insulin, mTOR und AMPK beeinflussen die Verfügbarkeit des Wachstumsfaktors und bieten eine fruchtbare Umgebung für die Krebsproliferation. Das ist der Boden.

3. **Metastasierung:** Die erste Abgabe von Krebszellen ins Blut setzt die Zellen unter einen hohen Selektionsdruck, dem sie standhalten müssen, um zu überleben. Wenn der Primärtumor durch seinen eigenen Nachwuchs nachgesät wird, begünstigt der natürliche Selektionsdruck aggressivere und primitivere Merkmale.

20

DIE SELTSAME GESCHICHTE VON KREBS

Unser Verständnis der faszinierenden und seltsamen Geschichte von Krebs hat mehrere große Revisionen durchlaufen. Das evolutionäre Paradigma bietet erstaunliche neue Erkenntnisse über die Entstehung von Krebs, von der Transformation, Progression und Metastasierung bis hin zur Behandlung und einem Rückfall. Der Schwerpunkt verlagerte sich von der genetischen Veranlagung (Samen) auf die Umwelt (Boden) und die Interaktion dieser beiden Faktoren. In der Evolutionsbiologie spielt die Umwelt die wichtigste Rolle, um zu bestimmen, welche Mutationen vorteilhaft beziehungsweise schädlich sind. Wir haben eine weite Strecke zurückgelegt, und bevor wir nun mit den therapeutischen Implikationen fortfahren, sollten wir die Geschichte von Krebs rekapitulieren. Als Beispiel nehmen wir einen Raucher, der Lungenkrebs entwickelt, der in die Leber metastasiert.

Vor mehreren Milliarden Jahren waren die frühesten Organismen einfache einzellige Prokaryoten. Diese entwickelten sich zu komplexeren Eukaryoten mit einer höheren zellulären Kooperation, was zur Entwicklung vielzelliger Organismen führte. Diese größeren und komplexeren Lebewesen waren den einfacheren kleineren Organismen überlegen, so wie Städte gegenüber Einzelpersonen überlegen sind. Doch dies erforderte eine grundlegende und gewaltige Veränderung der zellulären Prioritäten.

Das vorangehende genetische Programm veranlasste die Zellen dazu, im Überlebenskampf miteinander zu konkurrieren. Jetzt waren die Zellen auf Koordination und Kooperation angewiesen. Ihre Leber versucht nicht, Ihre Lunge zu töten; beide Organe unterstützen sich gegenseitig. Andere Zellen waren Freunde, nicht Futter. Durch diese Kooperation wurde eine Spezialisierung möglich, die dem gesamten Organismus einen gewaltigen Vorteil verschaffte. Eine einzelne Zelle konnte unmöglich lernen, wie man Shakespeare liest.

Als die Zellen aufhörten, Konkurrenten zu sein, und Teamkollegen wurden, waren neue Regeln des Zusammenlebens erforderlich. Dabei wurde das ältere Regelwerk aber nicht gelöscht, in dem Konkurrenz im Mittelpunkt stand. Stattdessen kamen neue Programme (Gene) hinzu, die die alten Programme veränderten und steuerten. Tumorsuppressor-Gene unterdrückten die alten Programme, die ein »Wachstum um jeden Preis« anstrebten. Onkogene produzierten Wachstumsfaktoren, die die alten Wachstumsprogramme aktivierten, aber nur zur richtigen Zeit und am richtigen Ort. Krebs erscheint genau an dieser Schnittstelle zwischen Ein- und Vielzelligkeit beziehungsweise zellulärer Konkurrenz und Kooperation.

Das ist in etwa vergleichbar mit einem Bären, dem man das Tanzen beibringen will. Wenn man einen Bären als Jungtier fängt, kann man ihn durch intensives Training dazu bringen, alberne menschliche Tricks auszuführen, zu tanzen und ein Tutu zu tragen. Das ursprüngliche Programm »wildes Tier« ist im Bären angelegt, ruht aber. Es kam einfach das neue Programm »Tanzen und ein Tutu tragen« hinzu. Wenn der Bär provoziert wird, hört er auf zu tanzen und verhält sich wieder wie ein wildes Tier, obwohl er immer noch ein Tutu trägt. Krebs ist dieses wilde Tier, das in uns steckt, ein aggressiver Einzelkämpfer und Überlebenskünstler.

Einzellige Gene, die die Konkurrenz und das Überleben verbessern, sind genau jene Gene, die bei vielzelligen Organismen Krebs verursachen. In jedem Vielzeller ist der Samen von Krebs angelegt, weil er ein Relikt unserer evolutionären Vergangenheit ist. Wenn die neuen Regeln nicht mehr greifen, bricht das alte einzellige Verhalten wieder durch. Der Samen von Krebs wächst, ist unsterblich, bewegt sich umher und nutzt den Warburg-Effekt. Das ist ein altes Repertoire an Reaktionen, die dem Überleben dienen. Sie sind die Kennzeichen von Krebs. Sie sind die neue invasive Spezies: Krebs.

Weil die Anlage für Krebs in uns schlummert und eine bekannte omnipräsente Gefahr darstellt, haben vielzellige Organismen wirksame Strategien gegen Krebs entwickelt, unter anderem die DNA-Reparatur, Apoptose,

Hayflick-Grenze und Immunüberwachung. Natürliche Killerzellen (NK) gehören zu unserem angeborenen Immunsystem, das – Überraschung! – ganz automatisch Tumorzellen tötet. Killerzellen sind wie eine Polizeistreife ständig unterwegs und suchen im Körper nach potenziell krebsartigen Zellen. Die Befehle? Sofort das Feuer eröffnen. Wenn die Anti-Krebs-Strategien allerdings beeinträchtigt sind, kann der Krebs gedeihen.

Vielzellige Organismen unterdrücken den zwischen den eigenen Zellen herrschenden Wettstreit in etwa so, wie eine Gesellschaft bestimmte Regeln durchsetzen muss, damit die Menschen miteinander kooperieren und sich nicht bekämpfen. Wir drängeln uns an der Kinokasse nicht vor, sondern stellen uns an. Krebs entsteht, weil die Zellen ihre Kooperation eingestellt haben, und vollzieht sich in drei Stufen: Transformation, Progression und Metastasierung.

Transformation

Warum würde eine Zelle eine gesittete vielzellige Gesellschaft ablehnen, um sich auf eigene Faust durchs Leben zu schlagen? Weil ihr eigenes Überleben auf dem Spiel steht. Wenn die normale Ordnung der vielzelligen Gesellschaft zusammenbricht, entwickeln sich Krebszellen weiter, um einen chronischen subletalen Schaden zu überleben. Wenn die Verletzung zu schwer ist, sterben die Zellen einfach. Wenn die Verletzung zu leicht ist, wird der Schaden einfach repariert. Wenn eine chronische Verletzung weder zu leicht noch zu schwer ist, verhalten sich die Zellen wie eine Maus in der Mausefalle, die hektisch einen Ausweg sucht, um zu überleben.

In unserem Beispiel geraten die Lungenzellen durch den Zigarettenrauch und den dadurch verursachten dauerhaften Schaden in eine existenzielle Krise. Manche Zellen sterben sofort. Manche Zellen überstehen die Einwirkung unbeschadet. Aber es gibt einen substanziellen Anteil von Zellen, der sich einen chronischen subletalen Schaden zuzieht und die Wundheilung aktiviert. Die normalen Regeln der vielzelligen Gesellschaft sind zusammengebrochen. Schon bald lautet die Devise: Jede Zelle kämpft für sich allein.

Die beschädigte Lungenzelle steht vor einem Dilemma: Soll sie weiterhin mit den anderen Zellen kooperieren, also dem normalen Modus operandi folgen? Ohne Recht und Ordnung würde dies voraussichtlich zum eigenen Tod führen. Die Alternative besteht darin, ums eigene Überleben zu kämpfen und die normalen Regeln der Vielzelligkeit zu ignorieren. Vor die Wahl zwischen Pest und Cholera gestellt, kehren manche Zellen zum alten Konkurrenzdenken zurück.

Der chronische subletale Schaden, der durch den Zigarettenkonsum verursacht wurde, übt einen potenziellen Selektionsdruck aus, und die Zelle muss die selten verwendeten, alten Subroutinen für das Überleben verwenden, die noch aus der Einzelligkeit stammen, um sich selbst zu retten. Die natürliche Selektion bevorzugt bestimmte Gene, die dem Überleben dienen. Wachstum, Unsterblichkeit, Bewegung und Glykolyse (Warburg-Effekt) – Zellen, die sich nicht anpassen und das alte Überlebensregelwerk nicht wieder hervorkramen, bleiben auf der Strecke. Die krebsartige Transformation hat sich soeben vollzogen.

Mutationen werden nicht zufällig akkumuliert, sondern durch einen Darwin'schen Evolutionsprozess gezielt ausgewählt. Mutationen, die das alte einzellige Überlebensprogramm aktivieren, erhöhen die Wahrscheinlichkeit der Zelle, den chronischen Rauchschaden zu überleben. Indem sie sich wieder auf die Einzelligkeit zurückbesinnen, verwandeln sich normale Lungenzellen in Krebszellen.

Der Tumor, ein kleines Cluster aus Krebszellen, beginnt in der Lunge zu wachsen. Diese radikalen Zellen stellen für den Organismus eine Gefahr dar, weshalb der Körper hoch entwickelte und wirksame Antikrebs-Mechanismen aktiviert, um die Ordnung der Vielzelligkeit aufrechtzuerhalten. Der Körper tötet diese invasive Spezies weitgehend und löscht sie aus, bevor sie einen Brückenkopf bilden kann. In diesen Fällen wird der Krebs getötet, bevor er entdeckt werden kann.

Aber die Person raucht weiter und der chronische Zellschaden bleibt bestehen. Eine seltene Mutation bewirkt gelegentlich, dass der Krebs die Verteidigungsmechanismen des Körpers überlebt. Er vermehrt sich nicht, ist aber auch nicht tot. Der kleine Krebs entwickelt eine genetische Variation (intratumorale Heterogenität), welche eine verzweigtkettige Evolution und natürliche Selektion zulässt. Die Tumorevolution kann Jahrzehnte dauern und in dieser Zeit werden in den Krebszellen immer mehr Überlebensmerkmale exprimiert. Der Krebs deckt durch genetische Mutation zuvor supprimierte Fähigkeiten auf und wieder gilt: Diese Atavismen sind kein Zufall. Der selektive Evolutionsdruck, der durch die ITH möglich geworden ist, ist die treibende Kraft hinter diesen Mutationen.

Progression

Während der Tumor wächst, sieht er sich mit neuen Herausforderungen konfrontiert, die neue Lösungen erfordern, die in dem alten Regelwerk nicht erwähnt werden. Teile des wachsenden Tumors sind zu weit von ihren lebenswichtigen Versorgungskanälen entfernt, den sauerstofftransportierenden Blutgefäßen. Das aktiviert den Hypoxie-induzierten Faktor 1 (HIF), der das Wachstum neuer Blutgefäße anregt. Dies gehört nicht zur ursprünglichen Subroutine, die dem Überleben dient, sondern entwickelte sich, um das Tumorwachstum zu unterstützen.

Außerdem unterstützt HIF1 die Zellbewegung und den Warburg-Effekt. Die Krebszelle produziert Milchsäure, die in die umliegende Mikroumgebung abgegeben wird. Die Säure supprimiert nicht nur die normale Funktion der Immunzellen, sondern zersetzt die unterstützenden Strukturen, wodurch es den Krebszellen leichter fällt, die Basalmembran zu überwinden, in lokales Gewebe einzudringen und sich schließlich durch das Blut zu verbreiten. Der Schaden aus der Azidität ruft Entzündungszellen auf den Plan, die Wachstumsfaktoren produzieren. Diese hypoxische, saure Umgebung ist normalen Zellen nicht zuträglich, während Krebszellen relativ gut damit zurechtkommen. Unter den Blinden ist der Einäugige König.

Die Krebssamen sind überall, aber ohne einen fruchtbaren Boden können sie nichts ausrichten. Vielzellige Organismen kontrollieren das Wachstum streng, so wie in Städten Bauvorhaben erst geprüft und genehmigt werden müssen. Aber bestimmte Bedingungen, wie die Verfügbarkeit von

Nährstoffen, vor allem Glukose, ermöglichen problemlos das Wachstum normaler und krebsartiger Zellen.

Der menschliche Körper benutzt drei Nährstoffsensoren – Insulin, mTOR und AMPK –, die zugleich als Wachstumsfaktoren agieren. Wenn der Körper mehr verfügbare Nährstoffe wahrnimmt (viel Insulin, mTOR und wenig AMPK) entstehen wachstumsförderliche Bedingungen, die sich günstig auf die Krebszellen auswirken. Der Lungenkrebs überlebt jetzt nicht einfach, sondern findet einen guten Boden, auf dem er wachsen kann. Aber er wird langsam ein wenig zu groß und sperrig – Zeit, die Heimat zu verlassen.

Metastasierung

Zellen bleiben normalerweise durch Adhäsionsmoleküle an ihrem Ursprungsort. Krebszellen, die sich nicht bewegen können, können aber nicht wachsen. Für eine invasive Spezies ist Fortbewegung ein völlig normales Verhalten. Krebszellen lösen sich vom Primärtumor, um mehr Platz zum Wachsen zu finden. Das geschieht normalerweise in einer frühen Phase der Krebsentwicklung, weil die zirkulierenden Tumorzellen (CTCs) schnell Nährstoffe konsumieren und durch den gesteigerten Kampf um Ressourcen sehr schnell angetrieben werden. Diese neue umweltbedingte Belastung erschafft neue evolutionäre Selektionsdrücke.

Diese CTCs stellen dann fest, dass das Blut eine furchtbar feindselige Umgebung ist, und die meisten von ihnen sterben. Aber nicht alle. Eines Tages tritt ein seltener genetischer Mutant in Erscheinung, der es schafft, den Angriff der Immunzellen und die Reise durchs Blut zu überleben und zum ursprünglichen Lungentumor zurückzukehren.

Seine alte Heimat ist ein Zufluchtsort vor all den beängstigenden Dingen, die ihn töten wollten, und er erholt sich. Der Tumor hat sich gerade wieder nachgesät. Aber dieser zurückkehrende Krebs ist aggressiver und ein wenig besser gewappnet, um die Reise durchs Blut zu überleben. Diese aggressivere Variante vermehrt sich im Schutz des Primärtumors. Sie gewinnt die

Oberhand über die heimischen Krebszellen. Vom unstillbaren Hunger nach Wachstum getrieben, fängt dieser neue Lungenkrebsstamm an, CTCs ins Blut abzugeben. Dieser Kreislauf der Tumor-Selbstaussaat und Metastasierung wiederholt sich immer wieder, und der Krebs wird zunehmend besser darin, im Blut zu überleben.

Aber Krebszellen können nicht wie ein im Meer treibendes Floß endlos im Blut zirkulieren. Nachdem die Zellen ihre beschwerliche Reise durchs Blut um Haaresbreite überlebt haben, landen sie in den feindlichen Gefilden eines anderen Gewebes. Diese Lungenkrebszellen können in der Niere, der Leber, den Knochen oder im Gehirn landen. Fast all diese Krebszellen werden in dieser neuen, feindseligen und fremdartigen Umgebung sofort vernichtet. Eine Lungenzelle kann in Niere, Leber, Knochen oder Gehirn nicht überleben. Sie wäre dort wie ein Fisch ohne Wasser.

Millionen von Lungenkrebszellen sterben an diesen fremden Ufern. Aber der Primärtumor gibt immer noch Millionen von Krebszellen ins Blut ab, die ihnen folgen. Eine Welle von Krebszellen nach der anderen stirbt. Es bedarf mehr als nur einiger weniger Änderungen der ursprünglichen Lungenkrebszelle, um sich an die völlig neue Umgebung der Leber anzupassen.

Durch eine seltene Genmutation gelingt es den jungen Krebszellen schließlich, das neue fremde Ufer eines anderen Organs, wie der Leber, zu erreichen und nicht zu sterben. Sie gedeiht vielleicht nicht, aber immerhin stirbt sie auch nicht. Diese Mikrometastase ist so klein, dass sie nicht entdeckt werden kann und vielleicht jahrzehntelang schlummert. Invasion und Metastasierung sind Fähigkeiten, die nicht einfach zu erwerben sind, und die meisten Krebszellen scheitern daran.

Mit ausreichend viel Zeit wählen die Darwin'schen Evolutionsprozesse eine seltene Genvariante aus, die gedeiht, und die kleine Kolonie metastatischer Krebszellen wächst. Der Krebs ist gerade metastatisch geworden, und die Prognose für den Patienten ist gerade von gut auf mittelmäßig gesunken. Dieser langsame Prozess von der ursprünglichen Karzinogenese bis zur Metastasierung dauert Jahrzehnte.

Sobald der Krebs entdeckt worden ist, unterzieht sich der Patient einer Behandlung, die aus Chemotherapie, Strahlung, Hormontherapie und/

oder einer Operation besteht. Diese zellulären Massenvernichtungswaffen löschen den krebsartigen Gegner aus, aber ihre Wirksamkeit wird dadurch beeinträchtigt, dass auch die normalen Zellen Schaden nehmen, der Nebenwirkungen nach sich zieht. Der Krebs scheint in Remission gegangen zu sein, aber wenn eine Handvoll Krebszellen überlebt, übt die Behandlung auf den Krebs einen neuen Selektionsdruck aus. Schließlich kommt eine seltene Variation auf, die gegen die angewendeten Behandlungsmethoden resistent ist. Diese resistenten Zellen wachsen und gedeihen. Der Krebs ist zurückgekehrt. Und diesmal schlägt die Behandlung nicht an. Die Prognose ist gerade von mittelmäßig auf schlecht gesunken.

Krebsparadigmen

Das evolutionäre oder ökologische Krebsmodell mit Tumorevolution und Selbstaussaat spiegelt das komplexe, dynamische und sich ständig weiterentwickelnde Ökosystem von Krebs wider. Es berücksichtigt nicht die Krebszelle an sich, sondern ihre Beziehung zu anderen Zellen und ihrer Umgebung. Populationsdynamik, Evolution und Selektionsdruck sind Schlüsselelemente dieses neuen Krebsmodells. Das Evolutionsmodell ist ein Mosaik, kein Monochrom wie die somatische Mutationstheorie (SMT).

Unser Verständnis von Krebs hat sich verändert: Es gibt drei zentrale Paradigmen, die revolutionäre Behandlungsmethoden hervorgebracht und unser Verständnis verbessert haben, aber diese Reise hat auch unsere Wissenslücken im Hinblick auf unseren alten Erzfeind offenbart. Krebsparadigma 1.0 fasste den Krebs ausschließlich als eine Krankheit des übermäßigen, unkontrollierten Wachstums auf. Die logische Lösung war es daher, jene Bereiche des übermäßigen Wachstums durch Vergiften (Chemotherapie), Verbrennen (Strahlung) und/oder Schneiden (Operation) zu töten. Aber dieses Paradigma stieß Mitte der 1970er-Jahre an seine Grenzen.

Krebs kann eine Sache besser als alles andere: wachsen. Die Behandlungen, die aus dem Krebsparadigma 1.0 resultierten, versuchten den Krebs mit seinen eigenen Waffen zu schlagen. Wir griffen die Stärke des Krebses an, nicht seine Schwäche. Wir wollten gewissermaßen seine harte Schale knacken, während er sich mit seinen scharfen Scheren wehrte. Es gelang dem Krebsparadigma 1.0 letztlich nicht zu erklären, warum diese Zellen so übermäßig wuchsen.

Krebsparadigma 2.0 identifizierte akkumulierte Genmutationen als Ursache für das übermäßige Wachstum. Demnach sollten einige wenige Mutationen in einigen wenigen Wachstumsgenen für das Wachstum verantwortlich sein. Diese Theorie funktionierte bei manchen Krebsarten ganz gut, aber es traten schon bald Probleme auf. Als wir den verschiedenen Genmutationen nachjagten, stellten wir fest, dass es weit mehr gab als die Handvoll, die wir erwartet hatten. Es gab Millionen.

Die verschiedenen Krebsarten sind meisterliche genetische Formwandler und sie mutieren häufiger und besser als alles andere im bekannten Universum. Wenn man Krebs töten will, ist es daher nahezu sinnlos, sich auf eine spezifische Mutation zu konzentrieren, weil der Krebs einfach wieder mutieren kann. Krebs ist eine dynamische Krankheit, deshalb versagt oft eine einzelne statische Behandlung wie eine Chemo- oder Gentherapie. Behandlungen können vielmehr einen neuen Selektionsdruck einführen; so, wie die wiederholte Einnahme von Antibiotika eine Bakterienresistenz hervorrufen kann. Krebs ist der ultimative Überlebenskünstler und hat sich über Jahrmilliarden weiterentwickelt, um Bedrohungen zu entgehen. Und wieder griffen wir seine Stärke an und hofften auf das Beste. Eine gentherapeutische Präzisionsmedizin offenbarte sich angesichts der beinahe unendlichen Anzahl von Kombinationen verschiedener Mutationen als Wunschvorstellung.

Das Krebsparadigma 2.0 (das genetische Modell) scheiterte wie sein Vorgänger, weil es nicht das Warum erklären konnte. Warum mutieren Zellen? Dieses Krebsparadigma fand keine Antwort auf diese Frage und stieß Anfang der 2000er-Jahre an seine Grenzen. Wir hatten uns so sehr auf die Rolle der Gene für die Entstehung von Krebs fixiert, dass wir die Bedeutung der Umwelt und der Interaktion zwischen den Zellen übersahen. Wir sahen den Wald vor lauter Bäumen nicht mehr.

Eine neue Morgendämmerung

Dies führte uns schließlich zur aktuellen Evolutions-/Ökologietheorie von Krebs: dem Krebsparadigma 3.0. Die Darwin'sche Evolution ist die einzige bekannte Kraft im biologischen Universum, die die riesige Anzahl von Mutationen, die für die Entstehung von Krebs notwendig sind, erschaffen und koordinieren kann. Der Selbsterhaltungstrieb der Zelle treibt die Akkumulation Dutzender oder Hunderter Mutationen voran, die bei jedem Krebs vorhanden sind.

Krebs ist nicht nur ein Samenproblem, sondern auch ein Bodenproblem. Die Ökologie erforscht die Beziehung zwischen zwei Organismen wie auch die Beziehung dieser Organismen zu ihrer Umwelt. Die Evolutionstheorie leugnet die Bedeutung des genetischen Paradigmas nicht, sondern weitet es aus, indem sie sowohl den Samen als auch den Boden berücksichtigt. Krebs ist nicht nur eine Erbkrankheit. Das Evolutions- beziehungsweise Ökologieparadigma erkennt die Bedeutung von Interaktionen zwischen den Zellen und von Interaktionen der Zellen mit der Umwelt an, wodurch diese Krebstheorie wesentlich dynamischer, inklusiver und umfassender wird. Die Evolutionsbiologie verknüpft Karzinogenese, Progression und Metastasierung miteinander, während das genetische Modell diese drei Phasen als separate Probleme betrachtet.

Diese Vorstellung ist nicht neu; sie musste nur wiederentdeckt werden. »Krebs ist genauso wenig eine Krankheit der Zellen wie ein Verkehrsstau eine Krankheit der Autos ist«, schrieb der Krebsforscher D. W. Smithers 1962. Ein Verkehrsstau entsteht durch die Interaktion eines Autos mit anderen Autos und der Umgebung. Wenn man jedes Auto für sich betrachtet – Funktionsfähigkeit der Bremsen, Wartung in der Werkstatt – wird man das Problem nicht finden.

In ähnlicher Weise ist Krebs nicht nur eine Erbkrankheit, sondern auch eine ökologische Krankheit. Die Umwelt spielt eine große Rolle für das Wachstum von Krebs. Unter bestimmten Bedingungen, beispielsweise bei einem hohen Insulinspiegel, gedeiht der Krebs, während er sich unter anderen Bedingungen nicht ausbreiten kann.

Dieses neue Verständnis von Krebs hat weitreichende Folgen für die Krebsprävention und -therapie. Es wurde jetzt eine völlig neue Front im Krieg gegen den Krebs eröffnet. Wir waren in der Lage, die opportunistischen Ziele zu identifizieren, um den Waffenstillstand der letzten 50 Jahre zu beenden. Ein wahrer Feuersturm an Forschungsarbeiten hat die Entwicklung völlig neuer Waffen ermöglicht, mit denen der Krebs besiegt werden soll. Die Lebenserwartung steigt. Die Anzahl der Krebstoten sinkt. Zum ersten Mal seit Menschengedenken könnte Krebs auf dem Rückzug sein.

Teil VI

BEHANDLUNGSFOLGEN

21

KREBSVORSORGE UND -FRÜHERKENNUNG

Heute ist Herzinsuffizienz die Haupttodesursache in den USA. Krebs ist in diesem morbiden Wettlauf der ewige Zweite – das Gleiche gilt für Deutschland. Aber das könnte sich schon bald ändern. Zwischen 1969 und 2014 nahmen die durch Herzkrankheiten verursachten Todesfälle aufgrund einer besseren Prävention und Behandlung bei Männern um 68,4 Prozent und bei Frauen um 67,6 Prozent ab.[1]

Im selben Zeitraum war der Rückgang der Krebstode vergleichsweise gering – bei Männern verringerte sich die Sterblichkeit um 21,9 Prozent, bei Frauen um 15,6 Prozent – weniger als ein Drittel der Rate, die bei den Herzkrankheiten zu verzeichnen war. 1969 war das Risiko, an einer Herzkrankheit zu versterben, zwei- bis dreimal höher als das Risiko für einen Tod durch Krebs. 2019 waren beide Risiken praktisch gleich groß.[2] Vor nicht allzu langer Zeit, im Jahr 2000, war Krebs in nur zwei US-Bundesstaaten (Alaska und Minnesota) die Haupttodesursache. 2014 waren es bereits 24 Bundesstaaten.[3] Laut der American Cancer Society (Amerikanische Gesellschaft für Krebs) beträgt das lebenslange Krebsrisiko mehr als 1:3,[4] und schlimmer noch, viele Krebsarten, die mit Adipositas in Zusammenhang stehen und vermeidbar sind, nehmen an Prävalenz zu. In Deutschland hat laut Robert-Koch-Institut (RKI) die Zahl der Krebsneuerkrankungen zwischen 2006 und 2016 bei Männern um 2 Prozent und bei Frauen um 5 Prozent zugenommen.[5]

Während die Fortschritte im Kampf gegen den Krebs nicht mit den Behandlungserfolgen bei Herzkrankheiten Schritt halten können, gibt es trotzdem einige Lichtblicke. Die Gesamtzahl der Krebstode erreichte 1991 ihren Höhepunkt und fiel in den 25 Jahren bis 2016 kontinuierlich um

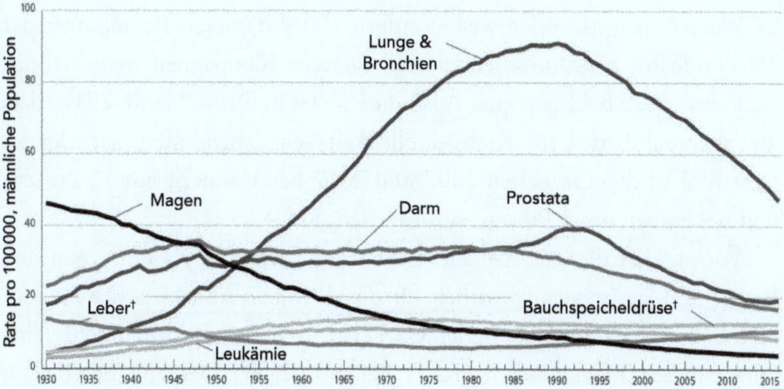

Trends der altersangepassten Krebstodesraten* nach befallenem Organ, Männer, USA, 1930 bis 2016 **

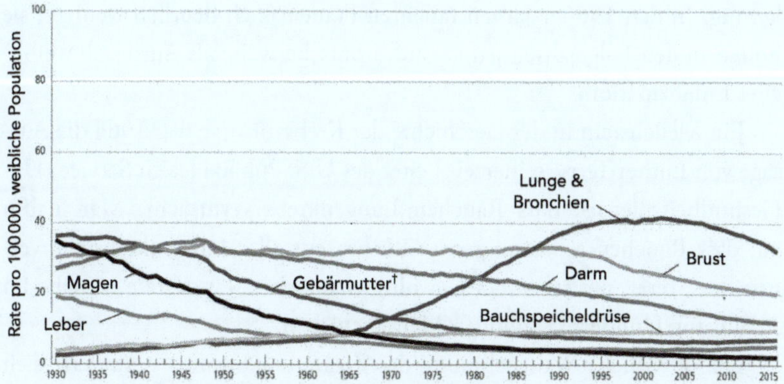

Trends der altersangepassten Krebstodesraten* nach befallenem Organ, Frauen, USA, 1930 bis 2016 **

* Pro 100 000, altersangepasst an die US-amerikanische Standardpopulation im Jahr 2000. Puerto Rico und andere US-Territorien werden nicht berücksichtigt.

** Hinweis: Aufgrund der Veränderungen der ICD-Klassifikation hat sich die Zählerinformation mit der Zeit geändert. Hiervon sind die Leber-, Lungen-/Bronchien-, Darm- und Gebärmutterkrebsrate betroffen.

† Gebärmutter bezieht sich auf den Gebärmutterhals und die Gebärmutter.

†† Die Sterblichkeitsrate für Leberkrebs steigt.

27 Prozent, hauptsächlich weil es aufgrund der stärkeren Regulierung der Tabakindustrie und umfassender Anti-Raucher-Kampagnen weniger Lungenkrebstote zu beklagen gibt. Auch die Zahlen in Deutschland zeigen, dass die altersstandardisierte Krebssterblichkeit seit Jahrzehnten zurückgeht. Laut RKI ist diese zwischen 2007 und 2017 bei Männern um 12 Prozent und bei Frauen um 5 Prozent zurückgegangen.[6]

Vorsorge ist die mit Abstand sicherste Strategie im Kampf gegen den Krebs, und sie ist verantwortlich für die deutliche Abnahme der lungenkrebsbedingten Todesfälle. In den USA erfreute sich zu Beginn des 20. Jahrhunderts der Tabakkonsum großer Beliebtheit, der während der beiden Weltkriege weiter stieg und 1964 seinen Höhepunkt erreichte, als 42 Prozent aller Amerikaner rauchten.[7] Rauchen galt als schick, völlig normal und harmlos. Viele Ärzte rauchten, so wie ein Großteil der männlichen Bevölkerung. In den 1960er-Jahren rauchten Frauen noch deutlich weniger; sie holten in den Folgejahren jedoch auf, ironischerweise als Ausdruck weiblicher Emanzipation.

Ein Meilenstein in der Geschichte der Krebsvorsorge war 1964 die Aussage von Luther Terry, seinerzeit Leiter des U.S. Public Health Service (US-Gesundheitsdienst), dass Rauchen Lungenkrebs verursacht. Man nahm an, dass Rauchen schätzungsweise 81 Prozent aller Lungenkrebsfälle verursachte. Terry, der selbst ein Gewohnheitsraucher war, rettete beinahe im Alleingang Hunderte Millionen Menschenleben.

Die öffentliche Wahrnehmung des Zigarettenkonsums veränderte sich nach dem Bericht von 1964 allmählich. Nur ein Jahr später wurde ein neues Gesetz erlassen, demzufolge Zigarettenschachteln mit einem Warnhinweis versehen werden mussten, um Verbraucher zu informieren, dass Rauchen gesundheitsschädlich war. Andere öffentliche Gesundheitsmaßnahmen beinhalteten die Einschränkung von Zigarettenwerbung, vor allem für junge Menschen. In den folgenden Jahren nahm die Zahl der Raucher in den USA kontinuierlich ab, 2016 waren es nur noch 15,5 Prozent.[8]

Die Zahl der lungenkrebsbedingten Todesfälle folgte einem identischen Verlauf mit einer Zeitverzögerung von etwa 25 Jahren, die in der Regel verstreichen, bis sich Krebs entwickelt. Von 1990 bis 2016 fiel die Zahl der lungenkrebsbedingten Todesfälle bei Männern um 48 Prozent. Frauen fingen später mit dem Rauchen an als Männer und zeigten deshalb einen langsameren Anstieg und Abfall.

Aber der Zigarettenkonsum bewirkt weit mehr als Lungenkrebs. Die chronische Reizung, die durch den Tabakrauch ausgelöst wird, verursacht mindestens zwölf weitere Krebsarten und erhöht das Risiko für Herzkrankheiten, Schlaganfälle und chronische Lungenerkrankungen.[9]

Lungenkrebs war in den USA 2019 immer noch für die meisten Krebstode verantwortlich, sowohl bei Männern als auch bei Frauen, obwohl die Zahl deutlich gesunken ist. In Deutschland ist Lungenkrebs bei Männern, Brustkrebs bei Frauen die häufigste Krebstodesart (Stand 2016 laut RKI).[10] Es besteht wenig Zweifel darüber, wie man Lungenkrebs am besten behandelt: indem man mit dem Rauchen aufhört. Nichts anderes kommt auch nur annähernd an diese Maßnahme heran. Aber das Wissen allein reicht nicht aus – man muss es auch in die Tat umsetzen.

Die Zahl der Krebserkrankungen, die durch Infektionserreger wie Bakterien und Viren verursacht werden, nimmt ebenfalls kontinuierlich ab.

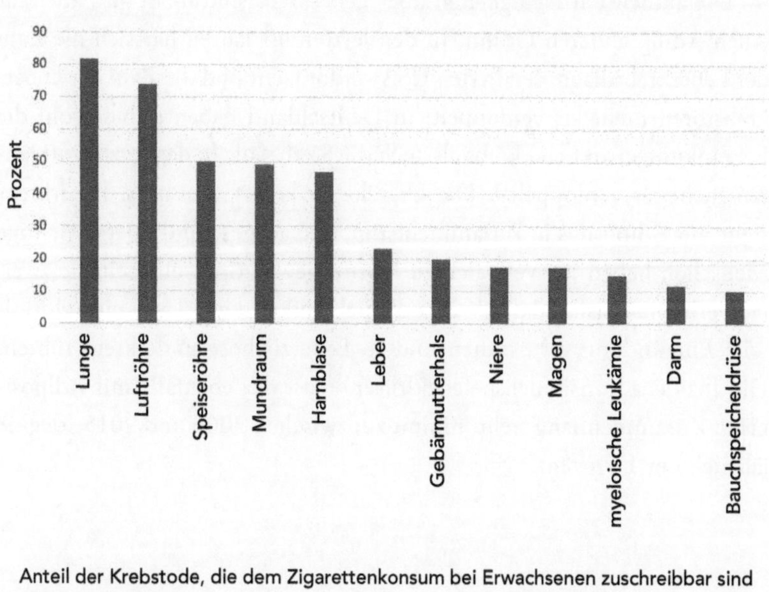

Anteil der Krebstode, die dem Zigarettenkonsum bei Erwachsenen zuschreibbar sind

Magenkrebs hat seit 1930 kontinuierlich abgenommen, weil die Hygienebedingungen das Vorkommen von H. pylori drastisch verringert haben. Überbevölkerung und schlechte Hygiene blieben in der ersten Hälfte des 20. Jahrhunderts in Asien bestehen, was zu einer endemischen Infektion mit H. pylori und einer hohen Magenkrebsrate führte. In Japan zum Beispiel sank die Zahl der magenkrebsbedingten Todesfälle erst Mitte der 1960er-Jahre.[11]

Die Zahl der Leberkrebserkrankungen nahm in den USA zwischen 1930 und 1980 kontinuierlich ab, was auf die bessere Identifikation und Prävention der Hepatitis-B- und -C-Viren zurückgeführt werden kann. Beide Viren sind in den USA seltener als in Asien, wo Hepatitis B aufgrund der Übertragung durch Mütter endemisch geblieben ist. Die Zahl der leberkrebsbedingten Todesfälle erreichte in Japan erst in den 1990er-Jahren ihren Höhepunkt.[12] Heute haben die großflächige Impfung gegen Hepatitis B und wirksame antivirale Medikamente gegen Hepatitis C zu der Hoffnung geführt, dass auch in Zukunft die Zahl der Leberkrebsfälle abnehmen wird.

Die aktuellsten Neuigkeiten über Leberkrebs sind nicht gut, aber aus einem völlig anderen Grund. In den letzten 40 Jahren hat sich die Zahl der Leberkrebsdiagnosen in den USA verdreifacht und die Zahl der Leberkrebstoten mehr als verdoppelt; in Deutschland haben sich sowohl die Erkrankungen an Leberkrebs als auch die Sterbefälle in den letzten 40 Jahren mehr als verdoppelt[13]. Die Ursache ist kein Geheimnis. Leberkrebs steht mit Adipositas in Zusammenhang, und adipöse und übergewichtige Menschen haben im Vergleich zu Normalgewichtigen ein beinahe zweifach erhöhtes Risiko dafür.[14] Eine Fettlebererkrankung kann eine chronische Entzündung verursachen und zu Leberzirrhose und -krebs führen. Die Inzidenz von Bauchspeicheldrüsenkrebs, der ebenfalls mit Adipositas in Zusammenhang steht, nimmt zu; zwischen 2006 und 2015 stieg sie jährlich um 1 Prozent.

Früherkennung

In den USA fordern nach Lungenkrebs bei Männern Prostata- und bei Frauen Brustkrebs und Darmkrebs die meisten Todesopfer. In Deutschland sehen die Zahlen ähnlich aus, hier liegt die höchste Sterblichkeit bei Männern bei Lungenkrebs, gefolgt von Prostata- und Darmkrebs, bei Frauen ist Brustkrebs am tödlichsten, gefolgt von Lungen- und Darmkrebs.[15] Bei allen drei Krebsarten konnte bisher kein einzelnes kausatives Agens identifiziert werden, obwohl Brust- und Darmkrebs zwei Krebsarten sind, die besonders deutlich mit Adipositas in Zusammenhang stehen. Wenn die Ursache unbekannt ist, können diese Krebsarten nicht vollständig verhindert werden. Die beste empfehlenswerte Maßnahme wäre eine frühe Entdeckung und Behandlung des Krebses durch Screening. Wenn Krebsarten rechtzeitig erkannt werden, beträgt die Überlebensrate nach fünf Jahren für Brust-, Darm- und Prostatakrebs über 90 Prozent.

Sobald diese Krebsarten metastatisch werden, sinkt die Überlebensrate jedoch auf unter 30 Prozent. Es ist daher entscheidend, die Zahl der Patienten zu verringern, die ihre Diagnose in einem späten Krankheitsstadium erhalten. Eine bewährte Strategie ist die Früherkennung, um die Krankheit möglichst früh zu diagnostizieren und die Zahl der Menschen zu verringern, bei denen die Krankheit schon weiter fortgeschritten und damit letaler ist. Obwohl mehrere große populationsbasierte Früherkennungsprogramme sehr erfolgreich waren, die Krankheitslast von Gebärmutterhals- und Darmkrebs zu reduzieren, war die Früherkennung bei drei anderen häufi-

Metastatische Streuung	Lokal	Regional	Entfernt
Brust (Frauen)	99 %	85%	27 %
Darm	90 %	71 %	14 %
Prostata	>99 %	>99 %	30 %
Speiseröhre	45%	24%	5 %
Bauchspeicheldrüse	34 %	12 %	3 %

gen Krebsarten (Brust-, Prostata- und Schilddrüsenkrebs) alles andere als erfolgreich. Leider bringt es nicht viel, einfach nur mehr frühe Krebserkrankungen zu finden. In den ersten beiden Fällen (Brust- und Darmkrebs) verringerte die Früherkennung die Zahl der Patienten, bei denen die Krankheit im Spätstadium diagnostiziert wurde, aber in den drei letzteren Fällen (Prostata-, Speiseröhren- und Bauchspeicheldrüsenkrebs) war dies nicht möglich, und das macht einen gewaltigen Unterschied aus.

Gebärmutterhalskrebs

Die Zahl der gebärmutterhalskrebsbedingten Todesfälle ist seit den 1940er-Jahren dramatisch gesunken, hauptsächlich durch die Einführung des Pap-Schmiertests. Es ist mittlerweile bekannt, dass 70 Prozent aller Fälle von Gebärmutterhalskrebs einem von zwei Stämmen (16 und 18) des humanen Papillomvirus (HPV) zugeschrieben werden können, einer Krankheit, die häufig durch Geschlechtsverkehr übertragen wird. Nach einer Infektion durch diese krebsverursachenden HPV-Subtypen gibt der Gebärmutterhals mehrere Jahre vor der Entwicklung eines invasiven Gebärmutterhalskrebses anormale Zellen ab.[16]

1928 stellte der Gynäkologe Dr. George N. Papanicolaou fest, dass zuvor verborgene Krebszellen entdeckt werden konnten, wenn man mit einer kleinen Bürste ein wenig Gewebe vom Gebärmutterhals schabte und die Zellproben unter dem Mikroskop untersuchte.[17] Frauen hatten in diesem Stadium noch keine Symptome oder Beschwerden. 1939 untersuchte Papanicolaou routinemäßig Zellproben von allen Frauen, die sich an seinem New Yorker Krankenhaus einer frauenärztlichen Untersuchung unterzogen. 1941 beschrieb seine bahnbrechende Veröffentlichung, wie der Pap-Test unvermutete präkanzeröse Läsionen aufdecken konnte.[18] Mit der frühen Krebsdiagnose und der Beseitigung der Läsionen konnte ein Fortschreiten der Krebserkrankung aufgehalten werden. Mittlerweile ist der Pap-Test ein Musterbeispiel für gelungene Früherkennung und er ist bis heute eine der frühesten und erfolgreichsten Krebsinterventionen.

In den 1940er- und 1950er-Jahren empfahl die American Cancer Society (Amerikanische Gesellschaft für Krebs) enthusiastisch den Pap-Test für Reihenuntersuchungen. Sie unterwies Ärzte und Pathologen in der Anwendung und etablierte Kliniken, die sich auf Krebsfrüherkennung spezialisierten, wobei der Schwerpunkt auf Gebärmutterhalskrebs lag.[19] Zwischen 1969 und 2016 nahm die Zahl der Todesfälle durch Gebärmutterhalskrebs um geschätzte 71 Prozent ab. Die gute Nachricht ist, dass in vielen Ländern groß angelegte, populationsbasierte Impfprogramme entwickelt und zugelassen wurden. Die Prävention einer viralen Übertragung von HPV 16 und 18 verspricht, die Rate der Erkrankungen noch weiter zu senken. In Deutschland wurde die HPV-Impfung im Jahr 2007 eingeführt, wobei die Kosten von den Krankenkassen übernommen werden. Seit 2018 empfiehlt die Ständige Impfkommission (STIKO) eine HPV-Impfung nicht nur bei Mädchen im Alter von 9 bis 14 Jahren, sondern auch bei Jungen im gleichen Alter, bei beiden Geschlechtern spätestens aber bis zum Alter von 17 Jahren.[20]

Darmkrebs

Ein populationsbasierte Darmkrebs-Früherkennung ist ein weiteres gutes Beispiel dafür, wie man die Wahrscheinlichkeit einer erfolgreichen Krebsbehandlung erhöhen kann, weil seit Mitte der 1980er-Jahre die Zahl der darmkrebsbedingten Todesfälle kontinuierlich abgenommen hat, hauptsächlich aufgrund von populationsweiten Früherkennungsprogrammen.

1927 entdeckten Forscher, dass sich normales Darmgewebe nicht sofort in Krebs verwandelte, sondern eine präkanzeröse Phase durchlief, den sogenannten *adenomatösen Polypen*.[21] Die Polypenphase konnte Jahre oder sogar Jahrzehnte währen, bevor daraus ein invasiver Krebs entstand. Vor den 1960er-Jahren war es nicht einfach, adenomatöse Polypen zu entdecken.

Die manuelle Rektaluntersuchung war historisch die bevorzugte Früherkennungsmethode. Als Teil des Routine-Check-ups hörte der Patient das gefürchtete Schnappen des Latexhandschuhs und die Anweisung, sich vorzubeugen, bevor der Arzt seinen Finger in den Mastdarm (Rektum) einführte, den er daraufhin auf der Suche nach etwas Ungewöhnlichem abtastete. Diese Untersuchung war nicht nur unbeliebt, sie war auch praktisch völlig nutzlos, weil der menschliche Grimmdarm (Colon) etwa 1,5 Meter lang ist und der Arzt nur die ersten Zentimeter abtasten konnte. Zum Glück sollten technische Neuerungen eine bessere Lösung liefern.

In den 1940er-Jahren wurde eine starre Kamera namens Sigmoidoskop entwickelt. Sie wurde in das Sigmoid (*Colon sigmoideum)* eingeführt, die letzten etwa 40 Zentimeter des Dickdarms. Dies war ein schwieriges und schmerzhaftes Verfahren, aber immerhin führten in den 25 Jahren ab 1948 groß angelegte Früherkennungsprogramme mit dieser einfachen Technologie zu einer beachtlichen Abnahme der Darmkrebsfälle um 85 Prozent.[22] Das Konzept war bewährt, allerdings stieß die Untersuchung in der Bevölkerung auf keine positive Resonanz.

Eine verbesserte medizinische Technologie brachte wieder eine wegweisende Veränderung mit sich. Polypen können gelegentlich bluten, wodurch kleine Blutmengen in den Stuhl gelangen, die für das bloße Auge nicht sofort erkennbar sind. Ende der 1960er-Jahre wurde der Hämoccult-Test entwickelt, mit dem ansonsten unsichtbare Mengen von Blut entdeckt und als frühes Warnsignal für Darmkrebs erkannt werden konnten. Hierfür benötigte man lediglich eine einfache Stuhlprobe, es musste also kein Schlauch in eine Körperöffnung eingeführt werden.

Mitte der 1970er-Jahre wurde die flexible Darmspiegelung entwickelt. Das Koloskop war nicht starr, sondern beweglich, wodurch es leichter durch den gesamten gewundenen Dickdarm geführt werden konnte. Wenn der Hämoccult-Test positiv ausfiel, konnte also im Anschluss eine relativ einfache Darmspiegelung verordnet werden, die Polypen aufdecken und gleichzeitig entfernen konnte.[23]

1993 belegten Ergebnisse aus der National Polyp Study, dass dieser kombinierte Ansatz Darmkrebs um beachtliche 76 bis 90 Prozent[24] und Krebstode um 51 Prozent verringerte.[25] Die Minnesota Colon Cancer Control Study bestätigte 1993, dass eine Früherkennung durch den Hämoccult-Test und die Darmspiegelung die Zahl der darmkrebsbedingten Todesfälle um 33 Prozent reduzierte.[26] Das war für die Krebsvorsorge und -behandlung nicht nur ein Volltreffer; es war ein Sieg auf ganzer Linie.

Zurzeit empfiehlt die U.S. Preventive Services Task Force (USPSTF, zu Deutsch: US-Taskforce für Präventivmaßnahmen) ein Screening mit dem Hämoccult-Test oder eine Darmspiegelung für Menschen zwischen 50 und 75 Jahren. Eine Darmspiegelung hat den Vorteil, dass man eventuell entdeckte Polypen sofort entfernen kann. Der Anteil der Früherkennungsuntersuchungen lag in den USA in den 1990er-Jahren zwischen 20 und 30 Prozent und ist heute auf etwa 65 Prozent gestiegen.[27] In Deutschland wurden laut einer Studie aus den Jahren 2014/2015 bei 57 Prozent der Frauen und 61 Prozent der Männer im Alter ab 55 Jahren eine Darmspiegelung durchgeführt.[28]

Weil die Früherkennung mittlerweile häufiger in Anspruch genommen wird, hat die Zahl der darmkrebsbedingten Todesfälle zwar kontinuierlich abgenommen, aber die Statistik von 2019 offenbart einen verstörenden Trend: Darmkrebs nimmt bei jüngeren Patienten merklich zu; diese Tendenz steht wahrscheinlich mit der anhaltenden und zunehmenden Adipositas-Krise in Zusammenhang steht. Die American Cancer Society (Amerikanische Gesellschaft für Krebs) schätzt, dass 55 Prozent aller Darmkrebsfälle modifizierbaren Risikofaktoren zugeschrieben werden können, hauptsächlich dem Faktor Übergewicht. Bei Patienten über 75 Jahren nahm zwischen 2006 und 2015 die Darmkrebsrate um 3,7 Prozent pro Jahr ab; bei jüngeren Patienten stieg sie jedoch um 1,8 Prozent.

Sowohl Gebärmutterhals- als auch Darmkrebs entwickeln sich auf relativ geordnete Weise von einer prämalignen Läsion zu einem invasiven Krebs. Dies bietet ein Zeitfenster, in dem eine frühe Entdeckung und Intervention ein Fortschreiten der Erkrankung aufhalten kann. Die Hoffnung war groß, diese Erfolge in Bezug auf Brust- und Prostatakrebs mittels Mammografie beziehungsweise der Bestimmung des prostataspezifischen Antigens (PSA) wiederholen zu können.

Brustkrebs

Die Früherkennung von Brustkrebs konzentriert sich auf die Mammografie, eine Art Röntgenaufnahme, weil die manuelle Abtastung der Brust zu variabel und unzuverlässig ist. Jahrzehntelang empfahlen Krebsgesellschaften eine jährliche Mammographie für Frauen ab 40, die tatsächlich eine erfolgreiche Intervention zu sein schien. Die Zahl der Brustkrebstoten erreichte 1989 ihren Höhepunkt und nahm zwischen 1989 und 2016 um 40 Prozent ab. Es scheint daher ein wenig überraschend, dass in letzter Zeit viele Länder vorschlagen, Frauen seltener zu screenen, vor allem in der Altersgruppe zwischen 40 und 50 Jahren. In Deutschland werden Frauen zwischen 50 und 69 Jahren alle zwei Jahre zu einem Mammografie-Screening eingeladen.[29]

2013 untersuchte die Cochrane Library, eine international anerkannte Institution für evidenzbasierte Medizin, alle verfügbaren Daten über Mammografie und kam zu der Schlussfolgerung, dass sie für die Prävention brust-

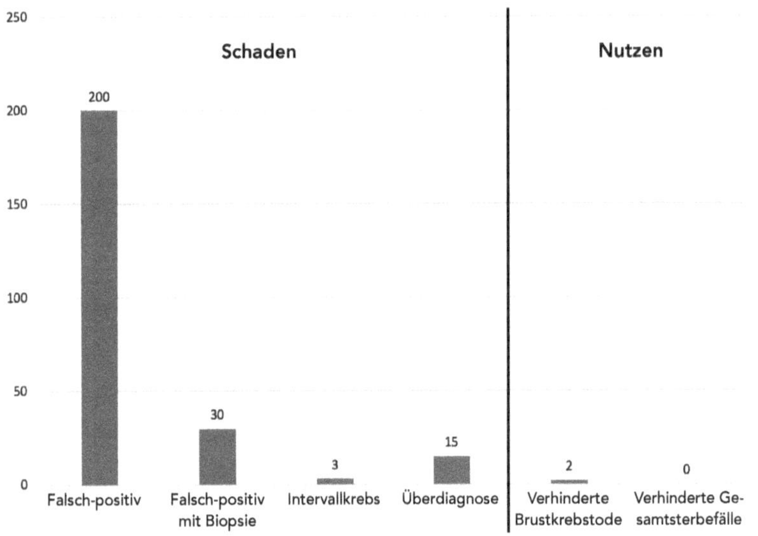

Erwartete Resultate der Brustkrebs-Früherkennung pro 1000 Frauen über 20 Jahre

krebsbedingter Todesfälle keinen allgemeinen Nutzen bot.[30] Wie konnte das möglich sein? Aber die Cochrane Library stand mit ihren Zweifeln nicht allein da.

2014 bemerkte das Swiss Medical Board, dass »auf Anhieb nicht erkennbar war, dass der Nutzen den Schaden überwog«.[31] Es war für diese Experten nicht augenscheinlich, dass die Mammografie überhaupt irgendeinen Vorteil mit sich brachte. Das Swiss Medical Board schätzte, dass bei 1000 getesteten 50-jährigen Frauen nur ein Tod durch Brustkrebs verhindert werden konnte. Das bedeutete, dass die anderen 999 (oder 99,9 Prozent) Frauen von der Mammografie nicht profitierten, sondern einer Überdiagnose unterlagen.

Im Gegensatz dazu war es für jeden flüchtigen Beobachter offensichtlich, dass der Pap-Test die Krankheitslast bei Gebärmutterhalskrebs drastisch reduziert hatte. Es war nie eine randomisierte Studie erforderlich, weil die Vorteile so offensichtlich waren. Warum waren die Unterschiede so groß?

Die Brustkrebs-Früherkennung hatte drei Hauptprobleme: Das Vorlaufzeit-Bias, Krebstode versus Gesamtsterblichkeit und das Unvermögen, das Eintreten eines Spätstadiums der Erkrankung einzudämmen. Ein Großteil des vermeintlichen Nutzens der Früherkennung ist aufgrund des sogenannten Vorlaufzeit-Bias illusorisch. Stellen Sie sich zwei Frauen vor, die beide im Alter von 60 Jahren an Brustkrebs erkranken und mit 70 Jahren daran versterben. Bei der ersten Frau, die zur Früherkennung geht, wird die Krankheit im Alter von 61 Jahren entdeckt. Bei der zweiten Frau, die auf eine

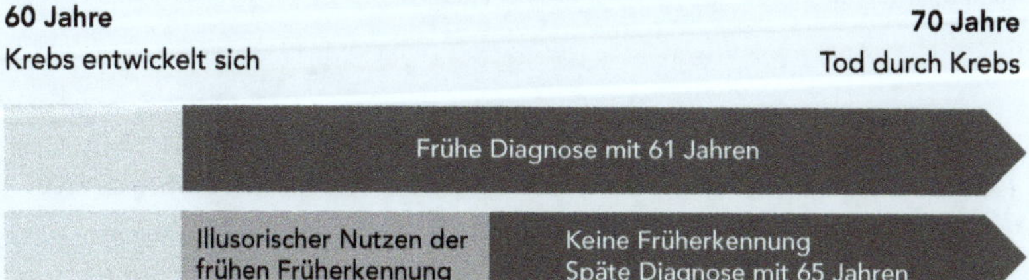

Vorlaufzeit-Bias

Früherkennung verzichtet, wird die Krankheit im Alter von 65 Jahren entdeckt. Die erste Frau »überlebt« den Krebs neun Jahre, während die zweite Frau den Krebs nur fünf Jahre »überlebt«. Die Früherkennung verbessert die Lebenserwartung scheinbar um vier Jahre, aber das ist nur eine Illusion.

Das zweite Problem bezieht sich auf die Methodik. Viele Früherkennungsprogramme gelten deshalb als Erfolg, weil sie die Krebssterblichkeit verringern, und nicht die Gesamtsterblichkeit. Warum ist das wichtig? Nehmen wir an, dass 100 Krebskranke in den nächsten fünf Jahren aufgrund ihrer Erkrankung sterben werden und eine Früherkennung völlig wirkungslos ist. Die Toxizität der Behandlung (Operationen, Strahlen- und Chemotherapie) führt zu Herzinfarkten und Infektionen, an denen 25 Patienten sterben. Ohne die Früherkennung wären alle 100 Patienten an Krebs verstorben, mit der Früherkennung sterben 75 an Krebs und 25 an anderen Ursachen. Die Früherkennung verringerte die Zahl der Krebstoten um 25 Prozent, aber der Nutzen war rein illusorisch. Die Patienten hatten überhaupt keinen Vorteil von der Früherkennung und erlitten dadurch sogar einen Schaden, wie die Darstellung auf Seite 289 erkennen lässt. Aus diesem Grund ist das einzig relevante Ergebnis das Gesamtüberleben, nicht die Zahl der Krebstoten.

Das dritte Problem ist viel gravierender: die Unfähigkeit, die Zahl der im Spätstadium gestellten Diagnosen zu verringern. Die Mammografie deckt

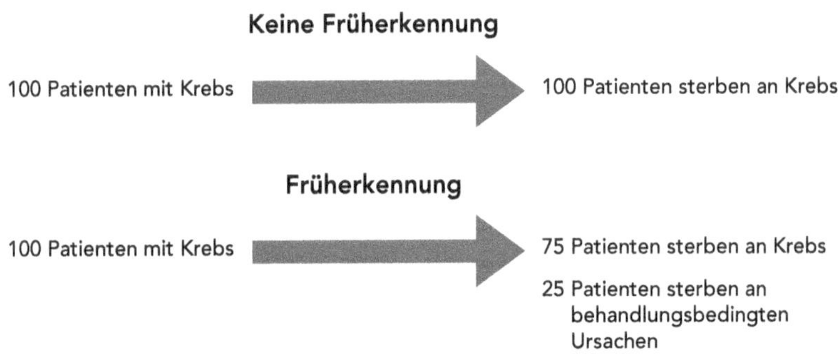

Die Bedeutsamkeit der Früherkennung

viele Fälle von Brustkrebs im Frühstadium auf, was auch der Sinn der Sache ist. Zwischen 1976 und 2008 konnten durch Früherkennung mehr als doppelt so viele Fälle von Brustkrebs im Frühstadium entdeckt werden als in der Zeit vor der weitverbreiteten Früherkennung. Man könnte daher annehmen, dass dadurch die Zahl der Brustkrebserkrankungen, die erst im Spätstadium diagnostiziert werden, abnehmen sollte. Doch das war nicht der Fall. Die Krebsfälle im Spätstadium nahmen um gerade einmal 8 Prozent ab.

Ein Krebs im Spätstadium endet oft tödlich, während er im Frühstadium noch gut heilbar ist. Es war unwahrscheinlich, dass die Fälle von Krebs im Frühstadium, die entdeckt wurden, fortschreiten und eskalieren würden. Man nahm an, dass sich nur 6,6 Prozent dieser frühen Krebsfälle zu einem invasiven Krebs entwickelten. In 93,4 Prozent aller frühen Krebserkrankungen, die durch die Früherkennung entdeckt wurden, bot die Behandlung somit keinen erkennbaren Nutzen. Wir fanden Fälle, die nicht behandelt werden mussten, doch wir verringerten kaum die Zahl der Krebsfälle im Spätstadium, die am tödlichsten verlaufen.[32]

Aber warum brachte die Entdeckung von mehr Krebsfällen im Frühsta-

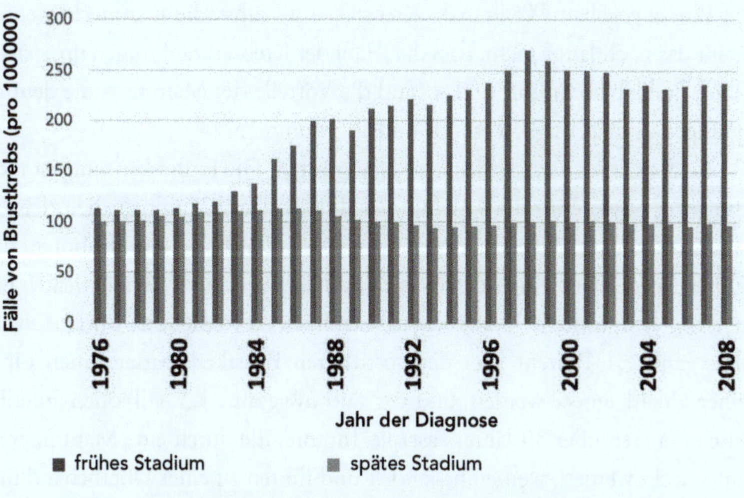

Brustkrebsdiagnose bei Frauen über 40 Jahre

dium keinen Rückgang der Krebsfälle im Spätstadium mit sich? Gebärmutterhals- und Darmkrebs entwickeln sich auf geordnete und definierte Weise von einem mikroskopisch kleinen zu einem größeren Tumor, der dann Metastasen bildet. Daher war praktisch jede kleine präkanzeröse Läsion, die entdeckt und behandelt wurde, ein Krebs im Spätstadium weniger. Aber Brustkrebs funktioniert anders.

Das Krebsparadigma 3.0 hilft uns zu verstehen, warum die Entfernung kleiner Tumore die Inzidenz voll entwickelter Tumore nicht verringert. Krebs folgt keiner linearen Evolution, bei der ein Ereignis in geordneter Weise auf das nächste folgt. Krebs folgt vielmehr einer verzweigtkettigen Evolution. So, wie ein Baum durch einen Zaun hindurchwachsen kann, wird die Hemmung eines Asts das allgemeine Fortschreiten der Krebserkrankung nicht aufhalten.

Die Metastasenbildung ist für einen Großteil der krebsbedingten Todesfälle verantwortlich. Wenn sie in der Krebsevolution erst spät eintreten würde, könnte eine frühe Diagnose und Behandlung das Risiko der Metastasierung senken. Aber das neue Krebsparadigma erkennt, dass die Metastasierung ein frühes Ereignis ist. Sehr früh in der Krebsentwicklung, wenn der Primärkrebs an sich noch nicht entdeckt werden kann, werden metastatische Krebszellen ins Blut abgegeben. Wenn mehr Krebsfälle im Frühstadium entdeckt werden, heißt das noch lange nicht, dass die)Zahl der Krebserkrankungen im Spätstadium deshalb abnimmt, und so sind die Vorteile der Mammografie deutlich geringer als ursprünglich erhofft und angenommen.

Leider gibt es noch schlechtere Neuigkeiten. Die Früherkennung ist nicht nur teuer (sowohl für die Patientinnen als auch die Gesundheitsdienstleister), sie führt auch zu Überdiagnosen, also zur Entdeckung von Tumoren zum Zeitpunkt der Untersuchung, die sich vielleicht niemals weiterentwickelt hätten, um symptomatisch oder lebensbedrohlich zu werden. Es wird geschätzt, dass ganze 31 Prozent aller diagnostizierten Brustkrebspatientinnen Opfer einer Überdiagnose werden, und das sind insgesamt 1,3 Millionen amerikanische Frauen über 30 Jahre. Fast alle Tumore, die durch eine Mammografie aufgedeckt werden, werden behandelt und führen zu einer Überbehandlung, also zu einer Behandlung, die unnötig oder sogar schädlich ist.

Bei jeder zehnten Frau wird das Mammogramm positiv ausfallen, aber nur 5 Prozent dieser positiven Diagnosen stellen sich schließlich als Krebs heraus. Anders ausgedrückt: 95 Prozent der Frauen mit einem positiven Mammogramm unterziehen sich invasiven Verfahren, die keinen wirklichen Nutzen bringen. Hierzu zählen Biopsien, Lumpektomien und manchmal unnötige Chemotherapien. Bei Frauen, die eine Mammografie vornehmen lassen, wird auch häufiger eine Mastektomie und Strahlentherapie vorgenommen. In den Vereinigten Staaten beträgt die Falsch-Positiv-Rate zwischen 30 und 50 Prozent.[33] Außerdem ist erwiesen, dass Frauen mit einem positiven Mammogramm psychische Probleme bekommen und eine geringere Lebensqualität haben, die bis zu drei Jahre nach der Untersuchung anhalten können.

Die meisten Brustkrebserkrankungen, die durch eine Mammografie diagnostiziert werden, werden als *Duktales Karzinom in situ* (*DCIS*, auch *Duktales Carcinoma in situ*) klassifiziert, ein sehr frühes Krebsstadium. Diese Diagnose stellt ungefähr 20 Prozent aller Brustkrebserkrankungen dar und ihre Inzidenz ist mit der Einführung einer weitverbreiteten Früherkennung

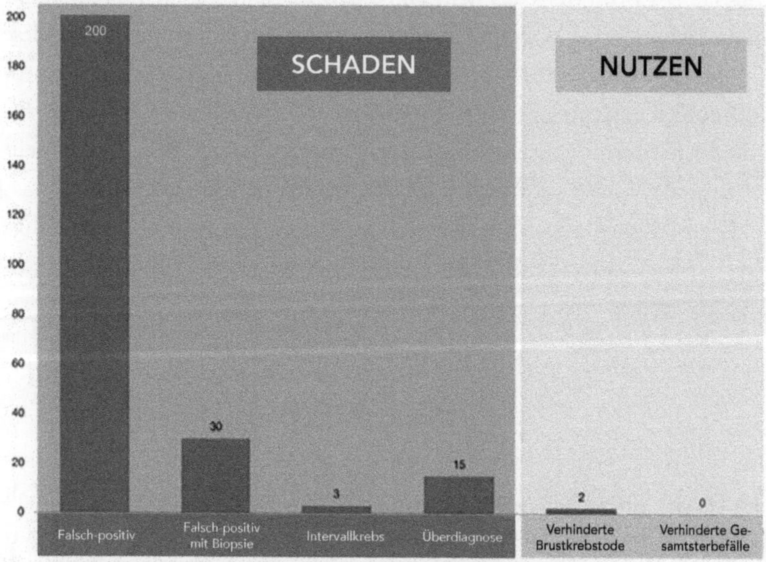

Zusammenfassung des Nutzens und Schadens, wenn 1 000 Frauen ab dem 50. Lebensjahr 20 Jahre lang jedes zweite Jahr gescreent werden

dramatisch angestiegen.[34] Zwischen 1983 und 2004 hat sich die Inzidenz verzehnfacht. Es ist unwahrscheinlich, dass sich viele dieser frühen Brustkrebserkrankungen jemals so weit entwickeln, dass sie wirklich gefährlich werden – wie das Krebsparadigma 3.0 erklärt, kann ein Krebs durch körpereigene Abwehrmechanismen gut in Schach gehalten werden. Eine aggressive Behandlung von Krebs im Frühstadium ist einfach nicht nötig.

Mammografie ist vor allem bei Frauen im Alter zwischen 40 und 49 Jahren problematisch, deren festeres Brustgewebe die Bildgebung schwerer deuten lässt, wodurch mehr als 12 Prozent Falsch-Positiv-Diagnosen gestellt werden.[35] Diese Frauen, bei denen sich meist kein Krebsbefund feststellen lässt, müssen das Mammogramm oft wiederholen oder sich einem invasiven Verfahren wie einer Biopsie unterziehen.

Weil mittlerweile zunehmend erkannt wird, dass falsch-positive Testergebnisse mehr Schaden als Nutzen verursachen, hat die U.S. Preventive Services Task Force (USPSTF, zu Deutsch: US-Taskforce für Präventivmaßnahmen) ihre Empfehlung zur Mammografie geändert. Das Update der USPSTF zu Brustkrebs aus dem Jahr 2016 stellte für Frauen zwischen 39 und 49 Jahren keine Verringerung der Todesrate fest und empfiehlt für diese Altersgruppe daher keine routinemäßige Früherkennung mehr.[36] Von einem frühzeitigen Screening profitieren weniger als 0,1 Prozent der Frauen, während das Risiko für eine Überdiagnose 31 Prozent beträgt. Wir richten mehr Schaden als Nutzen an, wie uns das Diagramm auf Seite 289 zeigt.

Die Mammografie ist nicht, wie ursprünglich angenommen, der heilige Gral der Krebsvorsorge. Bei Männern verhält es sich im Hinblick auf Prostatakrebs sehr ähnlich.

Prostatakrebs

Das Protein mit dem Namen *prostataspezifisches Antigen* (*PSA*), das erstmals in den 1960er-Jahren identifiziert wurde, verflüssigt Samen, damit die Spermien ungehindert schwimmen können. Der PSA-Test, der die Menge des Antigens im Blut misst, wurde für die Untersuchung in Vergewaltigungsfällen entwickelt. 1980 wurde PSA auch im Blut von Patienten mit Prostatakrebs entdeckt, wodurch die Hoffnung stieg, dass ein entsprechender Bluttest das männliche Äquivalent des Pap-Tests werden könnte.[37]

Ein hoher PSA-Spiegel ist kein untrügliches Zeichen für Prostatakrebs, weil ihn auch Männer mit einer vergrößerten oder entzündeten Prostata aufweisen. Die FDA empfahl 1986 eine PSA-Früherkennung für Prostatakrebs und setzte als Toleranzgrenze 4,0 ng/ml fest, weil 85 Prozent der Männer einen niedrigeren Wert hatten. Das bedeutete, dass 15 von 100 Männern einen höheren Wert als 4,0 ng/ml hatten und sich daraufhin einer Prostatabiopsie unterzogen; in der Regel konnte anschließend bei vier bis fünf Personen ein aggressiver Prostatakrebs diagnostiziert werden.[38]

Die Begeisterung für die PSA-Früherkennung explodierte in den 1990er- und 2000er-Jahren. Über 20 Millionen Tests wurden jährlich durchgeführt, und es wurden mehr Fälle von Prostatakrebs im Frühstadium diagnostiziert als je zuvor. 1986 wurde bei weniger als einem Drittel der Männer eine Prostataerkrankung im Frühstadium diagnostiziert. 2007 waren über zwei Drittel der Prostatakrebsfälle noch im Frühstadium. Die Zahl der prostatakrebsbedingten Todesfälle nahm ab und es sah ganz nach einem weiteren Erfolg im Kampf gegen Krebs aus. Aber leider war die Geschichte mit dem PSA nicht ganz so einfach.

Durch die Früherkennung wurden zwar mehr frühe Prostatakrebserkrankungen entdeckt, aber verbesserte sich dadurch das Gesamtüberleben? Drei sehr große Langzeitstudien über die PSA-Früherkennung beantworteten diese Frage. In den USA gab es das Prostate, Lung, Colorectal, and Ovarian Cancer Screening Trial (PLCO, zu Deutsch: Studie zur Früherkennung von Prostata-, Lungen-, Darm- und Eierstockkrebs), an dem über 76 000 Männer teilnahmen.[39] In Europa fand eine Studie mit dem Namen European Randomized Study of Screening for Prostate Cancer (ERSPC, zu Deutsch: Europäische randomisierte Studie zur Früherkennung von Prostatakrebs) mit beinahe 182 000 Teilnehmern statt.[40] Und in Großbritannien wurde die sogenannte PROTECT-Studie (Prostate Testing for Cancer and Treatment, zu Deutsch: Prostata-Tests zur Krebsvorsorge und Behandlung) mit 408 825 Teilnehmern durchgeführt.[41] Das Follow-up fand 10 bis 14,8 Jahre nach der ursprünglichen Studie statt; keine dieser drei gewaltigen Studien konnte nachweisen, dass der PSA-Test einen erkennbaren Vorteil für das Gesamtüberleben bot. Die USPSTF schätzte, dass die Rate der Überdiagnosen zwischen 16,4 und 40,7 Prozent lag. Die Früherkennung deckte frühen, weniger aggressiven Prostatakrebs auf, aber die Zahl der fortgeschrittenen Erkrankungen nahm nicht ab. Wieder einmal schien es, als würde die Früherkennung nur Krebs aufdecken, der ohnehin nicht behandelt werden musste.

Patienten mit einem positiven PSA-Test unterziehen sich invasiven Verfahren mit erheblichen Nebenwirkungen. Etwa 10 Prozent der untersuchten Männer erhielten mindestens ein Falsch-Positives-Ergebnis, was zu über 1 Million unnötiger Prostatabiopsien pro Jahr führte.[42] Von den Männern in der PLCO-Gruppe unterzogen sich 12,6 Prozent einer oder zwei Biopsien. 2 bis 5 Prozent davon bekamen durch die Biopsie Komplikationen. Angesichts der gewaltigen Zahl der untersuchten Männer sind das sehr viele Komplikationen. Wie bei der Mammografie stellt die Überdiagnose auch hier ein großes Problem dar. Männer, bei denen Prostatakrebs entdeckt wurde, erleiden im Jahr nach der Diagnose mit größerer Wahrscheinlichkeit einen Herzinfarkt oder begehen Selbstmord.[43]

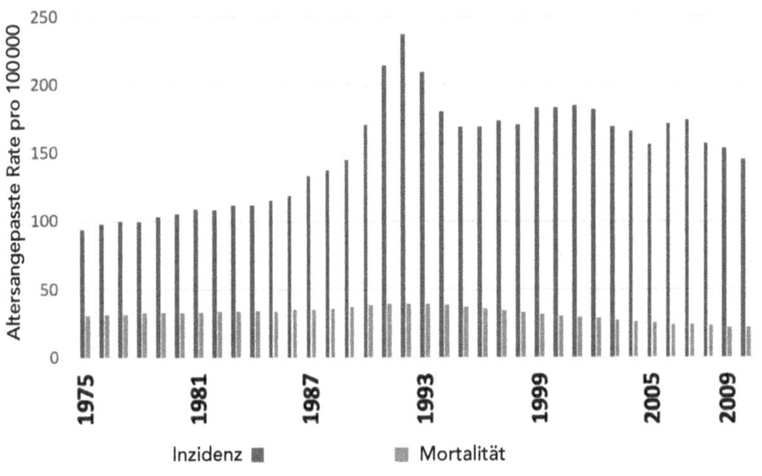

Prostatakrebs USA 1975 bis 2010

2012 sprach sich die U.S. Preventive Services Task Force (USPSTF, zu Deutsch: US-Taskforce für Präventivmaßnahmen) gegen eine PSA-Früherkennung aus und bemerkte mit moderater Gewissheit, dass der Nutzen den Schaden nicht aufwiegt. 2018 prüfte die USPSTF die Evidenz erneut und sprach sich gegen eine routinemäßige Früherkennung aus.[44] Die Taskforce zeigte sich sicher dahingehend, dass die Früherkennung mit PSA-Methoden schlechter ist, als gar nichts zu tun.

Laut der USPSTF-Richtlinien sollten Männer, die das 55. Lebensjahr noch nicht erreicht haben oder älter als 70 sind, keinen PSA-Test machen. In der Altersgruppe zwischen 55 und 69 soll dies jedem selbst überlassen werden. Die Richtlinien halten fest, dass »die Früherkennung bei manchen Männern einen kleinen potenziellen Nutzen hat und die Wahrscheinlichkeit verringert, an Prostatakrebs zu versterben. Viele Männer werden durch die Früherkennung jedoch potenzielle Schäden erleiden.« [45] Nicht gerade eine uneingeschränkte Empfehlung. In Deutschland ist der PSA-Test aktuell kein »Bestandteil der gesetzlichen Früherkennung, da der Nutzen eines bevölkerungsweiten PSA-Screenings bisher nicht zweifelsfrei belegt werden konnte«.[46]

Schilddrüsenkrebs

1999 startete Südkorea eine landesweite Früherkennungskampagne und eröffnete damit einen eigenen »Krieg gegen den Krebs«. Der gesamten Bevölkerung wurde eine kostenlose Früherkennung für Brust-, Gebärmutterhals-, Darm-, Magen- und Leberkrebs zur Verfügung gestellt. Ein Screening für Schilddrüsenkrebs war in dem Paket nicht enthalten, gegen einen kleinen

Aufpreis von umgerechnet 25 bis 40 Euro konnte man aber seinen Hals per Ultraschall untersuchen lassen. Wie das oben stehende Diagramm zeigt, wurde 2011 Schilddrüsenkrebs 15-mal häufiger diagnostiziert als 1993.[47] In fast allen diagnostizierten Fällen wurde die Schilddrüse teilweise oder vollständig entfernt. Diese Behandlung blieb nicht folgenlos. Es gab ein Risiko von 11 Prozent, dass die Nebenschilddrüse anschließend nur noch vermin-

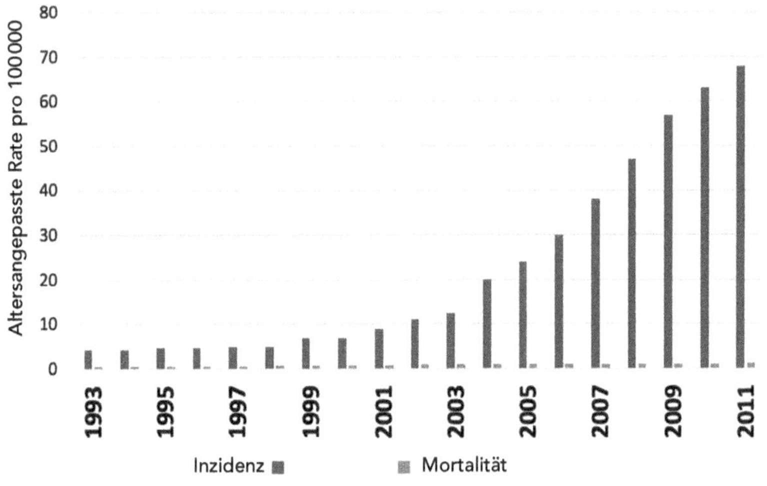

Schilddrüsenkrebs in Südkorea

dert arbeitete, und ein Risiko von 2 Prozent, dass die Stimmbänder aufgrund von Nervenschäden gelähmt wurden.

Trotz der intensiven Bemühung, Schilddrüsenkrebs im Frühstadium auszulöschen, änderte sich das Risiko für einen Tod durch Schilddrüsenkrebs praktisch nicht. Einfach ausgedrückt: Es handelte sich um einen klassischen Fall von Überdiagnose – die meisten Fälle von Schilddrüsenkrebs, die in der Früherkennung entdeckt wurden, waren überhaupt nicht behandlungsbedürftig. Es ist nicht nützlich, eine frühe Erkrankung zu finden und zu behandeln; lediglich die Verringerung der Inzidenz von Erkrankungen im Spätstadium ist nützlich. Diese beiden Dinge sind nicht unbedingt dasselbe, weil sich schon früh Metastasen bilden können. Es gibt Schätzungen, dass bei bis zu einem Drittel aller Erwachsenen Hinweise auf Schilddrüsenkrebs vorliegen, aber die große Mehrheit dieser Krebsfälle ruft keine Symptome oder gesundheitliche Probleme hervor.[48] Die Entdeckung und Behandlung von Krebs, der nicht behandelt werden muss, ist keine nützliche Strategie.

Fazit

Das evolutionäre Krebsmodell erklärt die Erfolge und Misserfolge mancher Früherkennungsprogramme. Wenn der Krebs auf geordnete Weise fortschreitet, also nach einem präkanzerösen Stadium ein kleiner Tumor entsteht, der wächst und Metastasen bildet, ist die Früherkennung erfolgreich. In diesem Fall beugt eine Früherkennung zur Entfernung einer frühen Manifestation von Krebs einem Spätstadium vor und ist lebensrettend.

Wenn die Beseitigung von Krebs im Frühstadium die Krankheitsprogression nicht aufhält, ist eine Früherkennung nicht erfolgreich und die Überdiagnose wird zu einem Problem. Nicht jeder Krebs im Frühstadium muss zerstört werden, weil viele kleine Krebserkrankungen durch das Immunsystem in Schach gehalten werden und nicht eskalieren. Mit toxischen Behandlungen wie Operationen, Strahlen- und Chemotherapie kann die Behandlung schlimmer sein als die Krankheit an sich.

Denken Sie an die normalen Bakterien in Ihrem Darm, das Mikrobiom. Muss jedes Bakterium aus Ihrem Körper vertrieben werden? Nein. Die meisten Bakterien, die in Ihrem Magen-Darm-Trakt leben, sind neutral oder sogar nützlich. Probiotika und Lebensmittel, die lebende Bakterienkulturen enthalten (Joghurt), beziehen einen Großteil ihres beworbenen Nutzens durch die Unterstützung des Wachstums dieser »guten Bakterien«. Wenn man jedes Bakterium mit Antibiotika tötet, richtet das mit beinahe absoluter Sicherheit mehr Schaden als Nutzen an. In ähnlicher Weise sterben mehr Menschen mit Prostatakrebs als durch Prostatakrebs. Eine drastische Behandlung zur Vernichtung jeder Prostatakrebszelle, die man vielleicht findet, richtet mehr Schaden als Nutzen an.

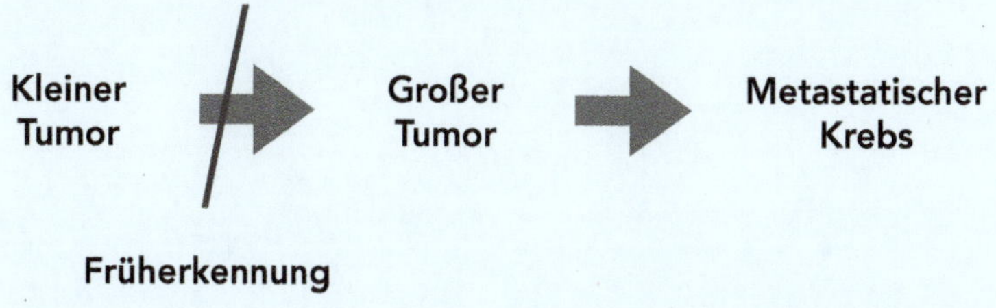

Während die Öffentlichkeit den Eindruck gewinnt, dass die Krebsfrüherkennung »Leben rettet«, ist die Wahrheit deutlich vielschichtiger. Es gibt Krebsfrüherkennungsmaßnahmen, die in der Tat lebensrettend sind. Manche sind es jedoch nicht. Und der Blick auf die Zahl der durch Früherkennung »verhinderten Krebserkrankungen« ist zudem sehr irreführend, weil diese nur die positiven Diagnosen betrachtet. Aber wie viele Menschen erleiden durch die Früherkennung einen gesundheitlichen Schaden? Angenommen, Sie finden einen kleinen Tumor in der Brust, der nicht dazu bestimmt war, weiterzuwachsen. Eine Krebsfrüherkennung führt dann zu Mastektomie, Chemotherapie und einem Leben in Angst. Vielleicht unterziehen sie sich einer entstellenden Operation, durch die Sie für den Rest Ihres Lebens einen geschwollenen Arm haben. Die Chemotherapie erhöht das Risiko für Herzversagen und künftige Krebserkrankungen. Die Risiken, die mit einem frühen Screening und einem positiven Befund einhergehen, sind sehr real, doch die Öffentlichkeit hört nur selten etwas davon.

Ohne einen stichhaltigen Beweis für den Nutzen der Früherkennung und ein besseres Verständnis dafür, warum sie nicht der Weisheit letzter Schluss ist, müssen wir uns an den alten medizinischen Grundsatz *Primum non nocere* halten, also »zuerst keinen Schaden anrichten«. Die Perspektive, die das heutige Krebsparadigma bietet, erklärt, warum weltweit viele Gesundheitsministerien dazu übergegangen sind, nicht mehr so viele Früherkennungsmaßnahmen zu empfehlen.

22

ERNÄHRUNGSBEZOGENE DETERMINANTEN FÜR KREBS

Es sollte mittlerweile hinlänglich bekannt sein, dass Krebs keine seltene, sondern eine gängige Erscheinung ist. Zum Glück verursachen die meisten Krebsarten keine Probleme und werden nur per Zufall nach dem Tod entdeckt. Autopsiestudien entdeckten bei 30 Prozent der Männer über 50 Jahre, bei 50 Prozent im Alter von 70 und bei erstaunlichen 80 Prozent im Alter von 90 einen unerwarteten Prostatakrebs.[1] Jeder Mann kann praktisch damit rechnen, Prostatakrebs zu bekommen, wenn er nur lange genug lebt. Das gilt auch für andere Krebsarten. Geschätzte 11,2 Prozent der erwachsenen Bevölkerung haben einen Schilddrüsenkrebs.[2] Trotz dieser hohen Inzidenz sterben nur die allerwenigsten Menschen daran. Studien über Darmspiegelungen fanden bei beinahe der Hälfte der Gesamtbevölkerung unter 80 Jahre Adenome (präkanzeröse Läsionen).[3]

Weil der Samen von Krebs in allen unseren Zellen präsent ist, stellt sich folgende wichtige Frage: Warum bekommt man keinen Krebs? Wenn es kein Samenproblem ist, könnte es ein Bodenproblem sein. Die Ernährung ist eine enorm wichtige Determinante für die Progression, weil die Nährstoffverfügbarkeit untrennbar mit dem Zellwachstum verbunden ist, und das gilt besonders für Krebszellen. Normale Zellen brauchen sowohl Nährstoffe als auch Wachstumsfaktoren, um zu proliferieren, aber das Wachstumssignal der Krebszellen ist immer angeschaltet, weshalb die Nährstoffversorgung der einzige limitierende Faktor ist.

Geschätzte 35 Prozent aller Krebserkrankungen werden dem Essen beziehungsweise der Ernährung zugeschrieben, wodurch sie die zweitwichtigste Determinante für Krebs ist (gleich nach Zigarettenkonsum), sodass beinahe jeder andere Risikofaktor im Vergleich dazu unwichtig erscheint.[4] Es ist genauer gesagt das Übergewicht, das für einen Großteil des Risikos verantwortlich sein könnte.[5] Es hat sich gezeigt, dass die Prävalenz der meisten Krebsarten mit der Zeit langsam abnimmt. Es ist jedoch auffällig, dass die Inzidenz von Krebserkrankungen steigt, die durch Adipositas begünstigt werden, wodurch die Ernährung eine der wichtigsten Präventionsmaßnahmen ist, die uns heute zur Verfügung stehen.

Während es spannend ist zu wissen, dass wir mindestens eine Variable unseres Krebsrisikos selbst in der Hand haben, befürchte ich, dass viele Leser dieses Kapitel enttäuschend finden werden. Ich würde liebend gern das Geheimnis lüften, wie man Krebs verhindern oder heilen kann. Aber Krebs ist nicht so einfach – es gibt keine Wunderspeise oder Wunderdiät, die den Krebs in Schach halten könnte. Einige Vorstudien legen nahe, dass bestimmte Lebensmittel einen gewissen Schutz bieten, mehr aber auch nicht. Eine Krebsvorsorge mittels Ernährung läuft größtenteils auf eine entscheidende Strategie hinaus: die Vermeidung der Krankheiten, die durch Hyperinsulinämie verursacht werden, unter anderem Adipositas und Typ-2-Diabetes.

Gewichtsreduktion

In Europa und Nordamerika können schätzungsweise 20 Prozent aller Krebsfälle Adipositas zugeschrieben werden[6] und für Übergewichtige kann ein beabsichtigtes Abnehmen das Risiko eines Krebstods um 40 bis 50 Prozent senken.[7] Den eindeutigen Beweis dafür liefern Studien über Magenverkleinerungen (bariatrische Eingriffe). Es gibt viele Arten der Gewichtsreduktion, aber die Daten aus diesen Operationsstudien sind besonders erhellend, weil das Datum der Intervention und das Ausmaß des Gewichtsverlusts bekannt sind.

Mehrere Studien haben dokumentiert, dass ein beabsichtigtes Abnehmen für die Betroffenen mit einem erheblichen Nutzen verbunden war. Eine kanadische Studie aus dem Jahr 2008 stellte fest, dass eine gewollte

Gewichtsreduktion durch eine Magenverkleinerung das Krebsrisiko um geschätzte 78 Prozent verringerte.[8] In der Swedish Obese Subjects Study (SOS, zu Deutsch: Schwedische Studie über adipöse Probanden), einer prospektiven kontrollierten Interventionsstudie, stellte sich heraus, dass eine Magenverkleinerung[9] bei Frauen die Krebsinzidenz um beeindruckende 42 Prozent senkte, während sie bei Männern weitgehend unverändert blieb.[10] Die Utah Obesity Study (zu Deutsch: Utah Adipositas-Studie) über Magenverkleinerungen zeigte ebenfalls diesen unerwarteten geschlechtsspezifischen Unterschied.[11] Bei Frauen verringerte sich die Gesamtkrebsinzidenz um 24 Prozent, während sie bei Männern wieder unverändert blieb.

Eine Magenbypass-Operation birgt jedoch ihre eigenen Risiken, wobei einige Studien ein bis zu doppelt erhöhtes Risiko für Darmkrebs zeigen.[12] Der Schaden und die Entzündungsreaktion, die durch die Operation entstehen, könnten eine Hyperproliferation der Darmschleimhaut auslösen und Krebs verursachen.[13] Angesichts der Kosten, des Risikos operationsbedingter Komplikationen und des potenziell erhöhten Darmkrebsrisikos kann eine Magenverkleinerung als Krebsvorsorgemaßnahme nicht pauschal empfohlen werden. Welche anderen Möglichkeiten stehen also zur Verfügung?

1909 zeigte sich erstmals, dass eine Kalorienrestriktion, die als Verringerung der Energiezufuhr ohne Nährstoffunterversorgung definiert wird, das Wachstum von Tumoren bei Mäusen hemmte.[14] Der Krebs bei Mäusen, denen gerade genug Nahrung gegeben wurde, dass sie überlebten, wuchs kaum. Bei Mäusen, die so viel essen durften, wie sie wollten, wuchs der Krebs am schnellsten. Dieser protektive Effekt konnte auch bei Affen festgestellt werden, die ein um 50 Prozent reduziertes Krebsrisiko zeigten, wenn sie auf eine kalorienreduzierte Diät gesetzt wurden. Es ist natürlich problematisch, Ergebnisse aus Tierstudien auf den Menschen zu übertragen und daraus praktische Lösungen abzuleiten – es ist für Menschen extrem schwierig, langfristig eine drastische Kalorienrestriktion einzuhalten. Ich vermute, dass die meisten Menschen im Laufe ihres Lebens mindestens einmal eine kalorienreduzierte Diät ausprobiert haben, und ich würde ebenfalls vermuten, dass sie diese Diät nicht fortgesetzt haben.

Statt alle Kalorien einzuschränken, könnte man als weitere Strategie versuchen, die meisten Nahrungsmittel zu reduzieren, die eine hohe Insulinfreisetzung hervorrufen, wie Zucker und raffinierte Kohlenhydrate. Denn der Nährstoffsensor Insulin/IGF-1 ist ein entscheidender Wachstumsfaktor und spielt für die Entstehung von Adipositas und Typ-2-Diabetes eine zentrale Rolle. Die Forschung zeigt, dass die Senkung des Insulinspiegels das Krebsrisiko ebenfalls verringern kann.[15] Ein hoher Insulinspiegel wird ebenfalls mit einer schlechten Prognose assoziiert, wenn bereits eine Krebserkrankung vorliegt.[16] Zwei große prospektive Kohortenstudien, die Nurses' Health Study und die Health Professionals Follow-Up Study, zeigten, dass eine hohe ernährungsbedingte Insulinlast bei Krebspatienten mit einem erhöhten Risiko für einen Rückfall und krankheitsbedingten Tod assoziiert wird.[17] Im Vergleich zu einer Ernährung mit geringer Insulinausschüttung verdoppelte sich bei Darmkrebspatienten das Todesrisiko durch eine Ernährung mit dem höchsten Insulineffekt.[18]

Man kann daher die Hypothese aufstellen, dass sich eine Ernährungsweise, die darauf abzielt, den Insulineffekt zu verringern, positiv auf den

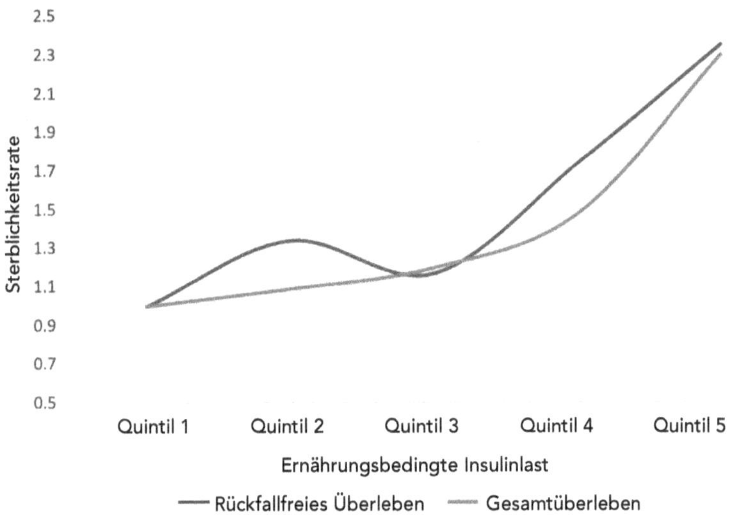

Eine Ernährung mit einer erhöhten Insulinausschüttung führt zu einer höheren Rückfall- und Sterblichkeitsrate.

Krebs auswirkt, definitive Studien dazu fehlen jedoch noch. Eine ketogene Diät, die 1966 erstmals von Hans Krebs[19] beschrieben wurde, besteht aus einem hohen Fettanteil, einer moderaten Proteinmenge und sehr wenig Kohlenhydraten. So ist der Körper dazu gezwungen, nicht Glukose, sondern Fett als Energie zu verwenden. Indem man sich nur wenige Kohlenhydrate zuführt, verringert man Blutzucker und Insulin. Eine ketogene Diät senkt Insulin, IGF-1 und mTOR, ohne dass zwingend die Kalorienzufuhr gesenkt werden muss – was für manche einen gesundheitlichen Vorteil darstellt. Aber die Forschung hat bisher noch keine Beweise vorlegen können, dass eine ketogene Diät helfen kann, Krebs zu behandeln oder zu verhindern.

Während ein niedriger Insulinspiegel helfen kann, Krebs zu verhindern, wird die Frage der Ernährung deutlich komplizierter, wenn der Krebs bereits fortgeschritten ist.

Tumorkachexie

Tumorkachexie ist das Phänomen des unbeabsichtigten Gewichtsverlustes, der bei Patienten beobachtet wird, die bereits eine fortgeschrittene Krebserkrankung und damit eine schlechte Prognose haben. Dieses Syndrom kann auch bei Menschen mit anderen chronischen Krankheiten auftreten, beispielsweise bei Niereninsuffizienz, HIV und Tuberkulose. 30 bis 80 Prozent aller Krebspatienten nehmen während ihrer Erkrankung immer weiter ab.[20] Generell gilt: Je höher der Gewichtsverlust, umso düsterer die Krebsprognose. Tumorkachexie unterscheidet sich von einem normalen Gewichtsverlust, weil sowohl Körperfett als auch Muskelgewebe abgebaut werden.

Kachexie wird nicht einfach durch einen Appetitverlust verursacht, der eine Nebenwirkung der Behandlung ist. Der exakte Mechanismus der Tumorkachexie ist noch nicht bekannt, es wird aber vermutet, dass sie auf die Freisetzung von inflammatorischen Zytokinen zurückzuführen ist – entzündungsfördernde Signalmoleküle – wie den Tumornekrosefaktor-alpha (TNF-α). Ein Gewichtsverlust durch die (beabsichtigte oder unbeabsichtigte) Einschränkung der Nahrungszufuhr unterscheidet sich fundamental von der Tumorkachexie. Bei Magersucht (Anorexia nervosa) zum Beispiel werden nach den ersten Tagen des Fastens (Nulldiät) über 75 Prozent der Energie für Stoffwechselprozesse aus dem Körperfett bezogen, um funktionelles Protein und Muskelmasse zu bewahren. Bei Tumorkachexie jedoch werden Muskeln und Fett ungefähr zu gleichen Teilen als Energie verbrannt.[21] Dies führt zum Muskelschwund, der für die Tumorkachexie so typisch ist und nur bei sehr extremen Formen des Fastens auftritt.

Ein beabsichtigter Gewichtsverlust wird normalerweise von einer Verlangsamung des Grundumsatzes begleitet, um die verringerte Nahrungsverfügbarkeit zu kompensieren. Das ist bei der Tumorkachexie nicht der Fall und der Grundumsatz bleibt unverhältnismäßig hoch. Die Patienten nehmen weiter ab und wirken dadurch regelrecht ausgezehrt. Die Kachexie ist nur ein weiterer Mechanismus, den der Krebs auf Kosten des Organismus zu seinem Vorteil nutzt: Wenn Fett verbrannt wird, werden sogenannte Ketonkörper produziert, die von den Krebszellen allerdings nur schwer verwertet werden können. Dadurch, dass der Abbau von Muskelprotein angeregt wird, werden Aminosäuren in die Leber geschleust, die dort zu Glukose umgewandelt werden, die die Krebszellen lieben. Die Behandlung der Tumorkachexie ist sehr schwierig, weil die Erhöhung der Nahrungszufuhr nicht zu einer Abnahme der inflammatorischen Zytokine führt, weshalb ein Muskelschwund oder das sogenannte Wasting-Syndrom, also die ungewollte Gewichtsabnahme, nicht verhindert werden können. Selbst wenn der Patient es schafft, wieder zuzunehmen, handelt es sich hierbei um Fett, während sich der Muskelschwund ungehindert fortsetzt.

Eine Gewichtsreduktion kann also eine nützliche Strategie sein, um die Krebsprogression aufzuhalten, aber wenn sie erst einmal fortgeschritten ist, schränkt die Tumorkachexie die Wirkung der Ernährung auf die Krebsbehandlung ein. Es ist nur bedingt hilfreich, den Krebs durch die Verringerung der Glukosezufuhr »auszuhungern«, weil ein fortgeschrittener Krebs anderes Gewebe zersetzen kann, um Zugang zu dem Glukosevorrat zu bekommen, den er braucht. Krebs kann unter Umständen auch Aminosäuren wie Glutamin verstoffwechseln, die während des Muskelabbaus freigesetzt werden. Eine

Ernährungstherapie wird voraussichtlich mit anderen Behandlungsformen kombiniert werden müssen, um in dieser Phase effektiv zu sein.

Fasten und Krebs

Intervallfasten ist im Rahmen der Krebsvorsorge ein vielversprechender Ernährungsansatz, weil es vor vielen Risikofaktoren wie Adipositas, Typ-2-Diabetes[22] und Entzündungen schützt.[23] Low-Carb-Diäten senken Glukose und Insulin, nicht aber die anderen Nährstoffsensoren mTOR und AMPK. Fasten senkt gleichzeitig alle menschlichen Nährstoffsensoren und die meisten Wachstumspfade wie PI3K, mTOR und IGF-1[24] und es steigert zugleich die Autophagie und Mitophagie (siehe Absatz »Mitochondrien« in Kapitel 17). Eine Studie fand vor Kurzem heraus, dass Frauen, die weniger als 13 Stunden täglich fasten, auch dann ein um 36 Prozent höheres Risiko für einen Brustkrebsrückfall haben, wenn sie einen niedrigeren BMI haben als andere Studienteilnehmerinnen, die länger als 13 Stunden fasteten.[25]

Fasten während einer Chemotherapie könnte auch die Nebenwirkungen der Behandlung verringern, während es gleichzeitig die Wirksamkeit verbessert. Die Chemotherapie greift die Krebszellen an, die sich rasch vermehren; dabei werden andere normale, aber schnell wachsende Zellen wie Haarfollikel und die Darmschleimhaut ebenfalls beschädigt. Fasten schützt normale Zellen, indem sie in einen Ruhezustand beziehungsweise Wartungsmodus versetzt werden, der helfen kann, die für eine Chemotherapie typischen Nebenwirkungen wie Haarausfall und Übelkeit zu verringern. Krebszellen schätzen diesen Zustand nicht, weil sie aufgrund ihres genetischen Programms dauerhaft im Wachstumsmodus sind.

In kleinen klinischen Versuchen fand man heraus, dass das Fasten Patienten vor und nach der Chemotherapie nicht schwerfiel[26] und dass es vor Nebenwirkungen wie Erschöpfung, Schwäche und Magen-Darm-Beschwerden zu schützen scheint.[27] Wichtiger noch, das Fasten kann auch die Wirksamkeit der Chemotherapie verbessern.[28] In Tier- und Zelllinienmodellen erhöhte ein Hungerzustand die Wirkung der Chemotherapie in 15 von 17

Krebszellenlinien von Säugetieren. Eine Verringerung der Nebenwirkungen kann eine höhere Medikamentendosis ermöglichen, die wiederum dazu führt, dass mehr Krebszellen sterben.

Chemoprävention

Der Begriff *Krebs-Chemoprävention* wurde 1976 von den NIH (National Institutes of Health, zu Deutsch: Nationale Gesundheitsinstitute) eingeführt, um Nahrungsmittel, Nahrungsergänzungsmittel oder Medikamente zu beschreiben, die möglicherweise das Fortschreiten von Krebs hemmen. Eines der vielversprechendsten chemopräventiven Medikamente ist das altbekannte Antidiabetikum Metformin. Studien haben gezeigt, dass Metformin bei Typ-2-Diabetikern das Krebsrisiko um 21 bis 57 Prozent verringern kann.[29] Vor allem die langfristige Einnahme von Metformin bei Typ-2-Diabetikerinnen wurde mit einem um über 50 Prozent verringerten Brustkrebsrisiko assoziiert.[30] Metformin wirkt, indem es die Produktion von Glukose senkt, die der wachsende Krebs benötigt – aber ohne die wachstumsfördernden Wirkungen des Insulin/IGF-1/PI3K-Signalwegs. Es aktiviert auch AMPK, einen wichtigen Nährstoffsensor und Wachstumspfad, der die zelluläre Proteinsynthese und das Wachstum schnell hemmt. Manche Forschungsarbeiten haben angedeutet, dass diese vorteilhafte Anti-Krebs-Wirkung möglicherweise auch bei Nichtdiabetikern wirkt.[31]

Das am intensivsten untersuchte natürliche Nahrungsmittel für die Chemoprävention ist grüner Tee, der reich an Katechinen ist.[32] Grüner Tee enthält wesentlich mehr Katechine als schwarzer Tee; sie machen bis zu 30 Prozent des Trockengewichts von grünem Tee aus, bei Cold-Brew-Grüntee ist der Anteil möglicherweise sogar noch höher. Der Konsum von Grüntee bringt mehrere potenzielle gesundheitliche Vorteile mit sich, obwohl die meisten dieser klinischen Studien, die dies untersuchten, relativ klein sind. Der Konsum von grünem Tee kann helfen, einige Risikofaktoren zu verringern, die eine Krebserkrankung begünstigen, beispielsweise Übergewicht,[33] Insulinresistenz,[34] Entzündungen[35] und Typ-2-Diabetes.[36]

Japanische Forscher fanden im Jahr 2000 heraus, dass ein hoher Konsum von grünem Tee das durchschnittliche Alter des Krebsausbruchs um 7,3 Jahre[37] erhöhte und die Rückfallquote bei Brustkrebs senkte.[38] Es konnte in kleinen Pilotstudien nachgewiesen werden, dass Nahrungsergänzungsmittel mit Grünteeextrakt das Auftreten von kolorektalen Adenomen verringerte.[39] Bei Prostatakrebs hemmen Grünteeextrakte die Progression von hochgradig präkanzerösen Läsionen.[40] Diese Studien sind vielversprechend, aber noch in der Anfangsphase. Es zeigt sich allerdings schon jetzt, dass grüner Tee eines der wenigen chemopräventiven Mittel ist, das zugleich preisgünstig und naturbelassen ist und keine negativen Nebenwirkungen hat.

Zum gegenwärtigen Zeitpunkt können die verfügbaren wissenschaftlichen Studien nur folgende Empfehlungen aussprechen:

- Wenn Sie Übergewicht haben, sollten Sie abnehmen und Typ-2-Diabetes vermeiden beziehungsweise behandeln und beheben.

- Wenn Sie Typ-2-Diabetes haben, sollten Sie die Einnahme von Metformin in Erwägung ziehen und mehr grünen Tee trinken.

Die primäre Rolle der Ernährung in der Krebsbehandlung besteht darin, die Krebsprogression zu verlangsamen, und weniger, die Krankheit zu behandeln. Der Hauptpfeiler dieses Ansatzes ist es, die Verfügbarkeit der Wachstumsfaktoren zu verringern, hauptsächlich Insulin, und eine Hyperinsulinämie zu vermeiden, wie sie bei Adipositas und Typ-2-Diabetes auftritt.

Stellen Sie sich aber nur einmal vor, welche Auswirkungen eine Ernährungsumstellung mit sich bringen könnte. Stellen Sie sich vor, dass eine Japanerin in Amerika ihr Brustkrebsrisiko so reduzieren könnte, dass es genauso hoch wäre wie in Japan. Stellen Sie sich vor, wie es wäre, wenn wir nur noch naturbelassene Nahrungsmittel äßen und dadurch unser Risiko für bestimmte Krebsarten so verringern könnten, dass wir so wie die Ureinwohner im hohen Norden als »immun gegen Krebs« gelten würden.

23

IMMUNTHERAPIE

Ich kann Michael Jordan besiegen. Ich kann auch Tiger Woods besiegen. »Wie bitte?«, fragen Sie vielleicht. Sie wundern sich vielleicht, ob ich noch ganz richtig im Kopf bin. Ganz und gar nicht. Es ist im Grunde ganz einfach: Ich darf mit den genannten Sportlern nur nicht Basketball oder Golf spielen, sondern sie vielmehr zu einem Quiz über medizinische Physiologie auffordern. Ich wäre verrückt, wenn ich gegen Michael Jordan Basketball spielen oder Tiger Woods zu einer Runde Golf herausfordern würde. Wie der alte chinesische Kriegsstratege Sunzi im fünften Jahrhundert vor Christus in *Über die Kriegskunst* schrieb: »Im Krieg muss man meiden, was stark ist, und angreifen, was schwach ist.«

Wie lässt sich diese Philosophie auf die Behandlung von Krebs anwenden? Die älteren Krebsparadigmen sind gescheitert, weil sie sich darauf konzentrierten, die Stärken und nicht die Schwächen von Krebs anzugreifen.

Krebsparadigma 1.0 betrachtete Krebs als eine Krankheit des übermäßigen Wachstums, und die große Stärke von Krebs besteht im Wachsen und Überleben – das kann er besser als alles andere auf der Welt. Wir versuchten ihn zu töten, gingen dabei aber höchst ineffizient vor. Es gab einige nennenswerte Erfolge, aber die Grenzen dieses Ansatzes wurden schnell erreicht. Wir griffen die große Stärke der Krankheit frontal an. Manchmal gewannen wir, aber viel zu oft verloren wir. Wenn der Krebs zurückkehrte, war er resistent geworden und somit schwieriger zu behandeln, also wuchs er weiter. Krebs entwickelte sich räumlich und zeitlich weiter, unsere Behandlungsmethoden dagegen nicht.

Krebs ist keine gedankenlose Wachstumsmaschine. Er ist eine dynamische, sich weiterentwickelnde Spezies, die um jeden Preis überleben will. Die Chemotherapie zielt darauf ab, das Zellwachstum zu unterbinden, das die elementarste Fähigkeit eines jeden lebenden Organismus ist. Aber 4 Milliarden Jahre der Evolution haben die Krebszellen auf diese letzte große Schlacht ums Überleben vorbereitet. Die Wachstumspfade, die die Chemotherapie anzugreifen versucht, sind voraussichtlich die unempfindlichsten, redundantesten Fähigkeiten der Krebszelle.

Krebsparadigma 2.0 ging davon aus, dass Krebs letztlich eine Krankheit zufällig akkumulierter genetischer Mutationen war. Wenn man diese eine Mutation blockiert (oder höchstens zwei bis drei Mutationen), würde der Krebs geheilt sein. Es gab einige beeindruckende Erfolge, aber auch hier zeigten sich sehr schnell die Grenzen des Ansatzes. Was war geschehen? Wieder einmal griffen wir den Krebs dort an, wo er besonders stark war. Krebs verändert sich ständig. Deshalb versuchten wir Strategien zu entwickeln, um diese Mutationen zu blockieren. Wir versuchten, Tiger Woods im Golf zu schlagen.

Wenn man einen Pfad blockiert, wird der Krebs normalerweise einen anderen Weg finden, um ans Ziel zu kommen. Die Mutationen, die die Krebszellen zu perfekten Überlebenskünstlern machten, entstanden nicht zufällig, sondern durch den Prozess der Tumorevolution getrieben. Das evolutionäre oder ökologische Krebsparadigma erklärt, warum manche Krebsbehandlungen scheitern, es kann uns aber auch in eine neue, strategischere Richtung lenken. Krebs ist eine invasive Spezies, die um ihr Überleben kämpft.

Zum Glück haben wir vielschichtige Abwehrmechanismen gegen fremde Eindringlinge entwickelt. Um den Krieg zu gewinnen, besteht die logische Strategie darin, unsere angeborene Abwehr zu verbessern, das Immunsystem – und das führt uns zur vielversprechendsten Behandlung der letzten 30 Jahre: der Immuntherapie.

Die Coley-Toxine

1829 lehnte eine Frau mit progressivem Brustkrebs eine Operation ab. Als sie nach 18 Monaten, in denen sie dem Krebs getrotzt hatte, bettlägerig, kachektisch und dem Tod nahe war, bekam sie hohes Fieber. Der Krebs war entzündet, weshalb der Arzt mehrere Einschnitte am Tumor vornahm, damit die dort angesammelte Flüssigkeit abfließen konnte. Innerhalb von acht Tagen schrumpfte der Krebs auf ein Drittel seiner ursprünglichen Größe und innerhalb von vier Wochen war er spurlos verschwunden. Was war geschehen? Wie konnte die Infektion ihren Krebs heilen?[1]

1867 kauterisierte der deutsche Arzt Wilhelm Busch einen unheilbaren Tumor am Hals einer Patientin. Während der Genesung lag sie neben einer anderen Patientin, die an einer Hautinfektion (Erysipel) litt, die durch Streptokokken verursacht worden war. Die Krebspatientin zog sich kurze Zeit später dieselbe Infektion zu und bekam hohes Fieber, worauf der Tumor sofort anfing zu schrumpfen. Friedrich Fehleisen, ein anderer deutscher Arzt, wiederholte diese Behandlung 1882 mit demselben Erfolg. Die Krebsremission wurde auch bei einem Patienten mit Gasbrand dokumentiert, einer Infektion mit *Clostridien*, einer Bakterienspezies.

Der Gedanke, dass unser eigenes Immunsystem Krebs bekämpfen kann, ist nicht neu. Die spontane Regression einer malignen Krebserkrankung ist selten, tritt aber ungefähr in einem von 100 000 Krebsfällen auf,[2] wobei nahezu alle Krebsarten abgedeckt werden. Eine spontane Regression wird definiert als teilweises oder vollständiges Verschwinden von Krebs in Abwesenheit einer medizinischen Behandlung. Sie wird normalerweise mit einer akuten Fiebererkrankung assoziiert, normalerweise aufgrund einer Infektion oder Impfung.

Diese zufälligen Heilungen motivierten Ärzte in der Vergangenheit, bei unheilbaren Krebserkrankungen eine primitive Form der Immuntherapie zu nutzen. Im alten Ägypten schlug der Hohepriester Imhotep (circa 2600 vor Christus) vor, den vom Krebs befallenen Bereich mit einem Wickel zu behandeln und einen Einschnitt in den Tumor vorzunehmen. Auf diese Weise konnten Bakterien in die Haut eindringen und eine Infektion verursachen, die gelegentlich den Krebs heilte. Das geschah nicht oft, war aber die letzte verzweifelte Hoffnung von Patient und Arzt gleichermaßen.[3] Diese Maßnahme wurde bis weit ins 19. Jahrhundert angewendet. Operationswunden wurden bewusst offen gelassen, damit sie sich infizieren konnten. Eiterbeulen wurden absichtlich mit septischen Verbänden infiziert.[4]

In den 1880er-Jahren bekam Fred Stein, ein deutscher Einwanderer in New York City, einen schnell wachsenden Tumor am Hals. Die Ärzte hielten seinen Fall für hoffnungslos und rieten ihm, seine privaten Angelegenheiten in Ordnung zu bringen. Sie sagten ihm, dass er dem Krebs schon bald erliegen würde. Aber das Schicksal sollte es anders mit ihm meinen. Stein entwickelte eine Wundrose (Erysipel) im Gesicht und damals gab es noch keine Antibiotika. Zur Verblüffung aller besiegte sein auf Hochtouren arbeitendes Immunsystem nicht nur die Infektion, sondern auch den Krebs.

Der amerikanische Chirurg Dr. William Coley suchte Fred Stein 1891 auf. Er war völlig fasziniert von der angeborenen Fähigkeit des Körpers, Krebs zu besiegen, und so verbrachte Coley die nächsten Jahrzehnte damit, das Immunsystem dazu zu überreden, ein Krebskiller zu sein.[5] Er entwickelte das, was als weltweit erster Versuch einer Krebsimpfung galt. Coley impfte Patienten mit dem Bakterium *Streptococcus pyogenes*, um Wundrose auszulösen und das Immunsystem zu provozieren. Er hoffte, dass sich diese Immunreaktion auf den Krebs auswirken würde.[6] Die Ergebnisse einer solchen primitiven Behandlung waren verschieden. Es gab einige hervorragende Erfolge, die allerdings durch schreckliche Niederlagen nivelliert wurden. Es war nicht unbedingt eine besonders erfolgversprechende Strategie, Menschen in einer Zeit, in der es noch keine Antibiotika gab, absichtlich mit Krankheitserregern zu infizieren.

Aber Coley ließ sich nicht beirren. Das Problem war nicht die Wirksamkeit, sondern die Toxizität. Er änderte seine Formel, indem er ein weiteres Bakterium hinzufügte *(Serratia marcescens)*, das er vor der Verabreichung durch Hitze deaktivierte. Diese Formel, die sogenannten Coley-Toxine, wurde letztlich verwendet, um über 1000 Patienten mit inoperablem Krebs zu behandeln, darunter Lymphome, Myelome, Karzinome und Melanome. Coley-Toxine wurden über einen Zeitraum von ein bis zwei Monaten täglich in den Tumor gespritzt, bevor die Dosis allmählich reduziert wurde.

Einige Ergebnisse waren erstaunlich. Über die Hälfte der zuvor inoperablen Sarkome gingen in eine vollständige Remission und die Patienten überlebten länger als 5 Jahre. Selbst nach 20 Jahren erlitten 21 Prozent der Patienten keinen Rückfall. Damals grenzte dies an ein Wunder. Interessanterweise wurde diese Behandlung sogar für fortgeschrittene Krebserkrankungen angewendet, weil das Immunsystem überall im Körper Krebs finden und angreifen konnte, auch wenn er bereits gestreut hatte.

Coley selbst betonte, dass es wichtig war, Fieber zu verursachen, um eine spontane Regression auszulösen. Coley-Toxine wurden zuletzt 1980 in China verwendet; damals wurde ein Patient mit Leberkrebs im Endstadium über einen Zeitraum von 34 Wochen behandelt. Seine Symptome verschwanden vollständig. Mit dem Aufkommen der Chemotherapie und des genetischen Krebsparadigmas finden sich die Coley-Toxine nur noch in Geschichtsbüchern, und in den folgenden Jahrzehnten wurde die Vorstellung einer Immuntherapie gegen Krebs beiseitegeschoben.

Immunoediting

Die Tatsache, dass sich manche Krebserkrankungen spontan zurückbilden konnten, impliziert, dass intrinsische Kräfte in unserem Körper den Krebs sowohl verhindern als auch zerstören können. 1909 schlug der deutsche Wissenschaftler Paul Ehrlich eine radikal neue Krebstheorie vor. Ehrlich widersprach der damals gängigen Annahme, dass Krebs eine vergleichsweise seltene Erkrankung war, und vermutete, dass Krebszellen relativ geläufig sind, aber durch einen – heute als Immunsystem bekannten – intrinsischen Abwehrmechanismus davon abgehalten werden, größeren Schaden anzurichten.[7] Obwohl er es damals noch nicht wusste, beschrieb er das Konzept der »Immunüberwachung«, die darin besteht, dass das menschliche Immunsystem sich entwickelnde Tumore ständig identifiziert und vernichtet.

Der Immunologe und Nobelpreisträger Sir Frank Burnet arbeitete diese Hypothese 1970 weiter aus[8] und vermutete, dass genetische Veränderungen der Malignität keine Seltenheit waren. Burnet nahm an, dass das Immunsystem diese gefährlichen Zellen im Rahmen seiner routinemäßigen Überwachung eliminiert, damit der Körper weiterhin funktionsfähig bleibt. Burnet schrieb, dass »sich möglicherweise eine kleine Akkumulation von Tumorzellen entwickelt und … eine wirksame Immunreaktion provoziert, die zur Regression des Tumors führen kann, bis er klinisch nicht mehr nachweisbar ist«.[9] Krebszellen entwickeln sich ständig, aber sie werden durch unsere angeborene Immunabwehr zerstört. Dieses ursprüngliche Konzept der Überwachung wurde immer weiter verfeinert und wird heute als Immunoediting bezeichnet, das aus drei Phasen besteht: der Eliminierungsphase (Immunüberwachung), Gleichgewichtsphase (Equilibrium) und Escape-Phase.

Eliminierungsphase

Gesellschaften setzen regelmäßig Spezialkräfte wie die Polizei oder Drogenfahndung ein, um subversive Kräfte aufzuspüren und unschädlich zu machen. In ähnlicher Weise setzt das menschliche Immunsystem spezialisierte Zellen ein, die den gesamten Körper regelmäßig patrouillieren, immer auf der Suche nach störenden Elementen wie Viren, Bakterien, und, ja, auch Krebszellen. Wenn es beschädigte, potenziell krebsartige Zellen findet, tötet es sie. Auf diese Weise wird die Krebsbedrohung ausgeschaltet, bevor sie sich verbreiten kann – so ähnlich wie ein Polizist halbstarken Jugendlichen rät, nach Hause zu gehen, bevor sie eine Dummheit begehen.

Es wird geschätzt, dass jede Zelle im Körper jeden Tag über 20 000 DNA-schädigenden Ereignissen ausgesetzt wird.[10] Jeden Tag! Ein chronischer subletaler Zellschaden ist keine Seltenheit; er tritt tagtäglich auf. Gängige Gefahrenquellen sind Zigarettenrauch, Luftverschmutzung, Viren, Bakterien und Strahlung. Zum Glück haben unsere Zellen gute DNA-Reparaturmechanismen entwickelt, aber wenn der Zellschaden zu groß ist, sind die Reparaturmechanismen möglicherweise überfordert. Alle beschädigten Zellen sind potenziell krebsartig. Wenn ihr Schaden ein bestimmtes Ausmaß überschreitet, ist es besser, wenn diese Zellen durch Apoptose entfernt oder durch das Immunsystem zerstört werden.

Jede Schwächung der Immunität, wie beispielsweise eine HIV-Infektion oder Medikamente, prädisponiert die Zellen dazu, dem Krebs zu erliegen. Das Immunsystem lässt außerdem mit zunehmendem Alter nach, was vielleicht erklärt, warum das Krebsrisiko steigt, je älter man wird. Wenn das Immunsystem nicht stark genug ist, um die Krebszellen vollständig zu vernichten, bemüht es sich darum, zumindest einen Zustand des Gleichgewichts zu halten.

Gleichgewichtsphase

2004 bekam ein 60-jähriger Mann mit Lungenfibrose einen neuen Lungenflügel. Um die Abstoßung des Spenderorgans zu verhindern, erhielt er standardmäßig einen hoch dosierten Immunsuppressor. Ein Jahr klagte er über Kurzatmigkeit und Husten. Ein Knoten im rechten Lungenflügel wurde als metastatisches Melanom identifiziert und auch mehrere Lymphknoten waren befallen.

Krebs! Dieser Mann hatte noch nie in seinem Leben ein Melanom gehabt – wie konnte es sich so massiv in seiner Lunge ausbreiten? Eine eingehende Untersuchung seiner Haut ergab, dass es bei ihm damals, wie auch zuvor, keine Hinweise auf Melanome gab. Mit einer düsteren Vorahnung erbat das Ärzteteam weitere Informationen über die medizinische Vergangenheit des Organspenders.

Die Spenderin war eine 51-jährige Frau, die einem Trauma erlegen war. Ihre medizinische Vorgeschichte war unauffällig, nach genaueren Recherchen kam jedoch ein Vorfall ans Licht: Im Alter von 21 Jahren hatte sich diese Frau ein Melanom entfernen lassen. Sie musste nicht weiter behandelt werden und bekam nie wieder Probleme. Der Krebs war scheinbar viele, viele Jahre zuvor geheilt worden und hätte kein Ausschlusskriterium für die Organspende dargestellt, selbst wenn das Ärzteteam im Vorfeld etwas darüber gewusst hätte. Zum Zeitpunkt der Organentnahme sah ihre Lunge völlig normal und gesund aus.

Weitere DNA-Tests bestätigten, dass das Melanom des Empfängers tatsächlich von der Organspenderin stammte. In diesem Fall lebte eine mikroskopisch kleine Schläferzelle des Krebses in der Spenderlunge, obwohl kein klinischer Hinweis auf eine Erkrankung vorlag. Der Krebs ruhte einfach und war 30 Jahre lang vom Immunsystem der Frau unter Kontrolle gehalten worden. Die Krebszellen vermieden die Vernichtung durch ihr Immunsystem, waren aber nicht stark genug, um weiter zu streuen. Es war eine heikle Pattsituation. Als ihre Lunge bei dem Empfänger eingesetzt wurde, dessen Immunsystem geschwächt war, verschob sich das Gleichgewicht zwischen Krebs und Immunsystem zugunsten des Krebses.[11] Innerhalb von sieben Monaten nach der Diagnose verstarb der Mann an Hautkrebs.

In der Gleichgewichtsphase des Immunoediting überleben versprengte Krebszellen, die sich aufgrund der Suppression durch das Immunsystem nicht vermehren können. Ein latent vorhandener Krebs kann Jahre oder Jahrzehnte ruhen. Der Krebs will wachsen, wird aber durch das Immunsystem in Schach gehalten. Die Kräfte, die für und gegen den Krebs arbeiten, halten sich die Waage.

Escape-Phase

Mit zunehmendem Alter wird das Immunsystem in der Regel schwächer, weshalb es manchmal den Krebs nicht länger unter Kontrolle halten kann. Im Kampf zwischen dem Krebs, einer invasiven Spezies, und dem Immunsystem gewinnt der Krebs die Oberhand. Er überwindet die Repression durch das Immunsystem.

Wenn der Krebs nicht behandelt wird, wächst er immer weiter und metastasiert. Zu diesem Zeitpunkt kann eine Stärkung des Immunsystems das Gleichgewicht zu unseren Gunsten verändern. Das ist das Versprechen der nächsten Grenze der Krebsmedizin: die Immuntherapie.

Immuntherapie

Die Anfangsjahre

1929 stellten Ärzte am Johns Hopkins fest, dass Patienten mit Tuberkulose (TB) aus einem unbekannten Grund vor Krebs geschützt zu sein schienen. TB verringerte das Krebsrisiko um beinahe 60 Prozent![12] Tuberkulose, die in vielen Teilen der Welt verbreitet ist, wird durch ein langsam wachsendes Bakterium namens *Mycobacterium tuberculosis* verursacht. Es ist gegen die meisten Antibiotika resistent, und auch heute noch stützt sich die Behandlung auf Isoniazid, ein Medikament, das es bereits seit 1912 gibt. Weil TB weit verbreitet und weitgehend unheilbar ist, entstanden im 19. Jahrhundert viele Sanatorien, in denen die Patienten unter Quarantäne gestellt wurden. Da es an wirksamen Behandlungsmethoden mangelte, war das Interesse an der Entwicklung des Impfstoffs *Bacillus Calmette-Guérin* (BCG) 1921 groß, der das eng verwandte Bakterium *Mycobacterium bovis* verwendete.

Tierstudien aus den 1950er-Jahren legten nahe, dass die BCG-Impfung auch vor Krebs schützte. 1976 bewiesen Studien, dass der Impfstoff wirksam oberflächlichen Blasenkrebs bei Menschen behandelte.[13] 1990 wurde ein mittels eines Zystoskops direkt in die Blase eingeführtes BCG von der FDA als Behandlung bei Blasenkrebs zugelassen.

Erstaunliche 71 Prozent der Patienten mit Blasenkrebs im Frühstadium schlugen auf die BCG-Behandlung an,[14] die heute als Erstlinientherapie bei Blasenkrebs gilt. Wie diese TB-Impfung bei oberflächlichem Blasenkrebs genau wirkt, war völlig unbekannt. Sie wirkte, und das war so ziemlich alles, was wir wussten. BCG regt das Immunsystem in starkem Maß an[15] und das verbesserte auf irgendeine Weise die Identifikation und anschließende Zerstörung der kanzerösen Zellen.

1992 stieg wieder das Interesse an einer Immuntherapie gegen Krebs, als die Interleukin-2 (IL-2)-Behandlung entwickelt wurde. IL-2 regte die T-Zellen des Immunsystems an und die Krebszellen wurden im Kreuzfeuer getötet. Aber aufgrund der allgemeinen Aktivierung des Systems verursachte IL-2 auch viele Nebenwirkungen wie Fieber, Schüttelfrost, Übelkeit und Durchfall. Die IL-2-Behandlung wurde für nur etwa 6 Prozent der Melanom-Patienten als effektiv eingestuft, aber etwa 2 Prozent der Patienten starb an den Nebenwirkungen.[16] Zum Glück hat sich die Krebs-Immuntherapie nach diesen ersten zaghaften Schritten deutlich weiterentwickelt.

Moderne Immuntherapie

Der Nobelpreisträger Dr. James Allison hatte eine große persönliche Rechnung mit dem Krebs zu begleichen, weil seine Mutter an einem Lymphom, sein Onkel an Lungenkrebs und sein Bruder an Prostatakrebs verstorben waren. 1978 begann er zu forschen, wie T-Zellen Tumore angreifen, und er wurde ein früher Pionier der Krebsimmunologie, noch lange bevor sie als Forschungsfeld anerkannt wurde.

Das menschliche Immunsystem besteht aus vielen Arten von Zellen. Die T-Zellen sind professionelle Killer, hochgradig tödliche Zellen, die darauf ausgelegt sind, Pathogene zu zerstören. Der Körper reguliert diese tödlichen Waffen daher sehr streng. T-Zellen müssen kranke oder infizierte Zellen töten, normale Zellen aber in Ruhe lassen. Wenn T-Zellen nicht kontrolliert werden, könnten sie im Körper großes Chaos anrichten. Autoimmunerkrankungen wie *systemischer Lupus erythematosus* (SLE) und *rheumatoide Arthritis* werden durch ein überreagierendes Immunsystem verursacht. Das Ziel ist es, alle Eindringlinge zu töten, aber einen Eigenbeschuss zu vermeiden. Um dies zu erreichen, muss das Immunsystem genau zwischen »eigenem« und »nicht-eigenem« Gewebe unterscheiden. Wie eine Atomrakete muss ein gesundes Immunsystem sehr tödlich, aber streng reguliert sein. Hierfür benutzen wir sowohl positive als auch negative Kontrollen.

Damit das Risiko einer versehentlichen Auslösung möglichst gering ist, müssen für den Start einer Atomrakete zwei Tasten gleichzeitig gedrückt werden. Das ist der positive Kontrollmechanismus für die Aktivierung, und als zusätzlichen Schutz gibt es noch eine negative Kontrolle, einen »Notausschalter«, mit dem der Start im Notfall sofort abgebrochen werden kann. Der Notausschalter kommt in vielen Hollywood-Actionfilmen vor, in denen der Held die Bombe in allerletzter Sekunde deaktiviert, die sonst eine Großstadt vernichtet hätte. Die menschlichen T-Zellen funktionieren auf dieselbe Weise. Zwei Rezeptoren müssen gleichzeitig aktiviert werden, damit eine T-Zelle ausgelöst wird. Die T-Zelle muss das Tumor-Antigen und einen zweiten Schalter entdecken, den sogenannten Kostimulator-Rezeptor CD28.

Zum Zeitpunkt von Allisons Forschung hatte noch niemand vermutet, dass es eine weitere Schutzmaßnahme gab: die negative Kontrolle oder der Notausschalter. In den 1990er-Jahren arbeitete Allison mit einem damals erst kürzlich beschriebenen Rezeptor namens *zytotoxisches T-Lymphozyt-assoziiertes Protein #4* (CTLA-4), den die meisten Forscher für einen T-Zellen-Aktivator hielten. Allisons Durchbruch war die Entdeckung, dass CTLA-4 kein Aktivierungs-, sondern ein Notausschalter war. Zuvor war die Möglichkeit, dass T-Zellen einen Notausschalter haben könnten, nie in Erwägung gezogen worden.[17]

Wenn beide »Los!«-Signale vorliegen, dann würde die T-Zelle in den Rambo-Modus schalten und anfangen, Feinde zu vernichten, vor allem Krebszellen. Der Notausschalter CTLA-4 fungierte als Checkpoint für die T-Zellen. Er traf die letzte Entscheidung. Wenn keine Aktivierung von CTLA-4 erfolgte, starteten die T-Zellen den Atomangriff. Wenn der Notausschalter betätigt wurde, wurde der Immunangriff nicht gestartet. Krebszellen vermeiden die hochgradig tödlichen T-Zellen, indem sie diesen Notausschalter nachahmen.

Wenn wir also in der Lage wären, diesen Notausschalter zu deaktivieren, würden wir den Bombenhagel der T-Zellen auf die Krebszellen entfesseln können. 1996 entwickelte Allison einen monoklonalen Antikörper, der CTLA-4 blockieren konnte und der weltweit erste Checkpoint-Inhibitor werden sollte.[18] In einem seiner ersten Tierexperimente verabreichte er dieses neue Medikament und beobachtete verblüfft, wie die Tumore dahinschmolzen. Die Tumore in den Mäusen, die den Antikörper nicht erhielten, wuchsen weiter. Allison erinnert sich: »Es war das perfekte Experiment. 100 Prozent am Leben versus 100 Prozent tot.«

Dieser Antikörper wurde als *Ipilimumab* bekannt und wurde 2011 von der FDA und wenige Monate später auch von der Europäischen Kommission für die Behandlung von metastatischen Melanomen zugelassen. Es war das erste Medikament überhaupt, das die Überlebenswahrscheinlichkeit bei fortgeschrittenem Melanom verbesserte und einen Beweis für das Konzept der Krebsimmuntherapie lieferte. Über 20 Prozent der Patienten mit metastatischem Melanom, die Ipilimumab erhielten, waren zehn Jahre später noch am Leben.[19] Die Ergebnisse sind sogar noch erstaunlicher, wenn man bedenkt, dass Ipilimumab über einen Zeitraum von lediglich drei Monaten verabreicht wird. In der Onkologie ist diese Art von langfristiger Reaktion aufgrund der frustrierenden Fähigkeit von Krebs, sich ständig weiterzuentwickeln, nahezu unbekannt.

Aber CTLA-4 ist nicht der einzige T-Zellen-Notausschalter im menschlichen Immunsystem. 1992 entdeckte Dr. Tasuku Honjo an der Kyoto University, Japan, unabhängig von Allison einen weiteren T-Zellen-Notausschalter namens *programmiertes Zelltod-Protein 1* (PD-1). Normale, gesunde Zellen exprimieren PD-1 an ihrer Oberfläche, um sie vor einem Immunangriff zu schützen. Fötalzellen zum Beispiel sind mit PD-1 bedeckt, die sie vor den Immunzellen der Mutter schützen.

Krebszellen benutzen denselben Trick und produzieren viel PD-1, um sich selbst als normale Zellen auszugeben und sich gegen einen Angriff des Immunsystems zu schützen – ein Wolf im Schafspelz, eine klassische Überlebensstrategie. Ein Antikörper, der PD-1 blockiert, würde auf den Notausschalter drücken und dafür sorgen, dass sich T-Zellen über die demaskierten Krebszellen hermachen. 2012 bewies eine zweite Klasse von *Checkpoint-Inhibitoren* gegen PD-1 ihre Wirksamkeit bei menschlichem Krebs, weshalb sie 2014 von der FDA zugelassen wurden. Diese Medikamente waren gegen viele Tumore wirksam, unter anderem Haut-, Lungen- und Nierenkrebs. Honjo und Allison erhielten 2018 den Nobelpreis für Physiologie oder Medizin, weil sie »ein völlig neues Prinzip für die Krebstherapie etabliert hatten«.[20] Die Kombination der PD-1- und CTLA-4-blockierenden Antikörper könnte möglicherweise eine noch wirksamere Behandlung ermöglichen.[21]

Eine weitere vielversprechende Immuntherapie ist eine Technologie namens *adoptiver T-Zell-Transfer*. Bei dieser Behandlung werden dem Patienten T-Zellen entnommen und in einem Labor gezüchtet. Ein krebsangreifendes System namens *chimärer Antigenrezeptor* (CAR-T) wird an die T-Zellen geheftet, die dem Patienten wieder zugeführt werden. Diese aktivierten tödlichen T-Zellen steuern wie eine Lenkrakete auf den Krebs zu, an dem der Patient erkrankt ist. Die ersten beiden CAR-T-Behandlungen wurden 2017 von der FDA und 2018 in der EU zugelassen: *Tisagenlecleucel* für die Behandlung von Leukämie und *Axicabtagene-Ciloleucel* für die Behandlung von Lymphomen.[22] CAR-T ist mehr eine Zustellplattform als ein Medikament, weil neue chimäre Antigene an die T-Zellen des Patienten angedockt werden können. Theoretisch könnte CAR-T die Gelegenheit bieten, jeden Krebs anzugreifen.

Die Immuntherapie bietet im Vergleich zu konventionellen Behandlungsmethoden mehrere Vorteile. Erstens: Krebs befindet sich im Hinblick auf seine Umgebung immer in einem Zustand der dynamischen Evolution. Ein Medikament greift ein statisches Ziel an und entwickelt sich nicht weiter. Deswegen kann sich Krebs leicht an ein Medikament anpassen, eine Resistenz entwickeln und mit der Zeit die Behandlung wirkungslos machen. Das angeregte Immunsystem ist ein dynamisches System, das mit dem Krebs besser Schritt halten kann. Es kann sich an den Krebs anpassen und sich mit ihm weiterentwickeln.

Zweitens: Das Immunsystem hat ein Gedächtnis, deshalb könnte es einen Rückfall verhindern. Wenn wir als Kinder gegen die Masern geimpft werden, erinnert sich unser Immunsystem an dieses Virus und bietet einen lebenslangen Schutz. Auf dieselbe Weise ermöglicht ein gestärktes Immunsystem einigen Melanom-Patienten ein verlängertes Überleben, das möglicherweise auf diesen Memoryeffekt zurückgeführt werden kann.

Drittens: Die Immuntherapie hat weniger Nebenwirkungen als konventionelle Chemotherapien, weil diese Form der Therapie eine zielgerichtete Behandlung ist und sich ausschließlich auf das Immunsystem konzentriert. Die konventionelle Chemotherapie ist eine toxische Behandlung, die darauf ausgelegt ist, Krebszellen geringfügig schneller zu töten als normale Zellen.

Die Immuntherapie ist nicht intrinsisch toxisch beziehungsweise nur für die Zellen, die vom Körper als Eindringlinge identifiziert werden.

Viertens: Die Immuntherapie ist eine systemische Behandlung, was entscheidend ist, weil Krebs eine systemische Krankheit ist. Die Metastasierung tritt im Krankheitsverlauf früh ein, deshalb kann eine systemische Therapie potenzielle Mikrometastasen im ganzen Körper behandeln. Das Immunsystem kann sich anschließen und die Krebszellen zerstören, es muss im Gegensatz zu lokalen Behandlungen wie einer Operation und Strahlentherapie nicht manuell gesteuert werden. Der systemische Behandlungsansatz bedeutet auch, dass die Immuntherapie selbst in einem sehr späten Stadium der Erkrankung noch wirkungsvoll sein kann, wenn der Krebs bereits Metastasen gebildet hat. Selbst in der Anfangszeit der Immuntherapie beobachtete Coley, dass Krebspatienten im Spätstadium potenziell von diesem systemischen Effekt profitieren können.

Ein gutes Preis-Leistungs-Verhältnis gehört leider nicht zu den Vorteilen der Immuntherapie. Angesichts der exorbitanten Behandlungskosten stellen viele Krankenkassen die Umsetzbarkeit dieser innovativen Medikamente infrage. Bei einer Bürgerversicherung müssen die möglichen Kosten für die Rettung einiger weniger Leben gegen andere Aspekte abgewogen werden – beispielsweise mehr Betten in Krankenhäusern oder mehr stationäre oder ambulante Pflege. Das ist keine einfache Frage, die den Rahmen dieses Buches übersteigt, aber dieses Problem wird sicher bald in den Mittelpunkt vieler Diskussionen über Gesundheit und Medizin rücken.

Der abskopale Effekt

2008 ließ eine 33-jährige Frau mit einem operativ behandelten Melanom einen PET-Scan vornehmen, der einen neuen, zwei Zentimeter großen Knoten in der Lunge offenbarte. Der Krebs war zurückgekehrt. Ein Teil ihrer Lunge wurde entfernt und sie unterzog sich einer Chemotherapie und einer erhaltenden Immuntherapie mit Ipilimumab, die das Melanom in Remission brachten, aber nur vorübergehend. 2010 wurden bei ihr neue metastatische Läsionen in Milz, Brust und Brustfell (Pleura) entdeckt. Eine schmerzhafte Läsion in der Nähe ihrer Wirbelsäule wurde mit einer fraktionierten Strahlentherapie behandelt. Wie erwartet schrumpfte die Metastase an der Wirbelsäule, aber erstaunlicherweise schrumpften auch die Metastasen in Milz und Brust, obwohl sie außerhalb des Strahlenbereichs lagen.[23] Wie konnte eine lokale Therapie (Strahlung) eine systemische Reaktion auf den Krebs bewirken, der so viele Bereiche ihres Körpers befallen hatte?

In diesem Fallbericht, der 2012 im *New England Journal of Medicine* vorgestellt wurde, wurde ein Phänomen namens *abskopaler Effekt* wiederentdeckt, der bereits 1973 beobachtet worden war. Der Begriff *abskopal*[24], der erstmals 1953 verwendet worden war, setzt sich aus den lateinischen Wortbausteinen *ab-* (»fern von«) und *-scopus*[25] (»Ziel«) zusammen. Ein abskopaler Effekt wirkt sich fern von seinem eigentlichen Ziel aus. Eine Strahlentherapie verbrennt krebsartiges oder jedes andere Gewebe, das sich in den Weg stellt. Manchmal bilden sich unerwarteterweise nicht bestrahlte metastatische Läsionen zurück, die sich fern von der behandelten Stelle befinden.

Normalerweise wirkt sich eine Strahlenbehandlung nur auf diejenigen Zellen aus, die sich im bestrahlten Bereich befinden. Aber in einem sehr kleinen Prozentsatz aller Fälle sprachen Krebszellen, die sich außerhalb des betroffenen Bereichs befanden und teilweise sogar sehr weit davon entfernt waren, ebenfalls auf die Behandlung an. Dieses Resultat ist in der Vergangenheit nur sehr selten aufgetreten – zumindest bis zum Zeitalter der Immuntherapie. In der medizinischen Literatur von 1969 bis 2018 wird von lediglich 94 Fällen berichtet, in denen der abskopale Effekt eintrat, aber erstaunlicherweise wurde die Hälfte dieser Berichte in den letzten sechs Jahren veröffentlicht und somit im Zeitalter der modernen Immuntherapie.[26] Eine Kombination aus Immun- und Strahlentherapie kann eine wirksame antitumorale Reaktion auslösen, die die erwarteten Vorteile der beiden Einzelmaßnahmen bei Weitem übersteigt. Eine erst kürzlich durchgeführte Studie stellte den abskopalen Effekt bei erstaunlichen 27 Prozent der Patienten mit metastatischen festen Tumoren fest, die mit einer kombinierten Immun- und Strahlentherapie behandelt wurden.[27] Die weitverbreitete Anwendung der Immuntherapie hat den abskopalen Effekt weitestgehend verändert; war er zuvor eine atypische Erscheinung, kann er jetzt potenziell bei einem Viertel aller Krebspatienten zu positiven Ergebnissen führen.

So merkwürdig, wie dieses Phänomen auf den ersten Blick zu sein scheint, das Krebsparadigma der Evolution kann uns helfen zu verstehen, warum der abskopale Effekt stattfindet. Strahlung beschädigt die DNA der Zellen und verursacht eine Nekrose. Dieser unkontrollierte Zelltod führt dazu, dass sich die Zellbestandteile auf das umliegende Gewebe verteilen – so wie rohe Eier, die auf Asphalt geworfen werden und zerplatzen. Die DNA, die normalerweise im Zellkern enthalten ist, ist plötzlich exponiert, und dieser hochgradig inflammatorische Zustand ruft Immunzellen auf den Plan, die die Unordnung beseitigen wollen. Außerdem ist das Immunsystem darauf ausgelegt, ähnlich aussehende Zellen zu finden und zu zerstören.

Aber Krebszellen sind geschützt, weil sie sich mithilfe von PD-1 und CTLA-4 einen Schafspelz anlegen und keine ausreichende Immunreaktion auslösen. Wenn Patienten Strahlen- und Immuntherapie erhalten, wird das Immunsystem nicht nur aktiviert, sondern speziell dazu angehalten, die entblößten Krebszellen zu töten. Diese Synergie ist für den abskopalen Effekt verantwortlich. Der lokale strahleninduzierte Zellschaden wirkt wie ein Impfstoff; er richtet das aktivierte Immunsystem auf das DNA-Ziel wie eine Lenkrakete. Es ist in diesem Zusammenhang allerdings entscheidend, die richtige Dosis zu verwenden.

Normalerweise wird exponierte DNA von einem Zellenzym namens *TREX1* beseitigt. Dieses Enzym, das nach dem Dinosaurier *Tyrannosaurus Rex* benannt wurde, frisst gierig umherliegende DNA, damit keine weiteren Probleme entstehen. Eine höhere Strahlendosis aktiviert TREX1, welche die freie DNA vernichtet, verhindert die Aktivierung des Immunsystems und verringert den abskopalen Effekt.[28] Eine kleinere Strahlendosis breitet sich mit der Zeit aus (fraktioniert) und bleibt gering genug, um die TREX1-Aktivierung zu vermeiden, könnte für die Erzeugung des abskopalen Effekts aber wirkungsvoller sein.[29]

2019 wurde die erste kleine kontrollierte menschliche Studie über den abskopalen Effekt veröffentlicht.[30] Alle Patienten wurden immuntherapeutisch behandelt und zufällig einer Gruppe zugeordnet, die eine Strahlentherapie erhielt beziehungsweise nicht erhielt. Die Patienten, die bestrahlt wurden, waren in der Lage, ihre objektive Reaktionsrate und durchschnittliche Gesamtüberlebensrate von 7,6 auf 15,9 Monate zu erhöhen. Weil nur wenige Patienten an der Studie teilnahmen, waren diese Ergebnisse statistisch nicht signifikant, sie sind aber dennoch vielversprechend.

Der Unterschied zwischen einem durchschnittlichen Sportler und einem Profisportler, der in die Hall of Fame aufgenommen wird, ist die Fähigkeit des Letzteren, die Leistung seiner Teamkollegen zu verbessern. Die Immuntherapie ist die Zukunft der Krebsmedizin, nicht nur, weil sie für sich genommen effektiv ist, sondern, weil sie die anderen, älteren Behandlungsmethoden unterstützt.

Adaptive Therapie

Das größte Problem konventioneller Krebsbehandlungen ist nicht, dass sie keine Krebszellen töten; dazu sind sie durchaus in der Lage. Das Problem ist, dass Krebs eine Resistenz entwickelt. Chemo-, Strahlen- und Hormontherapie töten Krebszellen, üben aber auch einen natürlichen Selektionsdruck aus, der eine Resistenz begünstigt. Es handelt sich also inhärent um zweischneidige Schwerter, weil sie zwar heilen, aber auch töten können. Das evolutionäre Krebsparadigma führt uns zu einer wichtigen Frage: Ist es überhaupt nötig, Krebs zu vernichten, oder würde es völlig ausreichen, seine Population zu kontrollieren?

1989 begann sich der Krebsforscher Robert Gatenby für die Tumorevolution zu interessieren. Er kam zu der Schlussfolgerung, dass Krebszellen miteinander um Ressourcen kämpfen. Seit den 1920er-Jahren wurden mathematische Modelle verwendet, um zu beschreiben, wie Populationen unter widrigen Bedingungen wachsen. Die Lotka-Volterra-Gleichungen zum Beispiel bilden das Wachstum einer Population von Schneeschuhhasen und Luchsen ab, die die Hasen fressen. Gatenby wandte solche Gleichungen nicht auf Populationen von Hasen, sondern von Krebszellen an[31] und war somit ein Vorreiter auf dem Gebiet der mathematischen Onkologie.

Die Population einer invasiven Spezies wird durch Proliferation, Migration und Evolution beeinflusst; Krebs erfüllt alle diese Kriterien. Schädlinge, die Felder abfressen, vermehren sich schnell, wenn viel Futter verfügbar ist. Pestizide zerstören die Schädlinge, die aber eine Resistenz entwickeln, selbst gegen stärkere Pestizide (zum Beispiel das berüchtigte DDT). Auch Krebszellen entwickeln eine Resistenz gegen die stärksten Chemotherapien. Die erfolgreiche Vernichtung weitverbreiteter Schädlinge ist selten, weil die Pestizide einen natürlichen Selektionsdruck darstellen, der eine Medikamentenresistenz begünstigt. Die resistenten Schädlinge haben weniger Konkurrenten und damit bessere Wachstumsbedingungen.

Nehmen wir an, man besprüht eine Milliarde Heuschrecken mit Pestiziden, um diese Population um 99,9 Prozent zu dezimieren, sodass nur noch eine Million Heuschrecken übrig bleibt. Diese überlebenden Heuschrecken haben jetzt keine Konkurrenten mehr, die ihnen das Futter streitig machen könnten, weshalb sich ihre Population jetzt exponentiell vergrößert. Früher oder später hat man eine Milliarde Heuschrecken, die gegen Pestizide resistent sind. Krebszellen sind genauso. Man kann 99,9 Prozent der Krebszellen durch Chemotherapie töten, aber die überlebenden Zellen haben weniger Konkurrenz und damit mehr Ressourcen, die sie nutzen können, um zu wachsen. Die neue Population von Krebszellen wird dann behandlungsresistent sein.

Normalerweise wird im Rahmen einer Chemotherapie eine maximal tolerierte Dosis (MTD) verabreicht – das heißt, so viel Chemotherapie wie möglich zu geben, ohne den Patienten zu töten. Als Gatenby diese Strategie mathematisch modellierte, entwickelte sich praktisch jedes Mal eine Resistenz, die schließlich zum Scheitern der Behandlung führte.[32]

2014 testete Gatenby eine vielversprechende neue Strategie, die sogenannte *adaptive Therapie*, die auf seiner mathematischen Modellierung beruhte. Wenn die Strategie »Behandlungsziel: Krebszellen töten« bei metastatischem Krebs nicht funktioniert, so seine Logik, könnte vielleicht die Strategie »Behandlungsziel: Krebszellen eindämmen« funktionieren. Statt den Krebs flächendeckend mit einer MTD zu bombardieren, verabreichte er eine selektive Chemotherapie, die nur knapp über einer gewissen

Krebsaktivität lag, und er versuchte damit, den Krebs unter Kontrolle zu halten statt ihn zu vernichten. Als die Ergebnisse der Pilotstudie eintrafen, war das Staunen groß. Die adaptive Therapie – die Verwendung der halben Dosis (oder weniger) eines teuren Chemotherapeutikums – verbesserte die Überlebensrate um 64 Prozent.[33]

Resistente Krebsstämme müssen mehr Ressourcen aufbringen, um ihre Resistenz aufrechtzuerhalten. Ohne das Medikament, das als natürlicher Selektionsdruck wirkt, sind die medikamentenresistenten Stämme im Nachteil, weil sie wertvolle Ressourcen aufwenden müssen, um ein relativ nutzloses Merkmal (nämlich die Medikamentenresistenz) aufrechtzuerhalten. Während diese Ergebnisse noch nicht endgültig sind, zeigen sie, wie innovativ die Forschung sein kann, wenn man neue Krebsparadigmen anwendet. In manchen Fällen fahren wir vielleicht besser damit, den Krebs zu kontrollieren statt ihn zu vernichten. Manchmal erzielt man mit einfachen Korblegern mehr Punkte als mit spektakulären Slam Dunks.

Fazit

Die Immuntherapie, der abskopale Effekt und die adaptive Theorie sind neue Krebsstrategien, die durch das Krebsparadigma 3.0 möglich gemacht wurden. Die Technologie der Immuntherapie ist revolutionär und die Zukunft ist vielversprechend – aber leider noch nicht eingetroffen. Trotz der Zahl der Medikamente, die zwischen 2002 und 2014 zugelassen wurden, beträgt die Verbesserung der Gesamtüberlebensrate bei festen Tumoren gerade einmal 2,1 Monate.[34] Trotzdem gibt es zum ersten Mal seit Jahrzehnten Anlass zum Optimismus.

Die Anwendung der evolutionsbiologischen Lehren auf unser Verständnis von Krebs schürt neue Hoffnungen auf künftige erfolgreiche Behandlungsmethoden. Werden wir im Kampf gegen Krebs endlich eine Wende einleiten können? Das wird sich erst noch zeigen, aber unser neues Wissen über den alten Feind ist ein vielversprechendes Licht am Ende dieses langen, dunklen Tunnels.

NACHWORT

Krebs ist das mit Abstand größte Rätsel der Medizin. Die medizinische Wissenschaft hat viel Zeit damit verbracht, die Ursachen vieler anderer Krankheiten zu ergründen, die uns befallen können. Infektionen werden durch Bakterien, Viren und Pilze verursacht. Arterienverkalkung führt zu Herzerkrankungen, Schlaganfällen und peripherer arterieller Verschlusskrankheit.

Zystische Fibrose ist eine erbliche Stoffwechselstörung. Gicht wird durch zu viel Harnsäure verursacht. Unter den bekannten Krankheiten nimmt Krebs eine Sonderstellung ein. Wodurch wird er verursacht? Warum gibt es ihn? Was zum Teufel ist er überhaupt?

Um ein besseres Verständnis von Krebs zu erlangen, haben wir drei große Paradigmen geschaffen. Krebsparadigma 1.0 betrachtet Krebs als Krankheit des übermäßigen Wachstums. Krebsparadigma 2.0 sieht ihn als eine Krankheit zufälliger genetischer Mutationen, die ein übermäßiges Wachstum verursachen. Beide Paradigmen haben unser Verständnis für die Geschichte von Krebs verbessert, haben aber ihre Defizite. Um das Rätsel der Krebsentstehung zu lüften, ließ Krebsparadigma 3.0 die Anfänge der Menschheit hinter sich und kehrte zu den Ursprüngen des vielzelligen Lebens zurück, um neue Einblicke in diesen faszinierenden Feind zu gewähren.

Der Samen von Krebs liegt in allen Zellen allen vielzelligen Lebens. Krebs ist ein Atavismus, eine Rückbildung zu einem früheren genetischen Regelwerk, das durch den Überlebenskampf einer Zelle entstanden ist (Transformation). Ob der Samen keimt, hängt von der Umwelt ab (dem Boden). Der wichtigste Aspekt der Progression sind die Wachstumspfade des Körpers, die gleichzeitig Nährstoffsensoren sind.

Krankheiten des Wachstums sind Krankheiten des Stoffwechsels. Krankheiten des Stoffwechsels sind Krankheiten des Wachstums. Krebs ist eine Krankheit der Evolution und Ökologie. Während es zweifellos noch viel mehr zu entdecken gibt, stellt dieses neue Paradigma einen gewaltigen Fortschritt dar.

Diese frischen neuen Einblicke in den Krebs bringen frische neue Behandlungsmethoden hervor. Weil wir endlich die Vor- und Nachteile von Früherkennungsprogrammen verstehen, nimmt endlich die Zahl der Krebserkrankungen und Krebstode ab. Indem wir ihrer Ambivalenz Rechnung tragen, schärfen wir unsere Waffen der zellulären Massenvernichtung. Vielleicht müssen wir Krebszellen nicht immer vernichten. Wir entwickeln neue systemische Immuntherapien, die die Krebszellen aufspüren und mit extremer Härte töten, wo auch immer sie sich verstecken mögen.

Aber es ist ein großes neues Hindernis aufgetreten: Die zunehmende Adipositas-Krise hat die Rate der durch Adipositas begünstigten Krebserkrankungen erhöht, unter anderem Brust- und Darmkrebs. Während die Fallzahlen bei den meisten Krebsarten allmählich sinken, nimmt die Prävalenz dieser beiden Krebsarten zu. Aber es gibt trotzdem Grund zum Optimismus. Eine gesunde Ernährung ist unsere stärkste Waffe gegen Krebsarten, die durch Adipositas begünstigt werden. Indem wir unsere Ernährung verändern, können wir dazu beitragen, die Bedrohung zu verringern. Das verleiht uns ein Stück Macht, denn unsere Ernährung haben wir selbst in der Hand.

Eine neue Hoffnung

Als sich die Wissenschaftler und Forscher langsam ihren Weg durch jedes Paradigma bahnten, stand die Krebsmedizin jahrzehntelang praktisch still. Aber ich blicke hoffnungsvoll in die Zukunft, weil unser neues Verständnis den Fortschritt auf eine Weise voranbringen kann, die zuvor nicht vorstellbar schien. Krebs ist eine Krankheit, die in der Medizin einmalig ist. Die Geschichte von Krebs ist fantastischer als jeder Science-Fiction-Film und es bedurfte der unkonventionellen Denkweise eines Astrobiologen, um uns auf die richtige Spur zu bringen.

Indem wir ein neues Paradigma der Krebsmedizin erkannt haben, haben wir zum ersten Mal seit Jahrzehnten eine Chance, echte Fortschritte in unserem jahrzehntelangen Krieg gegen den Krebs zu erzielen. Es keimt eine neue Hoffnung auf. Eine neue Ära bricht an.

All jenen, deren Leben durch den Krebs verändert wurde, Forschern und Ärzten wie auch Patienten und ihren Familien, wünsche ich, dass dieses Buch helfen konnte, Licht ins Dunkel zu bringen und dieses größte Rätsel der Medizin ein wenig begreifbarer zu machen.

QUELLEN

TEIL I

1 – GRABENKRIEG

1 Centers for Disease Control and Prevention (2019): Adult Obesity Prevalence Maps, aktualisiert am 29. Oktober 2019, https://www.cdc.gov/obesity/data/prevalence-maps.html

2 Robert Koch-Institut (2014): Übergewicht und Adipositas, Studie DEGS1, Erhebung 2008–2011, https://www.rki.de/DE/Content/Gesundheitsmonitoring/Themen/Uebergewicht_Adipositas/Uebergewicht_Adipositas_node.html

3 Deutsche Diabetes Gesellschaft (DDG) und diabetesDE – Deutsche Diabetes-Hilfe (2021): Deutscher Gesundheitsbericht Diabetes 2021 – Die Bestandsaufnahme, https://www.deutsche-diabetes-gesellschaft.de/politik/veroeffentlichungen/gesundheitsbericht

4 Frankel, Max (1981): Protracted War on Cancer. New York Times, https://www.nytimes.com/1981/06/12/opinion/protracted-war-on-cancer.html.

5 Bailar III, J. C. und Smith, E. M. (1986): Progress Against Cancer?. New England Journal of Medicine 314, Nr. 19, S. 1226–1232

6 Lerner, Barron H. (2017): John Bailar's Righteous Attack on the »War on Cancer«. Slate, https://slate.com/technology/2017/01/john-bailar-reminded-us-of-the-value-of-evidence.html

7 Leaf, Clifton (2013): The Truth in Small Doses, New York: Simon & Schuster, S.25.

8 Bailar, J. C. III und Gornik, H. L. (1997): Cancer Undefeated. New England Journal of Medicine 336, Nr. 22, S. 1569–1574

9 Kolata, Gina (2009): Advances Elusive in the Drive to Cure Cancer. New York Times, https://www.nytimes.com/2009/04/24/health/policy/24cancer.html

10 Nazaryan, Alexander (2013): World War Cancer. New Yorker, https://www.newyorker.com/tech/annals-of-technology/world-war-cancer

11 Watson, James D. (2009): To Fight Cancer, Know the Enemy., New York Times, https://www.nytimes.com/2009/08/06/opinion/06watson.html

12 Süddeutsche Zeitung (2016): Wie viele Menschen Krebs bedroht, https://www.sueddeutsche.de/gesundheit/bericht-des-robert-koch-instituts-fast-doppelt-so-viele-krebs-neuerkrankungen-wie-1970-1.3271467

13 Chan, David (2013): Where Do the Millions of Cancer Research Dollars Go Every Year?. Slate, https://slate.com/human-interest/2013/02/where-do-the-millions-of-cancer-research-dollars-go-every-year.html

14 Johnson, J. R. et al. (2003): End Points and United States Food and Drug Administration Approval of Oncology Drugs. Journal of Clinical Oncology 21, Nr. 7, S. 1404–1411

2 – KREBS IN DER GESCHICHTE

1 Mukherjee, Siddhartha (2010): The Emperor of All Maladies. Simon & Schuster, S. 6
2 CBC (2012): Anesthesia Death Rates Improve over 50 Years, https://www.cbc.ca/news/health/anesthesia-death-rates-improve-over-50-years-1.1200837
3 Grubbe, E. H. (1933): Priority in the Therapeutic Use of X-rays. Radiology 21, S. 156–162
4 Cleaves, M. A. (1903): Radium: With a Preliminary Note on Radium Rays in the Treatment of Cancer. Medical Record 64, S. 601–606
5 Krumbhaar, E. B. (1919): Role of the Blood and the Bone Marrow in Certain Forms of Gas Poisoning: I. Peripheral Blood Changes and Their Significance. JAMA, 72, S. 39–
6 Berenblum, I. et al. (1929): The Modifying Influence of Dichloroethyl Sulphide on the Induction of Tumours in Mice by Tar. Journal of Pathology and Bacteriology 32, S. 424–434
7 Hazell, Sarah (2014): Mustard Gas—from the Great War to Frontline Chemotherapy. Cancer Research UK, https://scienceblog.cancerresearchuk.org/2014/08/27/mustard-gas-from-the-great-war-to-frontline-chemotherapy/
8 Papac, R. J. (2001): Origins of Cancer Therapy. Yale Journal of Biology and Medicine 74, S. 391–398
9 Farber, S. et al. (1948): Temporary Remissions in Acute Leukemia in Children Produced by Folic Acid Antagonist, 4-aminopteroyl-glutamic Acid (Aminopterin). New England Journal of Medicine 238, S. 787–793
10 Li, M. C.; Hertz, R. und Bergenstal, D. M. (1958): Therapy of Choriocarcinoma and Related Trophoblastic Tumors with Folic Acid and Purine Antagonists, New England Journal of Medicine 259, S. 66–74
11 Freireich, E. J.; Karon. M. und Frei III, E. (1964): Quadruple Combination Therapy (VAMP) for Acute Lymphocytic Leukemia of Childhood. Proceedings of the American Association for Cancer Research 5, S. 20
12 DeVita, V. T.; Serpick, A. A. und Carbone, P. P. (1970): Combination Chemotherapy in the Treatment of Advanced Hodgkin's Disease. Annals of Internal Medicine 73 S. 881–895

3 – WAS IST KREBS?

1 Darwin Correspondence Project (1857): Brief von Charles Darwin an J. D. Hooker, DCP-LETT-2130, https://www.darwinproject.ac.uk/letter/?docId=letters/DCP-LETT-2130.xml
2 Hanahan, D. und Weinberg, R. A. (2000): The Hallmarks of Cancer. Cell 100, Nr. 1, S. 57–70
3 Hanahan, D. und Weinberg, R. A. (2011): Hallmarks of Cancer: The Next Generation. Cell 144, Nr. 5, S. 646-74, doi: 10.1016/j.cell.2011.02.013
4 Renehan, G. et al. (2001): What Is Apoptosis, and Why Is It important?. BMJ 322, S. 1536–1538

5 Kerr, J. F.; Wyllie, A. H. und Currie, A. R. (1972): Apoptosis: A Basic Biological Phenomenon with Wide-Ranging Implications in Tissue Kinetics. British Journal of Cancer 26, Nr. 4, S. 239–257

6 Shay, J. W. et al. (2000): Hayflick, His Limit, and Cellular Ageing. Nature Reviews Molecular Cell Biology 1, Nr. 1, S. 72-76, doi: 10.1038/35036093

7 Watts, G. (2011): Leonard Hayflick and the Limits of Ageing. Lancet 377, Nr. 9783,S. 2075, doi: 10.1016/S0140-6736(11)60908-2

8 McKie, Robin (2010): Henrietta Lacks's Cells Were Priceless, but Her Family Can't Afford a Hospital. Guardian, https://www.theguardian.com/world/2010/apr/04/henrietta-lacks-cancer-cells

9 Warburg, O.; Wind, F. und Negelein E. J. (1927): The Metabolism of Tumors in the Body. General Physiology 8, Nr. 6, S. 519–530

4 – KARZINOGENE

1 Mayo Clinic (2018): Cancer, https://www.mayoclinic.org/diseases-conditions/cancer/symptoms-causes/syc-20370588

2 Redmond, D. E. (1970): Tobacco and Cancer: The First Clinical Report, 1761. New England Journal of Medicine 282, Nr. 1, S. 18–23

3 Brown, J. R. und Thornton, J. L. (1957): Percivall Pott (1714-1788) and Chimney Sweepers' Cancer of the Scrotu. British Journal of Industrial Medicine 14, Nr. 1, S. 68–70

4 King, Daniel: History of Asbestos. Asbestos.com, https://www.asbestos.com/asbestos/history/

5 Lynch, K. M. und Smith, W. A. (1935): Pulmonary Asbestosis III: Carcinoma of the Lung in Asbesto-silicosis. American Journal of Cancer 24, S. 56–64

6 Casteman, B. I. (1991): Asbestos and Cancer: History and Public Policy. British Journal of Industrial Medicine 48, S. 427–432

7 McDonald, J. C. und McDonald, A. D. (1991): Epidemiology of Mesothelioma. Mineral Fibers and Health, Boca Raton, FL: CRC Press

8 Albin, M. et al. (1999): Asbestos and Cancer: An Overview of Current Trends in Europe. Environmental Health Perspectives 107, Suppl. 2, S. 289-98, https://ehp.niehs.nih.gov/doi/10.1289/ehp.99107s2289

9 LaDou, J. (2004): The Asbestos Cancer Epidemic. Journal of Environmental Health Perspectives 112, Nr. 3, S. 285–290

10 International Agency for Research on Cancer (2020): Agents Classified by the IARC Monographs, Volumes 1-127, https://monographs.iarc.fr/agents-classified-by-the-iarc/

11 Shah, D. J. et al. (2012): Radiation-induced Cancer: A Modern View. British Journal of Radiology 85, Nr. 1020, S. e1166-73

12 Ozasa, K. et al. (2012): Studies of the Mortality of Atomic Bomb Survivors: Report 14, 1950-2003: An Overview of Cancer and Noncancer Diseases. Radiation Research 177, S. 229–243

13 Kerr, J. F. et al. (1972): Apoptosis: A Basic Biological Phenomenon with Wide-Ranging Implications in Tissue Kinetics. British Journal of Cancer 26, S. 239–257

5 – KREBS GEHT VIRAL

1 Burkitt, D. A. (1958): Sarcoma Involving the Jaws in African Children. British Journal of Surgery 46, S. 218-23, doi: 10.1002/bjs.18004619704

2 Magrath, I. (2009): Denis Burkitt and the African Lymphoma. Ecancermedicalscience 3, Nr. 159, S. 159, doi: 10.3332ecancer..159

3 Epstein, M. A.; Achongv B. G. und Barr, Y. M. (1964): Virus Particles in Cultured Lymphoblasts from Burkitt's Lymphoma. Lancet 1, S. 702–703, doi: 10.1016/S0140-6736(64)91524-7

4 Pagano, J. S. et al. (2004): Infectious Agents and Cancer: Criteria for a Causal Relation. Seminars in Cancer Biology 14, S. 453–471

5 Burkitt, D. P. (1969): Etiology of Burkitt's Lymphoma: An Alternative Hypothesis to a Vectored Virus. Journal of the National Cancer Institute 42, S. 19–28

6 Magrath: Dennis Burkitt and the African Lymphoma

7 Chua, M. L. K. et al. (2016): Nasopharyngeal Carcinoma, Lancet 387, Nr. 10022, S. 1012–1024

8 Petersson, F. (2015): Nasopharyngeal Carcinoma: A Review. Seminars in Diagnostic Pathology 32, Nr. 1, S. 54–73.

9 Chang, E. und Adami, H.-O. (2006): The Enigmatic Epidemiology of Nasopharyngeal Carcinoma. Cancer Epidemiol, Biomarkers and Prevention 15, S. 1765–1777

10 Wade, Nicholas (1971): Special Virus Cancer Program: Travails of a Biological Moon Shot. Science 174, S. 1306–1311

11 Schmeck Jr., Harold M. (1974): National Cancer Institute Reorganizing 10-Year-Old Viral Research Program. New York Times, 19. Juni 1974, https://www.nytimes.com/1974/06/19/archives/national-cancer-institute-reorganizing-10yearold-viral-research.html

12 Block ,T. M. et al. (2016): A Historical Perspective on the Discovery and Elucidation of the Hepatitis B Virus. Antiviral Research 131, S. 109-23, doi: 10.1016/j.antiviral.2016.04.012

13 Beasley, R. P. et al. (1981): Hepatocellular Carcinoma and Hepatitis B Virus: A Prospective Study of 22 707 Men in Taiwan. Lancet 8256, S. 1129–1133

14 Vedham, V. et al. (2015): Early-Life Exposures to Infectious Agents and Later Cancer Development. Cancer Medicine 4, Nr. 12, S. 1908–1922

15 Alter, H. J. et al. (1972): Posttransfusion Hepatitis After Exclusion of Commercial and Hepatitis-B Antigen-Positive Donors. Annals of Internal Medicine 77, Nr. 5, S. 691–699

16 Chustecka, Zosia (2008): Nobel-Winning Discovery of HPV-Cervical Cancer Link Already Having an Impact on Medicine. Medscape Medical News, http://www.vch.ca/Documents/public-health-nobel-winning-hpv.pdf

17 Walboomers, J. M. et al. (1999): Human Papillomavirus Is a Necessary Cause of Invasive Cervical Cancer Worldwide. Journal of Pathology 189, Nr. 1, S. 12–19
18 Torre, L. et al. (2012): Global Cancer Statistics. CA: A Cancer Journal for Clinicians 65, S. 87–108
19 Robert Koch-Institut (2018): RKI-Ratgeber Humane Papillomviren, https://www.rki.de/DE/Content/Infekt/EpidBull/Merkblaetter/Ratgeber_HPV.html;jsessionid=8E72DB925D4882496A242BFF6C26454A.internet101#doc11064408bodyText3
20 Arbyn, M. et al. (2018): Prophylactic Vaccination Against Human Papillomaviruses to Prevent Cervical Cancer and Its Precursors. Cochrane Database of Systematic Reviews 5, Article Nr. CD009069, doi: 10.1002/14651858.CD009069.pub3.
21 Crew, K. D. und Neugut, A. I. (2006): Epidemiology of Gastric Cancer. World Journal of Gastroenterology 12, Nr. 3, S. 354–362
22 ONKO-Internetportal (2020): Magenkrebs: Definition und Häufigkeit, https://www.krebsgesellschaft.de/onko-internetportal/basis-informationen-krebs/krebsarten/magenkrebs-definition-und-haeufigkeit.html
23 Linz, B. et al. (2007): An African Origin for the Intimate Association between Humans and Helicobacter pylori. Nature 445, S. 915–918
24 Weintraub, Pamela (2010): The Doctor Who Drank Infectious Broth, Gave Himself an Ulcer, and Solved a Medical Mystery. Discover, http://discovermagazine.com/2010/mar/07-dr-drank-broth-gave-ulcer-solved-medical-mystery
25 Suerbaum, S. und Michetti, P. (2002): Helicobacter pylori Infection. New England Journal of Medicine 347, S. 1175–1186
26 Youn, H. S. et al. (1996): Pathogenesis and Prevention of Stomach Cancer. Journal of Korean Medical Science 11, S. 373–385
27 Nomura, A. M.; Stemmermann, G. N. und Chyou, P. H. (1995): Gastric Cancer among the Japanese in Hawaii. Japanese Journal of Cancer Research 86, S. 916–923
28 Parkin, D. M. et al. (2005): Global Cancer Statistics, 2002. CA: A Cancer Journal for Clinicians 55, S. 74–108
29 Mera, R. et al. (2005): Long-term Follow-up of Patients Treated for Helicobacter pylori Infection, Gut 54, S. 1536–1540
30 Stolteb M. E. et al. (2002): Helicobacter and Gastric MALT Lymphoma. Gut 50, Suppl. 3, S. III19–III24
31 Peek Jr., R. M. und Crabtree, J. E. (2006): Helicobacter Infection and Gastric Neoplasia, Journal of Pathology 208, S. 233–248
32 Parkin, D. (2006): The Global Health Burden of Infection-associated Cancers in the Year 2002. International Journal of Cancer 118, S. 3030–3044

TEIL II

6 – DIE SOMATISCHE MUTATIONSTHEORIE

1 Gayon, J. (2016): From Mendel to Epigenetics: History of Genetics. Comptes Rendus Biologies 339, S. 225–230

2 Boveri, T. (1902): Über mehrpolige Mitosen als Mittel zur Analyse des Zellkerns. Verh. D. Phys. Med. Ges. Würzburg N. F. 35, S. 67–90

3 Balmain, A. (2001): Cancer Genetics: From Boveri and Mendel to Microarrays. Nature Reviews 1, S. 77–82

4 K. Bister (2015): Discovery of Oncogenes: The Advent of Molecular Cancer Research. PNAS 112, Nr. 50, S. 15259–15260

5 Chin, L. et al. (1999): P53 Deficiency Rescues the Adverse Effects of Telomere Loss and Cooperates with Telomere Dysfunction to Accelerate Carcinogenesis. Cell 97, S. 527–538

6 Known and Probable Human Carcinogens American Cancer Society, last updated August 14, 2019, https://www.cancer.org/cancer/cancer-causes/general-info/known-and-probable-human-carcinogens.html

7 A. Balmain und I. B. Pragnell (1983): Mouse Skin Carcinomas Induced in vivo by Chemical Carcinogens Have a Transforming Harvey-ras Oncogene. Nature 303, S. 72–74

8 NIH National Cancer Institute (2015): Age and Cancer Risk, https://www.cancer.gov/about-cancer/causes-prevention/risk/age

9 Nowell, P. und Hungerford, D. (1960): A Minute Chromosome in Human Chronic Granulocytic Leukemia. Abstract., Science 132, S. 1497.

10 Anmerkung der Redaktion: Dies bezeichnet die Anwendung eines noch nicht zugelassenen Medikaments bei Patienten mit sehr schwerwiegenden Krankheitsverläufen.

11 Romond, E. H. et al. (2005): Trastuzumab Plus Adjuvant Chemotherapy for Operable HER2 Positive Breast Cancer. New England Journal of Medicine 353, S. 1673–1684

7 – KREBS UND DAS BETT DES PROKRUSTES

1 Lichtenstein, P. (2000): Environmental and Heritable Factors in the Causation of Cancer. New England Journal of Medicine 343, S. 78–85

2 King, M. C.; Marks, J. H. und Mandell, J. B. (2003): Breast and Ovarian Cancer Risks Due to Inherited Mutations in BRCA1 and BRCA2. Science 302, Nr. 5645, S. 643-46.

3 Mucci, L. A. et al. (2006): Familial Risk and Heritability of Cancer among Twins in Nordic Countries. JAMA 315, Nr. 1, S. 68–76

4 David, A. R. und Zimmerman, M. R. (2010): Cancer: An Old Disease, a New Disease or Something in Between?. Nature Reviews Cancer 10, S. 728733

5 Hampton, James W. (1992): Cancer Prevention and Control in American Indians/Alaska Natives. American Indian Culture and Research Journal 16, Nr. 3, S. 41– 49

6 Sievers, M. L. und Fisher, J. R. (1983): Cancer in North American Indians: Environment versus Heredity. American Journal of Public Health 73, S. 485-87; Young, T. K. und Frank, J. W. (1983): Cancer Surveillance in a Remote Indian Population in Northwestern Ontario. American Journal of Public Health 73, S. 515–520

7 Rabinowitch,I. M. (1936): Clinical and Other Observations on Canadian Eskimos in the Western Arctic. Canadian Medical Association Journal 34, S. 487

8 Schafer, O. et al. (1975): The Changing Pattern of Neoplastic Disease in Canadian Eskimos. Canadian Medical Association Journal 112, S. 1399–1404

9 Fellows, F. S. (1934): Mortality in the Native Races of the Territory of Alaska, with Special Reference to Tuberculosis. Public Health Reports (1896-1970) 49, Nr. 9, S. 289–298

10 Friborg, J. T. und Melbye, M. (2008): Cancer Patterns in Inuit Populations. Lancet Oncology 9, Nr. 9, S. 892–900

11 Ziegler, R. G. et al. (1993): Migration Patterns and Breast Cancer Risk in Asian-American Women. Journal of the National Cancer Institute 85, Nr. 22, S. 1819–1827

12 Peto, J. (2001): Cancer Epidemiology in the Last Century and the Next Decade. Nature 411, Nr. 6835, S. 390–395

13 Pollack, Andrew (2005): Huge Genome Project Is Proposed to Fight Cancer. New York Times, https://www.nytimes.com/2005/03/28/health/huge-genome-project-is-proposed-to-fight-cancer.html

14 ebd.

15 Miklos, G. L. G. (2005): The Human Cancer Genome Project—One More Misstep in the War on Cancer. Nature Biotechnology 23, S. 535–537

16 NIH National Cancer Institute (2018): NIH Completes In-depth Genomic Analysis of 33 Cancer Types. https://www.cancer.gov/news-events/press-releases/2018/tcga-pancancer-atlas

17 Sjöblom, T. et al. (2006): The Consensus Coding Sequences of Human Breast and Colorectal Cancers. Science 314, Nr. 5797, S. 268–274

18 Ledford, Heidi (2015): End of Cancer-Genome Project Prompts Rethink. Nature Magazine, https://www.scientificamerican.com/article/end-of-cancer-genome-project-prompts-rethink/

19 Wood, L. D. et al. (2007): The Genomic Landscapes of Human Breast and Colorectal Cancers. Science 318, Nr. 5853, S. 1108–1113

20 Yachida. S. et al. (2010): Distant Metastasis Occurs Late During the Genetic Evolution of Pancreatic Cancer. Nature 467, Nr. 7319, S. 1114–1117

21 Vogelstein, Bert et al. (2013): Cancer Genome Landscapes. Science 339, Nr. 6127, S. 1546–1558, doi: 10.1126/science.1235122

22 Pereira, B. et al. (2016): The Somatic Mutation Profiles of 2,433 Breast Cancers Refines Their Genomic and Transcriptomic Landscapes. Nature Communications 10, Nr. 7, S. 11479, doi: 10.1038/ncomms11479

23 Greenman, C. et al. (2007): Patterns of Somatic Mutation in Human Cancer Genomes. Nature 446, Nr. 7132, S. 153–158

24 Vogelstein, Bert et al. (2013): Cancer Genome Landscapes. Science 339, Nr. 6127, S. 1546–1558, doi: 10.1126/science.1235122

25 Yachida et al.: Distant Metastasis Occurs Late During the Genetic Evolution of Pancreatic Cancer. S. 1114–1117

26 Loeb, L. A. et al. (2001): A Mutator Phenotype in Cancer. Cancer Research 61, Nr. 8, S. 3230–3239

8 – DAS NENNER-PROBLEM

1 Humpherys, D. et al. (2002): Abnormal Gene Expression in Cloned Mice Derived from Embryonic Stem Cell and Cumulus Cell Nuclei. Proceedings of the National Academy of Sciences 99, Nr. 20, S. 12889–12894

2 Jacobs, K. B. et al. (2012): Detectable Clonal Mosaicism and Its Relationship to Aging and Cancer. Nature Genetics 44, Nr. 6, S. 651–658

3 Zimmer, Carl (2018): Researchers Explore a Cancer Paradox. New York Times, https://www.nytimes.com/2018/10/18/science/cancer-genetic-mutations.html

4 Martincorena, I. et al. (2018): Somatic Mutant Clones Colonize the Human Esophagus with Age. Science 362, Nr. 6417, S. 911-17, doi: 10.1126/science.aau3879

5 Renehan, A. G. et al. (2000): The Prevalence and Characteristics of Colorectal Neoplasia in Acromegaly. Journal of Clinical Endocrinology and Metabolism 85, Nr. 9, S. 3417–3424

6 Sheldon, C. A. et al. (1980): Incidental Carcinoma of the Prostate: A Review of the Literature and Critical Reappraisal of Classification. Journal of Urology 124, Nr. 5, S. 626–631

7 Hahn, W. C. und Weinberg, R. A. (2002): Mechanisms of Disease: Rules for Making Human Tumor Cells. New England Journal of Medicine 347, S. 1593–1603

8 Sjoblom, T. et al. (2006): The Consensus Coding Sequences of Human Breast and Colorectal Cancers. Science 314, S. 268–274

9 Stoler, D. L. et al. (1999): The Onset and Extent of Genomic Instability in Sporadic Colorectal Tumor Progression. Proceedings of the National Academy of Sciences 96, Nr. 26, S. 15121–151226

9 – EINE FALSCHE MORGENDÄMMERUNG

1 Bower, H. et al. (2016): Life Expectancy of Patients with Chronic Myeloid Leukemia Approaches the Life Expectancy of the General Population. Journal of Clinical Oncology 34, Nr. 24, S. 2851-57, doi: 10.1200/JCO.2015.66.2866

2 Elliott, J. et al. (2020): ALK Inhibitors for Non-Small Cell Lung Cancer: A Systematic Review and Network Meta-analysis. PLoS One 19, Nr. 15, e0229179, doi: 10.1371/journal.pone.0229179

3 GoodRx.com: Crizotinib. https://www.goodrx.com/crizotinib

4 Hyman, D. M. et al. (2017): Implementing Genome-driven Oncology. Cell 168, Nr. 4, S. 584–599

5 Ornstein, Charles und Thomas, Katie (2018): Top Cancer Researcher Fails to Disclose Corporate Financial Ties in Major Research Journals. New York Times, https://www.nytimes.com/2018/09/08/health/jose-baselga-cancer-memorial-sloan-kettering.html

6 Tannock, I. F. und Hickman, J. A. (2016): Limits to Personalized Cancer Medicine. New England Journal of Medicine 375, S. 1289–1294

7 Prasad, V. (2016): Perspective: The Precision Oncology Illusion. Nature 537, S. 63

8 Meric-Bernstam, F. et al. (2015): Feasibility of Large-Scale Genomic Testing to Facili-

tate Enrollment onto Genomically Matched Clinical Trials. Journal of Clinical Oncology 33, Nr. 25, S. 2753–2765

9 Flaherty, K. T. et al.: NCI-Molecular Analysis for Therapy Choice. Interim Analysis Results. https://www.allianceforclinicaltrialsinoncology.org/main/cmsfile?cmsPath=/Public/Annual%20Meeting/files/CommunityOncology-NCI-Molecular%20Analysis.pdf

10 Marquart, J.; Chen, E. Y. und Prasad, V. (2018): Estimation of the Percentage of US Patients with Cancer Who Benefit from Genome-driven Oncology. JAMA Oncology 4, Nr. 8, S. 1093–1098

11 Anmerkung der Redaktion: Extrasystolen sind zusätzliche Schläge zum normalen Herzrhythmus, also Herzrhythmusstörungen.

12 Echt, D. S. et al. (1991): Mortality and Morbidity in Patients Receiving Encainide, Flecanide, or Placebo: The Cardiac Arrhythmia Suppression Trial. New England Journal of Medicine 324, S. 781–788

13 Booth, C. M. und Eisenhauer, E. A. (2012): Progression-free Survival: Meaningful or Simply Measurable?. Journal of Clinical Oncology 30, S. 1030–1033

14 Prasad, V. et al. (2019): A Systematic Review of Trial-Level Meta-Analyses Measuring the Strength of Association between Surrogate End-Points and Overall Survival in Oncology. European Journal of Cancer 106, S. 196-211, doi: 10.1016/j.ejca.2018.11.012; Prasad et al. (2015): The Strength of Association between Surrogate End Points and Survival in Oncology: A Systematic Review of Trial-Level Meta-analyses. JAMA Internal Medicine 175, Nr. 8, S. 1389-98, doi: 10.1001/jamainternmed. 2015.2829

15 Kemp, R. und Prasad, V. (2017): Surrogate Endpoints in Oncology: When Are They Acceptable for Regulatory and Clinical Decisions, and Are They Currently Overused?. BMC Medicine 15, Nr. 1, S. 134

16 Puthumana, J. et al. (2018): Clinical Trial Evidence Supporting FDA Approval of Drugs Granted Breakthrough Therapy Designation. JAMA 320, Nr. 3, S. 301–303

17 Chen, E. Y. et al. (2019): An Overview of Cancer Drugs Approved by the US Food and Drug Administration Based on the Surrogate End Point of Response Rate. JAMA Internal Medicine, doi: 10.1001/jamainternmed.2019.0583

18 Gyawali, B. et al. (2019): Assessment of the Clinical Benefit of Cancer Drugs Receiving Accelerated Approval. JAMA Internal Medicine, doi: 10.1001/jamainternmed.2019.0462

19 Miller, K. et al. (2007): Paclitaxel plus Bevacizumab versus Paclitaxel Alone for Metastatic Breast Cancer. New England Journal of Medicine 357, S. 2666–2676

20 D'Agostino Sr., R. B. (2011): Changing End Points in Breast-Cancer Drug Approval: The Avastin Story. New England Journal of Medicine 365, Nr. 2, e2

21 Nelson, Roxanne (2012): FDA Approves Everolimus for Advanced Breast Cancer. Medscape, https://www.medscape.com/viewarticle/767862

22 Piccart, M. et al. (2014): Everolimus plus Exemestane for Hormone-Receptor-Positive, Human Epidermal Growth Factor Receptor-2-Negative Advanced Breast Cancer: Overall Survival Results from BOLERO-2. Annals of Oncology 25, Nr. 12, S. 2357–2362

23 Prasad, V. et al.: The Strength of Association between Surrogate End Points and Survival in Oncology

24 Prasad, V. und Mailankody,S. (2017): Research and Development Spending to Bring a Single Cancer Drug to Market and Revenues after Approval. JAMA Internal Medicine 177, Nr. 11 (2017): 1569-75, doi: 10.1001/jamainternmed.2017.3601

25 E. Y. Chen et al., Estimation of Study Time Reduction Using Surrogate End Points Rather than Overall Survival in Oncology Clinical Trials. JAMA Internal Medicine 179, Nr. 5, doi: 10.1001/jamainternmed.2018.8351

26 Fojo, T. et al. (2014): Unintended Consequences of Expensive Cancer Therapeutics – The Pursuit of Marginal Indications and a Me-Too Mentality that Stifles Innovation and Creativity: The John Conley Lecture. JAMA Otolaryngology Head and Neck Surgery 140, Nr. 12, S. 1225–1236, doi: 10.1001/jamaoto.2014.1570

27 Tayapongsak, D. K. et al. (2017): Use of Word 'Unprecedented' in the Media Coverage of Cancer Drugs: Do 'Unprecedented' Drugs Live Up to the Hype?. Journal of Cancer Policy 14, S. 16–20

28 Abola, M. V. und Prasad, V. (2016): The Use of Superlatives in Cancer Research. JAMA Oncology 2, Nr. 1, S. 139–141

29 Rupp, T. und Zuckerman, D. (2017): Quality of Life, Overall Survival, and Costs of Cancer Drugs Approved Based on Surrogate Endpoints. JAMA Internal Medicine 177, Nr. 2, S. 276–277, doi: 10.1001/jamainternmed.2016.7761

30 Johnson, Carolyn Y. (2016): This Drug Is Defying a Rare Form of Leukemia—and It Keeps Getting Pricier. Washington Post, 9. März 2016, https://www.washingtonpost.com/business/this-drug-is-defying-a-rare-form-of-leukemia-and-it-keeps-getting-pricier/2016/03/09/4fff8102-c571-11e5-a4aa-f25866ba0dc6_story.html

31 Prasad und Mailankody: Research and Development Spending to Bring a Single Cancer Drug to Market and Revenues After Approval. S. 1569–1575

32 Gordon, N. et al. (2018): Trajectories of Injectable Cancer Drug Costs After Launch in the United States. Journal of Clinical Oncology 36, Nr. 4, S. 319–325, doi: 10.1200/JCO.2016.72.2124

33 Prasad, De Jesus, V. K. und Mailankody, S. (2017): The High Price of Anticancer Drugs: Origins, Implications and Barriers, Solutions. Nature Reviews Clinical Oncology 14, Nr. 6, S. 381–390

34 https://www.igeahub.com/2018/05/28/10-best-selling-drugs-2018-oncology/.

35 Philippidis, Alex (2018): The Top 15 Best-Selling Drugs of 2017. GEN, 12. März 2018, https://www.genengnews.com/the-lists/the-top-15-best-selling-drugs-of-2017/77901068

36 Singhal, S. et al. (1999): Antitumor Activity of Thalidomide in Refractory Multiple Myeloma. New England Journal of Medicine 341, Nr. 21, S. 1565–1571

37 Anand, Geeta (2004): How Drug's Rebirth as Treatment for Cancer Fueled Price Rises. Wall Street Journal, 15. November 2004, https://www.wsj.com/articles/SB110047032850873523

38 Kantarjian, Hagop et al. (2014): High Cancer Drug Prices in the United States: Reasons and Proposed Solutions. Journal of Oncology Practice 10, Nr. 4, e208-e211

39 Neumann, P. J. et al. (2014): Updating Cost-effectiveness: The Curious Resilience of the $50,000-per-QALY Threshold. New England Journal of Medicine 371, Nr. 9, S. 28796–28797, doi: 10.1056/NEJMp1405158

40 Centers for Disease Control and Prevention (2017): Part V: Cost-Effectiveness Analysis. Five-Part Webcast on Economic Evaluation, 26. April 2017, https://www.cdc.gov/dhdsp/programs/spha/economic_evaluation/docs/podcast_v.pdf

41 Goldstein, D. A. (2015): Cost-effectiveness Analysis of Regorafenib for Metastatic Colorectal Cancer. Journal of Clinical Oncology 33, Nr. 32, S. 3727–3732, doi: 10.1200/JCO.2015.61.9569

42 Mailankody, S. und Prasad, V. (2015): Five Years of Cancer Drug Approvals: Innovation, Efficacy, and Costs. JAMA Oncology 1, Nr. 4, S. 539–540

43 Konish, Lorie (2019): This Is the Real Reason Most Americans File for Bankruptcy. CNBC, 11. Februar 2019, https://www.cnbc.com/2019/02/11/this-is-the-real-reason-most-americans-file-for-bankruptcy.html

TEIL III

10 – DER SAMEN UN DER BODEN

1 Paget, S. (1889): The Distribution of Secondary Growths in Cancer of the Breast. Lancet 1, S. 99–101

2 Esteller, M. (2007): Cancer Epigenomics: DNA Methylomes and Histone-Modification Maps. Nature Reviews Genetics 8, Nr. 4, S. 286–298

3 Rush, L. J. C. et al. (2001): Novel Methylation Targets in De Novo Acute Myeloid Leukemia with Prevalence of Chromosome 11 Loci. Blood 97, Nr. 10, S. 3226–3233, doi: 10.1182/blood.V97.10.3226

4 Beggs, A. D. et al. (2013): Whole-genome Methylation Analysis of Benign and Malignant Colorectal Tumours. Journal of Pathology 229, Nr. 5, S. 697–704, doi: 10.1002/path.4132

5 Martincorena, I. et al. (2018): Somatic Mutant Clones Colonize the Human Esophagus with Age. Science, eaau3879, doi: 10.1126/science.aau3879

6 Levine, Alaina G. (2010): NIH Recruits Physicists to Battle Cancer. APS Physics, https://www.aps.org/publications/apsnews/201003/nih.cfm

7 Weinberg, R. A. (2014): Coming Full Circle: From Endless Complexity to Simplicity and Back Again. Cell 157, Nr. 1, S. 267–271, doi: 10.1016/j.cell.2014.03.004

8 Davies, Paula (2011): Cancer: The Beat of an Ancient Drum?. Guardian, https://www.theguardian.com/commentisfree/2011/apr/25/cancer-evolution-ancient-toolkit-genes

9 Wapner, Jessica (2017): A New Theory on Cancer: What We Know about How It Starts Could All Be Wrong. Newsweek, 17. Juli 2017, https://www.newsweek.com/2017/07/28/cancer-evolution-cells-637632.html

10 ebd.

11 – DIE URSPRÜNGE DES LEBENS UND DIE URSPRÜNGE VON KREBS

1 Marshall, Michael (2009): Timeline: The Evolution of Life. New Scientist, https://www.newscientist.com/article/dn17453-timeline-the-evolution-of-life

2 Cecco, Leyland (2018): Rising Fame: Experts Herald Canadian Woman's 120-year-old Sourdough Starter. Guardian, https://www.theguardian.com/world/2018/may/14/ione-christensen-canada-yukon-sourdough-starter-yeast

3 Yona, A. H. et al. (2012): Chromosomal Duplication Is a Transient Evolutionary Solution to Stress. Proceedings of the National Academy of Sciences USA 109, Nr. 51, S. 21010–21015

4 Cisneros, L. et al. (2017): Ancient Genes Establish Stress-induced Mutation as a Hallmark of Cancer. PLoS One 12, Nr. 4. S. e0176258

12 – DIE TUMOREVOLUTION

1 Heppner, G. H. (1984): Tumor Heterogeneity. Cancer Research 44, S. 2259–2265

2 Cancer Genome Atlas Research Network (2011): Integrated Genomic Analyses of Ovarian Carcinoma. Nature 474, S. 609–615

3 Navin, N. et al. (2011): Tumour Evolution Inferred by Single-cell Sequencing. Nature 472, S. 90–94

4 Nik-Zainal, S. et al. (2012): Mutational Processes Molding the Genomes of 21 Breast Cancers. Cell 149, S. 979–993

5 Swanton, Charles (2012): Intratumor Heterogeneity: Evolution through Space and Time. Cancer Research 72, Nr. 19, S. 4875–4882

6 Shah, S. P. et al. (2009): Mutational Evolution in a Lobular Breast Tumour Profiled at Single Nucleotide Resolution. Nature 461, S. 809–813

7 ebd.

8 Bai, L. und Zhu, W. G. (2006): p53: Structure, Function and Therapeutic Applications. Journal of Molecular Cancer 2, Nr. 4, S. 141–153

9 Kamb, A.; Wee, S. und Lengauer, C. (2007): Why Is Cancer Drug Discovery So Difficult?. Nature Reviews Drug Discovery 6, S. 115–120

10 Byrd, L. M. et al. (2008): Better Life Expectancy in Women with BRCA2 Compared with BRCA1 Mutations Is Attributable to Lower Frequency and Later Onset of Ovarian Cancer. Cancer Epidemiology, Biomarkers and Prevention 17, Nr. 6 , S. 1535–1542, doi: 10.1158/1055-9965.EPI-07-2792

11 Wapner: A New Theory on Cancer.

12 Roberts, Helen (2015): Boy Born with ›Tail‹ Loses ›Monkey God‹ Status after It's Removed so He Can Walk. Mirror, https://www.mirror.co.uk/news/world-news/boy-born-tail-loses-monkey-5993397

13– KREBSARTIGE TRANSFORMATION

1 Domazet-Lošo, T. und Tautz, D. (2010): Phylostratigraphic Tracking of Cancer Genes Suggests a Link to the Emergence of Multicellularity in Metazoa. BMC Biology 8, Nr. 66, https://doi.org/10.1186/1741-7007-8-66PMID: 20492640

2 ebd.
3 Sanger Institute (2019): COSMIC Release v90, https://cosmic-blog.sanger.ac.uk/cosmic-release-v90/
4 Cisneros, L. et al. (2017): Ancient Genes Establish Stress-induced Mutation as a Hallmark of Cancer. PLoS One 12, Nr. 4, e0176258, https://doi.org/10.1371/journal.pone.0176258
5 Chen, H. et al. (2015): The Reverse Evolution from Multi-cellularity to Unicellularity During Carcinogenesis. Nature Communications 6, S. 6367
6 Vogelstein et al.: Cancer Genome Landscapes. S. 1546–1558
7 Chen et al.: The Reverse Evolution from Multi-cellularity to Unicellularity During Carcinogenesis. S. 6367
8 Chen, H. und He, X. (2016): The Convergent Cancer Evolution Toward a Single Cellular Destination. Molecular Biology and Evolution 33, Nr. 1, S. 4–12, doi: 10.1093/molbev/msv212
9 Vincent, M. (2012): Cancer: A De-repression of a Default Survival Program Common to All Cells?. Bioessays 34, S. 72-82.
10 Dvorak, H. F. (1986): Tumors: Wounds that Do Not Heal—Similarities between Tumor Stroma Generation and Wound Healing. New England Journal of Medicine 315, Nr. 26, S. 1650–1659
11 Simonato, L. et al. (2001): Lung Cancer and Cigarette Smoking in Europe: An Update of Risk Estimates and an Assessment of Inter-country Heterogeneity. International Journal of Cancer 91, Nr. 6, S. 876–887
12 Bhat, S. et al. (2001): Risk of Malignant Progression in Barrett's Esophagus Patients: Results from a Large Population-Based Study. Journal of the National Cancer Institute 103, Nr. 13, S. 1049–1057
13 Anderson, L. A. et al. (2007): Risk Factors for Barrett's Oesophagus and Oesophageal Adenocarcinoma: Results from the FINBAR Study. World Journal of Gastroenterology 13, Nr. 10, S. 1585–1594
14 Walter, N. D. et al. (2001): Wound Healing after Trauma May Predispose to Lung Cancer Metastasis. American Journal of Respiratory Cell and Molecular Biology 44, S. 591–596
15 DerHagopian, R. P. et al. (1978): Inflammatory Oncotaxis. JAMA 240, Nr. 4, S. 374-75.
16 Burt, L. M. et al. (2017): Risk of Secondary Malignancies after Radiation Therapy for Breast Cancer: Comprehensive Results. Breast 35, S. 122–129, doi: 10.1016/j.breast.2017.07.004
17 Faurschou, M. et al. (2008): Malignancies in Wegener's Granulomatosis: Incidence and Relation to Cyclophosphamide Therapy in a Cohort of 293 Patients. Journal of Rheumatology 35, Nr. 1, S. 100105
18 Baltus, J. A. et al. (1983): The Occurrence of Malignancies in Patients with Rheumatoid Arthritis Treated with Cyclophosphamide: A Controlled Retrospective Follow-up. Annals of the Rheumatic Diseases 42, Nr. 4, S. 368–373
19 Robert Koch-Institut (2019): Krebs in Deutschland für 2015/2016. https://edoc.rki.de/bitstream/handle/176904/6012/krebs_in_deutschland_2015_2016.pdf?sequence=1&isAllowed=y

20 Welch, H. und Black, W. C. (1997): Using Autopsy Series to Estimate the Disease 'Reservoir' for Ductal Carcinoma In Situ of the Breast: How Much More Breast Cancer Can We Find?. Annals of Internal Medicine 127, S. 1023–1028

21 Quote Investigator (2014): It Is Not the Strongest of the Species that Survives But the Most Adaptable. https://quoteinvestigator.com/2014/05/04/adapt/.

1 Doll, R. und Peto, R. J. (1981): The Causes of Cancer: Quantitative Estimates of Avoidable Risks of Cancer in the United States Today. National Cancer Institute 66, Nr. 6, S. 1191–1308

TEIL IV

14 – ERNÄHRUNG UND KREBS

2 Blot, W. J. und Tarone, R. E. (2015): Doll and Peto's Quantitative Estimates of Cancer Risks: Holding Generally True for 35 Years. Journal of the National Cancer Institute 107, Nr. 4, djv044

3 Burkitt, D. P. (1973): Some Diseases Characteristic of Modern Western Civilization. British Medical Journal 1, Nr. 274, S. 274–278

4 McKeown-Eyssen, G. E. et al. (1994): A Randomized Trial of a Low-Fat, High-Fiber Diet in the Recurrence of Colorectal Polyps. Journal of Clinical Epidemiology 47, S. 525–536

5 MacLennan, R. et al. (1995): Randomized Trial of Intake of Fat, Fiber, and Beta Carotene to Prevent Colorectal Adenomas: The Australian Polyp Prevention Project. Journal of the National Cancer Institute 87, S. 1760–1766

6 Fuchs, C. S. et al. (1999): Dietary Fiber and the Risk of Colorectal Cancer and Adenoma in Women. New England Journal of Medicine 340, Nr. 3, S. 169–176

7 Schatzkin, A. et al. (2000): Lack of Effect of a Low-Fat, High-Fiber Diet on the Recurrence of Colorectal Adenomas. New England Journal of Medicine 342, S. 1149–1155

8 Howard, B. V. et al. (2006): Low-fat Dietary Pattern and Risk of Cardiovascular Disease: The Women's Health Initiative Randomized Controlled Dietary Modification Trial. JAMA 295, Nr. 6, S. 655–666

9 Prentice, R. L. et al. (2006): Low-Fat Dietary Pattern and Risk of Invasive Breast Cancer: The Women's Health Initiative Randomized Controlled Dietary Modification Trial. JAMA 295, Nr. 6, S. 629–642

10 Beresford, S. A. A. et al. (2006): Low-Fat Dietary Pattern and Risk of Colorectal Cancer: The Women's Health Initiative Randomized Controlled Dietary Modification Trial. JAMA 295, Nr. 6, S. 643–654, doi: 10.1001/jama .295.6.643.

11 Alpha-Tocopherol, Beta Carotene Cancer Prevention Study Group (1994): The Effect of Vitamin E and Beta Carotene on the Incidence of Lung Cancer and Other Cancers in Male Smokers. New England Journal of Medicine 330, Nr. 13, S. 1029–1035

12 Omenn, G. S. et al. (1996): Effects of a Combination of Beta Carotene and Vitamin A on Lung Cancer and Cardiovascular Disease. New England Journal of Medicine 334, Nr. 18, S. 1150–1155

13 Lonn, E. et al. (2006): Heart Outcomes Prevention Evaluation (HOPE) 2 Investigators: Homocysteine Lowering with Folic Acid and B Vitamins in Vascular Disease. New England Journal of Medicine 354, S. 1567–1577

14 B. F. Cole et al., »Folic Acid for the Prevention of Colorectal Adenomas: A Randomized Clinical Trial«, JAMA 297, Nr. 21 (6. Juni 2007): 2351–2359

15 Ambrosone, C. B. et al. (2019): Dietary Supplement Use During Chemotherapy and Survival Outcomes of Patients with Breast Cancer Enrolled in a Cooperative Group Clinical Trial (SWOG S0221). Journal of Clinical Oncology, JCO1901203, doi: 10.1200 /JCO.19.01203.

16 Bønaa, K. H. et al. (2006): Homocysteine Lowering and Cardiovascular Events after Acute Myocardial Infarction. New England Journal of Medicine 354, Nr. 15, S. 1578–1588

17 Ebbing, M. et al. (2008): Mortality and Cardiovascular Events in Patients Treated with Homocysteine-lowering B Vitamins after Coronary Angiography: A Randomized Controlled Trial. JAMA 300, Nr. 7, S. 795–804

18 Ebbing, M. et al. (2009): Cancer Incidence and Mortality after Treatment with Folic Acid and Vitamin B12. JAMA 302, Nr. 19, S. 2119–2126, doi: 10.1001/jama.2009.1622

19 Faber, S. et al. (1947): The Action of Pteroylglutamic Conjugates on Man. Science 106, S. 619–621

20 Cameron, E. und Pauling, L. (1973): Ascorbic Acid and the Glycosaminoglycans: An Orthomolecular Approach to Cancer and Other Diseases. Oncology 27, Nr. 2, S. 181–192

21 Lee, B. et al. (2015): Efficacy of Vitamin C Supplements in Prevention of Cancer: A Meta-Analysis of Randomized Controlled Trials. Korean Journal of Family Medicine 36, Nr. 6, S. 278–285

22 Peller, S. und Stephenson, C. S. (1937): Skin Irritation and Cancer in the United States Navy. American Journal of Medical Sciences 194, S. 326–333

23 Apperly, F. L. (1941): The Relation of Solar Radiation to Cancer Mortality in North America. Cancer Research 1, S. 191–195

24 Garland, C. F. und Garland, F. C. (1980): Do Sunlight and Vitamin D Reduce the Likelihood of Colon Cancer?. International Journal of Epidemiology 9, S. 227–231; Grant, W. B. (2002): An Estimate of Premature Cancer Mortality in the US Due to Inadequate Doses of Solar Ultraviolet-B Radiation. Cancer 94, S. 1867–1875

25 Keum, N. und Giovannucci, E. (2014): Vitamin D Supplements and Cancer Incidence and Mortality: A Meta-analysis. British Journal of Cancer 111, S. 976–980

26 Deeb, K. K.; Trump, D. L. und Johnson, C. S. (2007): Vitamin D Signalling Pathways in Cancer: Potential for Anticancer Therapeutics. Nature Reviews Cancer 7, S. 684–700, doi: 10.1038/nrc2196.

27 Feldman, D. et al. (2014): The Role of Vitamin D in Reducing Cancer Risk and Progression. Nature Reviews Cancer 14, S. 342–357

28 Melamed, M. L. et al. (2008): 25-hydroxyvitamin D Levels and the Risk of Mortality in the General Population. Archives of Internal Medicine 168, S. 1629–1637, doi: 10.1001/archinte.168.15.1629

29 Manson, J. E. et al. (2019): Vitamin D Supplements and Prevention of Cancer and Cardiovascular Disease. New England Journal of Medicine 380, Nr. 1, S. 33 -44, doi: 10.1056/NEJMoa1809944; Manson, J. E. et al. (2019): Marine n-3 Fatty Acids and Prevention of Cardiovascular Disease and Cancer. New England Journal of Medicine 380, Nr. 1, S. 23 -32, doi: 10.1056/NEJMoa1811403

30 Scragg, R. et al. (2018): Monthly High-Dose Vitamin D Supplementation and Cancer Risk: A Post Hoc Analysis of the Vitamin D Assessment Randomized Clinical Trial. JAMA Oncology 4, 11, e182178, doi:10.1001/jamaoncol.2018.2178

31 Ju, J. et al. (2010): Cancer Preventive Activities of Tocopherols and Tocotrienols. Carcinogenesis 31, Nr. 4, S. 533–542; Mahabir, S. et al. (2008): Dietary Alpha-, Beta-, Gamma- and Delta-tocopherols in Lung Cancer Risk. International Journal of Cancer 123, S. 1173–1180

32 Lee, I. M. et al. (2005): Vitamin E in the Primary Prevention of Cardiovascular Disease and Cancer: The Women's Health Study: A Randomized Controlled Trial. JAMA 294, S. 56–65

33 Albanes, D. et al. (1996): Alpha-Tocopherol and Beta-carotene Supplements and Lung Cancer Incidence in the Alpha-tocopherol, Beta-carotene Cancer Prevention Study: Effects of Base-line Characteristics and Study Compliance. Journal of the National Cancer Institute 88, S. 1560–1570

34 Gaziano, J. M. et al. (2009): Vitamins E and C in the Prevention of Prostate and Total Cancer in Men: The Physicians' Health Study II Randomized Controlled Trial. JAMA 301, S. 52–62

35 Lippman, S. M. et al. (2009): Effect of Selenium and Vitamin E on Risk of Prostate Cancer and Other Cancers: The Selenium and Vitamin E Cancer Prevention Trial (SELECT). JAMA 301, S. 39–51

36 Klein, E. A. et al. (2011): Vitamin E and the Risk of Prostate Cancer: The Selenium and Vitamin E Cancer Prevention Trial (SELECT). JAMA 306, S. 1549–1556

37 Lauby-Secretan, B. et al. (2016): Body Fatness and Cancer: Viewpoint of the IARC Working Group. New England Journal of Medicine 375, S. 794–798

38 Calle, E. E. et al. (2003): Overweight, Obesity, and Mortality from Cancer in a Prospectively Studied Cohort of U.S. Adults. New England Journal of Medicine 348, 17, S. 1625–1638

39 Brooke Steele, C. et al. (2017): Vital Signs: Trends in Incidence of Cancers Associated with Overweight and Obesity—United States, 2005-2014. Morbidity and Mortality Weekly Report 66, S. 1052–1058. https://www.cdc.gov/mmwr/volumes/66/wr/mm6639e1.htm

40 Lauby-Secretan et al.: Body Fatness and Cancer. S. 794–798

41 Keum, N. et al. (2015): Adult Weight Gain and Adiposity-Related Cancers: A Dose-Response Meta-Analysis of Prospective Observational Studies. Journal of the National Cancer Institute 107, Nr. 2, ii: djv088, doi: 10.1093/jnci/djv088

42 Islami, F. et al. (2018): Proportion and Number of Cancer Cases and Deaths Attributable to Potentially Modifiable Risk Factors in the United States. CA: A Cancer Journal for Clinicians 68, 1, S. 31–54, doi: 10.3322/caac.21440

43 Sung, H. et al. (2019): Emerging Cancer Trends among Young Adults in the USA: Analysis of a Population-based Cancer Registry. Lancet Public Health 4, Nr. 3, https://www.thelancet.com/journals/lanpub/article/PIIS2468-2667(18)30267-6/fulltext

44 Rous, P. (1914): The Influence of Diet of Transplanted and Spontaneous Mouse Tumors. Journal of Experimental Medicine 20, Nr. 5, S. 433–451

45 Tannenbaum, A. (1945): The Dependence of Tumor Formation on the Composition of the Calorie-Restricted Diet as Well as on the Degree of Restriction. Cancer Research 5, Nr. 11, S. 616–625

46 Eliassen, A. H. et al. (2006): Adult Weight Change and Risk of Postmenopausal Breast Cancer. JAMA 296, Nr. 2, S. 193–201

15 – HYPERINSULINÄMIE

1 Rabinowitch, M. (1936): Clinical and Other Observations on Canadian Eskimos in the Eastern Arctic. Canadian Medical Association Journal 34, S. 487–501

2 ebd.

3 Mouratoff, G. J. et al. (1967): Diabetes Mellitus in Eskimos. JAMA 199, Nr. 13, S. 961–966, doi: 10.1001/jama.1967.03120130047006

4 Mouratoff, George J. et al. (1973): Diabetes Mellitus in Eskimos after a Decade. JAMA 226, Nr. 11, S. 1345–1346

5 Schraer, Cynthia D. et al. (1988): Prevalence of Diabetes Mellitus in Alaskan Eskimos, Indians, and Aleuts. Diabetes Care 11, S. 693–700

6 Acton, K. J. et al. (2002): Trends in Diabetes Prevalence among American Indian and Alaska Native Children, Adolescents, and Young Adults. American Journal of Public Health 92, S. 1485–1490

7 Orgel, Etan (2013): The Links between Insulin Resistance, Diabetes, and Cancer. Current Diabetes Reports 13, Nr. 2, S. 213–222, doi: 10.1007/s11892-012-0356-6

8 Campbell, P. T. et al. (2012): Diabetes and Cause-Specific Mortality in a Prospective Cohort of One Million U.S. Adults. Diabetes Care 35, S. 1835–1844

9 Seshasai, S. R. et al. (2011): Diabetes Mellitus, Fasting Glucose, and Risk of Cause-Specific Death. New England Journal of Medicine 364, S. 829–841

10 Chan, Y. et al. (2017): Association between Type 2 Diabetes and Risk of Cancer Mortality: A Pooled Analysis of Over 771,000 Individuals in the Asia Cohort Consortium. Diabetologia 60, Nr. 6, S. 1022–1032, doi: 10.1007/s00125-017-4229-z

11 Stocks, T. et al. (2009): Blood Glucose and Risk of Incident and Fatal Cancer in the Metabolic Syndrome and Cancer Project (Me-Can): Analysis of Six Prospective Cohorts. PLoS Medicine 6, e1000201

12 Giovannucci, E. et al. (2010): Diabetes and Cancer. Diabetes Care 33, S. 1674–1685; Larsson, S. C.; Orsini, N. und Wolk, A. (2005): Diabetes Mellitus and Risk of Colorectal Cancer: A Meta-analysis. Journal of the National Cancer Institute 97, S. 1679–1687; Larsson, S. C.; Mantzoros, C. S. und Wolk, A. (2007): Diabetes Mellitus and Risk of Breast Cancer: A Meta-analysis. International Journal of Cancer 121, S. 856–862

13 Wu, W. et al. (2018): Rising Trends in Pancreatic Cancer Incidence and Mortality in 2000-2014. Clinical Epidemiology 10, S. 789–797

14 Fung, Jason (2017): Die Schlankformel, riva.

15 Barker, B. E.; Fanger, H. und Farnes, P. (1964):Human Mammary Slices in Organ Culture: I. Methods of Culture and Preliminary Observations on the Effects of Insulin. Experimental Cell Research 35, S. 437–448

16 Gallagher, E. J. und LeRoith, D. (2010): The Proliferating Role of Insulin and Insulin-like Growth Factors in Cancer. Trends in Endocrinology and Metabolism 21, Nr. 10, S. 610–618

17 Papa, V. et al. (1990): Elevated Insulin Receptor Content in Human Breast Cancer. Journal of Clinical Investigations 86, S. 15031510

18 Ma, J. et al. (2004): A Prospective Study of Plasma C-peptide and Colorectal Cancer Risk in Men. Journal of the National Cancer Institute 96, S. 546–553

19 Kaaks, R. et al. (2000): Serum C-Peptide, Insulin-like Growth Factor (IGF) I, IGF-Binding Proteins, and Colorectal Cancer Risk in Women. Journal of the National Cancer Institute 92, Nr. 19, S. 1592–1600

20 Wei, E. K. et al. (2005): A Prospective Study of C-peptide, Insulin-like Growth Factor-I, Insulin-like Growth Factor Binding Protein-1, and the Risk of Colorectal Cancer in Women. Cancer Epidemiology, Biomarkers and Prevention 14, S. 850–855

21 Tsujimoton T. et al. (2017): Association between Hyperinsulinemia and Increased Risk of Cancer Death in Nonobese and Obese People: A Population-based Observational Study. International Journal of Cancer 141, S. 102–111

22 Gunter, M. J. et al. (2015): Breast Cancer Risk in Metabolically Healthy but Overweight Postmenopausal Women. Cancer Research 75, Nr. 2, S. 270–274

23 BBC News (2014): Three-fold Increase in UK Insulin Use, Study Finds, https://www.bbc.com/news/health-26065673.

24 Currie, C. J. et al. (2013): Mortality and Other Important Diabetes-related Outcomes with Insulin vs Other Antihyperglycemic Therapies in Type 2 Diabetes. Journal of Clinical Endocrinology and Metabolism 98, Nr. 2, S. 668–677

25 S. L. Bowker et al. (2006): ncreased Cancer-related Mortality for Patients with Type 2 Diabetes Who Use Sulfonylureas or Insulin. Diabetes Care 29, S. 254–258

26 C. J. Currie, C. D. Poole und E. A. M. Gale, »The Influence of Glucose-lowering Therapies on Cancer Risk in Type 2 Diabetes«, Diabetologia 52 (2009): 1766–1777, doi: 10.1007/s00125-009-1440-6

27 Y. X. Yang, S. Hennessy und J. D. Lewis (2004): Insulin Therapy and Colorectal Cancer Risk among Type 2 Diabetes Mellitus Patients. Gastroenterology 127, S. 1044–1050

16 – WACHSTUMSFAKTOREN

1 K. B. Michaels und W. C. Willett (2004): Breast Cancer: Early Life Matters. New England Journal of Medicine 351, S. 1679–1681

2 Van den Brandt, P. A. (2000): Pooled Analysis of Prospective Cohort Studies on Height, Weight, and Breast Cancer Risk. American Journal of Epidemiology 152, Nr. 6, S. 514–527

3 Ahlgren, M. et al. (2004): Growth Patterns and the Risk of Breast Cancer in Women. New England Journal of Medicine 351, S. 1619–1626

4 Green, J. et al. (2011): Height and Cancer Incidence in the Million Women Study: Prospective Cohort, and Meta-analysis of Prospective Studies of Height and Total Cancer Risk. Lancet Oncology 12, Nr. 8, S. 785–794, doi: 10.1016/S1470-2045(11)70154-1

5 McDonagh, Michelle (2018): Lifestyle Linked to Huge Increase in Short-sightedness. Irish Times, https://www.irishtimes.com/life-and-style/health-family/lifestyle-linked-to-huge-increase-in-short-sightedness-1.3397726.

6 Dolgin, Elie (2015): The Myopia Boom. Nature 519, Nr. 19, S. 276–278

7 Statistisches Bundesamt (2021): Krebs war 2019 für ein Viertel aller Todesfälle in Deutschland verantwortlich, https://www.destatis.de/DE/Themen/Gesellschaft-Umwelt/Gesundheit/Todesursachen/_inhalt.html

8 Cantley, L. C. (2002): The Phosphoinositide 3-Kinase Pathway. Science 296, Nr. 5573, S. 1655–1657

9 Cantley, Lewis C. (2016): Seeking Out the Sweet Spot in Cancer Therapeutics: An Interview with Lewis Cantley. Disease Models and Mechanisms 9, Nr. 9, S. 911–916, doi: 10.1242/dmm.026856

10 Tan, H. et al. (2015): Genome-wide Mutational Spectra Analysis Reveals Significant Cancer-specific Heterogeneity. Scientific Reports 5, Nr. 12566, doi: 10.1038/srep12566

11 Cantley, L. C. (2014): Cancer, Metabolism, Fructose, Artificial Sweeteners and Going Cold Turkey on Sugar. BMC Biology 12, Nr. 8

12 Barbieri, M. et al. (2003): Insulin/IGF-I-signaling Pathway: An Evolutionarily Conserved Mechanism of Longevity from Yeast to Humans. American Journal of Physiology-Endocrinology and Metabolism 285 , E1064-E1071

13 Fruman, D. A. et al. (2017): The PI3K Pathway in Human Disease. Cell 170, Nr. 4, S. 605–635, doi: 10.1016/j.cell.2017.07.029

14 Pal, A. et al. (2012): PTEN Mutations as a Cause of Constitutive Insulin Sensitivity and Obesity. New England Journal of Medicine 367, S. 1002–1011

15 Riegert-Johnson, D. L. et al. (2010): Cancer and Lhermitte-Duclos Disease Are Common in Cowden Syndrome Patients. Hereditary Cancer in Clinical Practice 8, Nr. 6, https://doi.org/10.1186/1897-4287-8-6

16 Burkitt, D. P. (1973): Some Diseases Characteristic of Modern Western Civilization. BMJ 1, Nr. 5848, S. 274-78, doi: 10.1136/bmj.1.5848.274

17 Taubes, Gary (2013): Rare Form of Dwarfism Protects Against Cancer. Discover, http://discovermagazine.com/2013/april/19-double-edged-genes.

18 Janecka, A. et al. (2016): Clinical and Molecular Features of Laron Syndrome, a Genetic Disorder Protecting from Cancer. In Vivo 30, Nr. 4, S. 375–381

19 Guevara-Aguirre, J. et al. (2011): Growth Hormone Receptor Deficiency Is Associated with a Major Reduction in Pro-aging Signaling, Cancer, and Diabetes in Humans. Science Translational Medicine 3, Nr. 7, 70ra13, doi: 10.1126/scitranslmed.3001845

20 Jones, J. und Clemmons, D. (1995): Insulin-like Growth Factors and Their Binding Proteins: Biological Actions. Endocrine Reviews 16, S. 3-34; Baxter, R. C.; Bryson, J. M. und Turtle, J. R. (1980): Somatogenic Receptors of Rat Liver: Regulation by Insulin. Endocrinology 107, Nr. 4, S. 1176–1181; Moschos, S. J. und Mantzoros, C.

S. (2002): The Role of the IGF System in Cancer: From Basic to Clinical Studies and Clinical Applications., Oncology 63, S. 317–332; Giovannucci, E. und Michaud, D. (2007): The Role of Obesity and Related Metabolic Disturbances in Cancers of the Colon, Prostate, and Pancreas. Gastroenterology 132, S. 2208–2225

21 Gunter, M. J. et al. (2008): A Prospective Evaluation of Insulin and Insulin-like Growth Factor-I as Risk Factors for Endometrial Cancer. Cancer Epidemiology, Biomarkers and Prevention 17, Nr. 4, S. 921–929

22 Gunter, M. J. et al. (2008): Insulin, Insulin-like Growth Factor-I, Endogenous Estradiol, and Risk of Colorectal Cancer in Postmenopausal Women. Cancer Research 68, Nr. 1, S. 329–337

23 Canonici, A. et al. (2008): Insulin-like Growth Factor-I Receptor, E-cadherin and Alpha-V Integrin Form a Dynamic Complex Under the Control of Alpha-catenin. International Journal of Cancer 122. S. 572582

24 Palmqvist, R. et al. (2002): Plasma Insulin-like Growth Factor 1, Insulin-like Growth Factor Binding Protein 3, and Risk of Colorectal Cancer: A Prospective Study in Northern Sweden. Gut 50, S. 642–646

25 Ma, J. et al. (1999): Prospective Study of Colorectal Cancer Risk in Men and Plasma Levels of Insulin-like Growth Factor (IGF)-1 and IGF-binding Protein-3. Journal of the National Cancer Institute 91, S. 620–625

17 – NÄHRSTOFFSENSOREN

1 Financial Post (2015): Did a Canadian Medical Expedition Lead to the Discovery of an Anti-aging Pill?. https://business.financialpost.com/news/did-a-canadian-medical-expedition-lead-to-the-discovery-of-an-anti-aging-pill

2 Hara, K. et al. (1998): Amino Acid Sufficiency and mTOR Regulate p70 S6 Kinase and eIF-4E BP1 through a Common Effector Mechanism. Journal of Biological Chemistry 273, S. 14484–14494

3 Magnuson, B. et al. (2012): Regulation and Function of Ribosomal Protein S6 Kinase (S6K) within mTOR Signaling Networks. The Biochemical Journal 441, Nr. 1, S. 1–21

4 National Institutes of Health (2011): Organ Transplants and Cancer Risk. https://www.nih.gov/news-events/nih-research-matters/organ-transplants-cancer-risk.

5 Populo, H. et al. (2012): The mTOR Signalling Pathway in Human Cancer. International Journal of Molecular Science 13, S. 1886–1918, doi: 10.3390/ijms13021886

6 Forbes, S. A. et al. (2011): COSMIC: Mining Complete Cancer Genomes in the Catalogue of Somatic Mutations in Cancer. Nucleic Acids Research 39, S. D945–D950

7 Renehan, A. G.; Booth, C. und Potten, C. S. (2001): What Is Apoptosis, and Why Is It Important?. British Medical Journal 322, S. 1536–1538

8 Tseng, Y. H. et al. (2002): Differential Roles of Insulin Receptor Substrates in the Anti-apoptotic Function of Insulin-like Growth Factor-1 and Insulin. Journal of Biological Chemistry 277, S. 3160131611

9 Zong, H. et al. (2002): AMP Kinase Is Required for Mitochondrial Biogenesis in Skeletal Muscle in Response to Chronic Energy Deprivation. Proceedings of the National Academy of Sciences USA 99, S. 15983–15987

10 Weir, H. J. et al. (2017): Dietary Restriction and AMPK Increase Life Span via Mitochondrial Network and Peroxisome Remodeling. Cell Metabolism 26, S. 1–13

TEIL V

18 – DER WARBURG-EFFEKT

1 Otto, A. M. (2016): Warburg Effect(s): A Biographical Sketch of Otto Warburg and His Impacts on Tumor Metabolism. Cancer and Metabolism 5, Nr. 5, doi: 10.1186/s40170-016-0145-9
2 Warburg, O. et al. (1923): Versuche an überlebendem Carcinom-Gewebe. Wiener klinische Wochenschrift 2, S. 776–777
3 Warburg, O. (1956): On the Origin of Cancer. Science 123, Nr. 3191, S. 309–314
4 Weinberg, F. et al. (2010): Mitochondrial Metabolism and ROS Generation Are Essential for Kras-mediated Tumorigenicity. Proceedings of the National Academy of Sciences USA 107, S. 8788–8793. Tan, A. S. et al. (2015): Mitochondrial Genome Acquisition Restores Respiratory Function and Tumorigenic Potential of Cancer Cells Without Mitochondrial DNA. Cell Metabolism 21, S. 81–94; Fantin, V. R.; St-Pierre, J. und Leder, P. (2006): Attenuation of LDH-A Expression Uncovers a Link between Glycolysis, Mitochondrial Physiology, and Tumor Maintenance. Cancer Cell 9, S. 425
5 Chang, C-H. et al. (2013): Posttranscriptional Control of T Cell Effector Function by Aerobic Glycolysis. Cell 153, Nr. 6, S. 12391251
6 Zu, X. L. und Guppy, M. (2004): Cancer Metabolism: Facts, Fantasy, and Fiction. Biochemical and Biophysical Research Communications 313, S. 459–465
7 Koppenol, W. H. et al. (2011): Otto Warburg's Contributions to Current Concepts of Cancer Metabolism. Nature Reviews Cancer 11, Nr. 5, S. 325–337, doi: 10.1038/nrc3038.
8 Vander Heiden, M. G. (2009): Understanding the Warburg Effect: The Metabolic Requirements of Cell Proliferation. Science 324, Nr. 5930, S. 1029–1033
9 Robey, R. B. und Hay, N. (2009): Is AKT the 'Warburg Kinase'? – AKT: Energy Metabolism Interactions and Oncogenesis. Seminars in Cancer Biology 19 (2009): 25–31
10 R. C. Osthus et al., »Deregulation of Glucose Transporter 1 and Glycolytic Gene Expression by c-Myc«, Journal of Biological Chemistry 275, S. 2179721800
11 Venneti, S. et al (2015): Glutamine-based PET Imaging Facilitates Enhanced Metabolic Evaluation of Gliomas in Vivo. Science Translational Medicine 7, Nr. 274, S. 274ra17
12 Eagle, H. (1995): Nutrition Needs of Mammalian Cells in Tissue Culture. Science 122, S. 501–514
13 Wise, David R. und Thompson, Craig B. (2010): Glutamine Addiction: A New Therapeutic Target in Cancer. Trends in Biochemical Sciences 35, Nr. 8, S. 427–433, doi: 10.1016/j.tibs.2010.05.003
14 Carracedo, A. (2013): Cancer Metabolism: Fatty Acid Oxidation in the Limelight. Nature Reviews Cancer 13, Nr. 4 , S. 227–232

15 Schito, Luana und Semenza, Gregg L. (2016): Hypoxia-inducible Factors: Master Regulators of Cancer Progression. Trends in Cancer Research 2, Nr. 12, S. 758–770

16 Semenza,G. L. (2008): Hypoxia-Inducible Factor 1 and Cancer Pathogenesis. IUBMB Life 60, Nr. 9, S. 591–597

17 Semenza, G. L. (2013): HIF-1 Mediates Metabolic Responses to Intratumoral Hypoxia and Oncogenic Mutations. Journal of Clinical Investigations 123, S. 3664–3671

18 Gatenby, R. A. (1995): The Potential Role of Transformation-induced Metabolic Changes in Tumor-Host Interaction. Cancer Research 55, S. 4151–4156

19 Estrella, V. et al. (2013): Acidity Generated by the Tumor Microenvironment Drives Local Invasion. Cancer Research 73, Nr. 5, S. 1524–1535, doi: 10.1158/0008-5472.CAN-12-2796

20 Schwartz, L. et al. (2017): Out of Warburg Effect: An Effective Cancer Treatment Targeting the Tumor Specific Metabolism and Dysregulated pH. Seminars in Cancer Biology, http://dx.doi.org/doi:10.1016/j.semcancer.2017.01.005.

21 Trabold, O. et al. (2003): Lactate and Oxygen Constitute a Fundamental Regulatory Mechanism in Wound Healing. Wound Repair and Regeneration 11, S. 504–509

19 – INVASION UND METASTASIERUNG

1 National Institutes of Health, s.v.: metastasis. https://www.cancer.gov/publications/dictionaries/cancer-terms/def/metastasis

2 Chaffer, C. L. und Weinberg, R. A. (2011): A Perspective on Cancer Cell Metastasis. Science 33, Nr. 6024, S. 1559-64.

3 Brandler,T. I. (1894): Large Fibrolipoma. British Medical Journal 1, S. 574

4 Estrella, V.; Chen, T.; Lloyd, M. et al. (2013): Acidity Generated by the Tumor Microenvironment Drives Local Invasion. Cancer Research 73, S. 1524–1535

5 Chambers, A. F.; Groom, A. C. und MacDonald, I. C. (2002): Dissemination and Growth of Cancer Cells in Metastatic Sites. Nature Reviews Cancer 2, S. 563–572

6 Klein, C. A. (2009): Parallel Progression of Primary Tumours and Metastases. Nature Reviews Cancer 9, S. 302–312, https://doi.org/10.1038/nrc2627.7

7 Carlson, H. R. (2009): Carcinoma of Unknown Primary: Searching for the Origin of Metastases. JAAPA 22, Nr. 8, S.18–21

8 Meng, S. et al. (2004): Circulating Tumor Cells in Patients with Breast Cancer Dormancy. Clinical Cancer Research 10, S. 8152–8162

9 Nagrath, S. et al. (2007): Isolation of Rare Circulating Tumor Cells in Cancer Patients by Microchip Technology. Nature 450, S: 1235–1239

10 Tarin, D. et al. (1984): Mechanisms of Human Tumor Metastasis Studied in Patients with Peritoneovenous Shunts. Cancer Research, S. 3584–3592

11 Braun, S. et al. (2005): A Pooled Analysis of Bone Marrow Micro-Metastasis In Breast Cancer. New England Journal of Medicine 353, S. 793–802

12 ebd.

13 Tabassum, D. P. und Polyak, K. (2015): Tumorigenesis: It Takes a Village. Nature Reviews Cancer 15, S. 473–483

14 Hanahan, D. und Coussens, L. M. (2012): Accessories to the Crime: Functions of Cells Recruited to the Tumor Microenvironment. Cancer Cell 21, S. 309–322

15 Kim,Mi-Young (2009): Tumor Self-Seeding by Circulating Cancer Cells. Cell 139, Nr. 7, S. 1315–1326, doi: 10.1016/j.cell.2009.11.025

16 Brastianos, P. K. (2015): Genomic Characterization of Brain Metastases Reveals Branched Evolution and Potential Therapeutic Targets. Cancer Discovery 5, Nr. 11, S. 1164–1177

17 Ding, L. et al. (2010): Genome Remodelling in a Basal-like Breast Cancer Metastasis and Xenograft. Nature 464, S. 999–1005

TEIL VI

21 – KREBSVORSORGE UND -FRÜHERKENNUNG

1 Ford, E. S. et al. (2007): Explaining the Decrease in U.S. Deaths from Coronary Disease, 1980-2000. New England Journal of Medicine 356, Nr. 23, S. 2388–2398

2 Weir, H. K. et al. (2016): Heart Disease and Cancer Deaths: Trends and Projections in the United States, 1969-2020. Preventing Chronic Disease 13, S. 160211, https://doi.org/10.5888/pcd13.160211

3 Hastings, K. G. et al. (2018): Socioeconomic Differences in the Epidemiologic Transition from Heart Disease to Cancer as the Leading Cause of Death in the United States, 2003 to 2015. Annals of Internal Medicine 169, Nr. 12, S. 836–844

4 Simon, Stacy (2019): Facts & Figures 2019: US Cancer Death Rate Has Dropped 27% in 25 Years. American Cancer Society, https://www.cancer.org/latest-news/facts-and-figures-2019.html

5 Robert Koch-Institut (2019): Krebs in Deutschland für 2015/2016. https://edoc.rki.de/bitstream/handle/176904/6012/krebs_in_deutschland_2015_2016.pdf?sequence=1&isAllowed=y

6 ebd.

7 Komaroff, Anthony (2014): Surgeon General's 1964 Report: Making Smoking History. Harvard Health Blog, https://www.health.harvard.edu/blog/surgeon-generals-1964-report-making-smoking-history-201401106970

8 Centers for Disease Control and Prevention (2018): Smoking Is Down, but Almost 38 Million American Adults Still Smoke. https://www.cdc.gov/media/releases/2018/p0118-smoking-rates-declining.html

9 Islami et al.: Proportion and Number of Cancer Cases and Deaths Attributable to Potentially Modifiable Risk Factors in the United States. S. 31–54

10 Robert Koch-Institut (2019): Krebs in Deutschland für 2015/2016. https://edoc.rki.de/bitstream/handle/176904/6012/krebs_in_deutschland_2015_2016.pdf?sequence=1&isAllowed=y

11 Inoue, M. und Tsugane, S. (2005): Epidemiology of Gastric Cancer in Japan. Postgraduate Medical Journal 81, S. 419–424

12 Tonda, T. et al. (2015): Detecting a Local Cohort Effect for Cancer Mortality Data Using a Varying Coefficient Model. Journal of Epidemiology 25, Nr. 10, S. 639–646,

doi: 10.2188/jea.JE20140218

13 Robert Koch-Institut (2016): Bericht zum Krebsgeschehen in Deutschland 2016, https://www.bundesgesundheitsministerium.de/fileadmin/Dateien/3_Downloads/K/Krebs/Krebsgeschehen_RKI.pdf

14 Chen, Y. et al. (2012): Excess Body Weight and the Risk of Primary Liver Cancer: An Updated Meta-analysis of Prospective Studies. European Journal of Cancer 48, Nr. 14, S. 2137–2145

15 Robert Koch-Institut (2019): Krebs in Deutschland für 2015/2016. https://edoc.rki.de/bitstream/handle/176904/6012/krebs_in_deutschland_2015_2016.pdf?sequence=1&isAllowed=y

16 Taylo,r H. C. und Guyer,H. B. (1946): A Seven-Year History of Early Cervical Cancer. American Journal of Obstetrics and Gynecology 52, S. 451–455

17 Shaw, P. J. (2000): The History of Cervical Screening—I: The Pap Test. , Journal of Obstetrics and Gynaecology Canada 22, Nr. 2, S. 110–114

18 Papanicolaou, G. N. und Traut, H. F. (1941): The Diagnostic Value of Vaginal Smears in Carcinoma of the Uterus. American Journal of Obstetrics and Gynecology 42, Nr. 2, S. 193–206

19 American Cancer Society: History of Cancer Screening and Early Detection. https://www.cancer.org/cancer/cancer-basics/history-of-cancer/cancer-causes-theories-throughout-history11.html

20 Robert Koch-Institut (2020): Schutzimpfung gegen Humane Papillomviren (HPV), https://www.rki.de/DE/Content/Infekt/Impfen/ImpfungenAZ/HPV/HPV.html

21 Lockhart-Mummery, J. P. und Dukes, C. (1927): The Precancerous Changes in the Rectum and Colon. Surgery, Gynecology and Obstetrics 36, S. 591–596

22 Gilbertsen, V. A. und Nelms, J. M. (1978): The Prevention of Invasive Cancer of the Rectum. Cancer 41, S. 11371139

23 Sinawer, S. J.: The History of Colorectal Cancer Screening: A Personal Perspective. Digestive Diseases and Sciences, doi: 10.1007/s10620-014-3466-y

24 Winawer, S. J. et al. (1993): Prevention of Colorectal Cancer by Colonoscopic Polypectomy: The National Polyp Study Workgroup. New England Journal of Medicine 329, S. 1977–1981

25 Zauber, A. G. et al. (2012): Colonoscopic Polypectomy and Long-Term Prevention of Colorectal-Cancer Deaths. New England Journal of Medicine 366, S. 687–696

26 Mandel, J. S. et al. (1993): Reducing Mortality from Colorectal Cancer by Screening for Fecal Occult Blood: Minnesota Colon Cancer Control Study. New England Journal of Medicine 328, S. 1365–1371

27 Centers for Disease Control and Prevention (2012): Vital Signs: Colorectal Cancer Screening Test Use—United States, 2012. Morbidity and Mortality Weekly Report 62, S. 881–888

28 Journal of Health Monitoring, Robert Koch-Institut (2017): Inanspruchnahme der Darmspiegelung in Deutschland, https://www.rki.de/DE/Content/Gesundheitsmonitoring/Gesundheitsberichterstattung/GBEDownloadsJ/FactSheets/JoHM_04_2017_Darmspiegelung.pdf?__blob=publicationFile

29 Robert Koch-Institut (2019): Krebs in Deutschland für 2015/2016. https://edoc.rki.de/bitstream/handle/176904/6012/krebs_in_deutschland_2015_2016.pdf?sequence=1&isAllowed=y

30 Gøtzsche, P. C. und Jørgensen, K. J. (2013): Screening for Breast Cancer with Mammography. Cochrane Database Systemic Reviews 6, CD001877

31 Biller-Andorno, N. und Juni, P. (2014): Abolishing Mammography Screening Programs? A View from the Swiss Medical Board. New England Journal of Medicine 370, Nr. 21, S. 1965–1967, doi: 10.1056/NEJMp1401875

32 Bleyer, Archie und Welch, Gilbert (2012): Effect of Three Decades of Screening Mammography on Breast-Cancer Incidence. New England Journal of Medicine 367, S. 1998–2005

33 Løberg, Magnus et al. (2015): Benefits and Harms of Mammography Screening. Breast Cancer Research 17, S. 63, doi: 10.1186/s13058-015-0525-z

34 Burstein, H. J. et al. (2014): Ductal Carcinoma In Situ of the Breast. New England Journal of Medicine 350, Nr. 14, S. 1430–1441, PMID: 15070793

35 Nelson, H. D. et al. (2016): Screening for Breast Cancer: A Systematic Review to Update the 2009 U.S. Preventive Services Task Force Recommendation. Evidence Synthesis Nr. 124, AHRQ Publication Nr. 14-05201-EF-1, Agency for Healthcare Research and Quality, Rockville, MD.

36 Nelson et al.: Screening for Breast Cancer. S. 16

37 De Angelis, G. et al. (2007): Twenty Years of PSA: From Prostate Antigen to Tumor Marker. Reviews in Urology 9, Nr. 3, S. 113–123

38 Catalona, J. et al. (1994): Selection of Optimal Prostate Specific Antigen Cutoffs for Early Detection of Prostate Cancer: Receiver Operating Characteristic Curves. Journal of Urology 152, Nr. 6, Teil 1, S. 2037–2042; Thompson, I. M. et al. (2004): Prevalence of Prostate Cancer among Men with a Prostate-Specific Antigen Level < or = 4.0 ng per Milliliter. New England Journal of Medicine 350, S. 2239–2246

39 Andriole, G. L. et al. (PLCO Project Team) (2009): Mortality Results from a Randomized Prostate-Cancer Screening Trial. New England Journal of Medicine 360, Nr. 13, S. 1310–1319

40 Schröder, F. H. et al. (ERSPC Investigators) (2009): Screening and Prostate Cancer Mortality in a Randomized European Study. New England Journal of Medicine 360, Nr. 13, S. 1320–1328

41 Martin, R. M. et al. (CAP Trial Group) (2018): Effect of a Low-Intensity PSA-based Screening Intervention on Prostate Cancer Mortality: The CAP Randomized Clinical Trial. JAMA 319, Nr. 9, S. 883–895

42 Loeb, S. et al. (2011): Complications after Prostate Biopsy: Data from SEER-Medicare. Journal of Urology 186, S. 1830–1834

43 Fang, F. et al. (2010): Immediate Risk of Suicide and Cardiovascular Death After a Prostate Cancer Diagnosis: Cohort Study in the United States. Journal of the National Cancer Institute 102, S. 307–314

44 Fenton, J. J. et al. (2018): Prostate-Specific Antigen-Based Screening for Prostate Cancer Evidence Report and Systematic Review for the US Preventive Services Task Force. JAMA 319, Nr. 18, S. 1914–1931

45 US Preventative Services Task Force: Final Recommendation Statement. Prostate Cancer: Screening. https://www.uspreventiveservicestaskforce.org/uspstf/recommendation/prostate-cancer-screening

46 Robert Koch-Institut (2019): Krebs in Deutschland für 2015/2016. https://edoc.rki.de/bitstream/handle/176904/6012/krebs_in_deutschland_2015_2016.pdf?sequence=1&isAllowed=y

47 Ahn, H. S. (2014): Korea's Thyroid Cancer 'Epidemic': Screening and Overdiagnosis, New England Journal of Medicine 371, S. 1765–1767

48 Harach, H. R.; Franssila, K. O. und Wasenius,V. M. (1985): Occult Papillary Carcinoma of the Thyroid: A 'Normal' Finding in Finland—A Systematic Autopsy Study. Cancer 56, S. 531–538

22 – ERNÄHRUNGSBEZOGENE DETERMINANTEN FÜR KREBS

1 Scardino, P. T. (1989): Early Detection of Prostate Cancer. Urologic Clinics of North America 16, Nr. 4, S. 635–655

2 Thomas, E. T. et al. (2017): Prevalence of Incidental Breast Cancer and Precursor Lesions in Autopsy Studies: A Systematic Review and Meta-analysis. BMC Cancer 17, S. 808

3 Holly, J. M. P. (2008): Cancer as an Endocrine Problem. Clinical Endocrinology and Metabolism 22, Nr. 4, S. 539–550

4 Doll, R. und Peto, R. (1981): The Causes of Cancer: Quantitative Estimates of Avoidable Risks of Cancer in the United States Today. Journal of the National Cancer Institute 66, Nr. 6, S. 1191–1308

5 Islami et al.: Proportion and Number of Cancer Cases and Deaths Attributable to Potentially Modifiable Risk Factors in the United States. S. 31–54; Parkin, D. M.; Boyd, L. und Walker, L. C. (2011): The Fraction of Cancer Attributable to Lifestyle and Environmental Factors in the UK in 2010. British Journal of Cancer 105, Suppl. 2, S. 77s–81s; Playdon, M. C. et al. (2015): Weight Gain After Breast Cancer Diagnosis and All-Cause Mortality: Systematic Review and Meta-Analysis. Journal of the National Cancer Institute 107, Nr. 12, djv275, doi: 10.1093/jnci/djv275

6 Arnold, M. et al. (2015): Global Burden of Cancer Attributable to High Body Mass Index in 2012: A Population-Based Study. Lancet Oncology 16, Nr. 1, S. 36–46

7 Williamson, D. F. et al. (1995): Prospective Study of Intentional Weight Loss and Mortality in Never-Smoking Overweight US White Women Aged 40-64 Years. American Journal of Epidemiology 141, S. 1128–1141

8 Christou, N. V. et al. (2008): Bariatric Surgery Reduces Cancer Risk in Morbidly Obese Patients. Surgery for Obesity and Related Disease 4, S. 691–695

9 Sjostrom, L. et al. (2009): Effects of Bariatric Surgery on Cancer Incidence in Obese Patients in Sweden: Swedish Obese Subjects Study. Lancet Oncology 10, S. 653–662

10 Adams, T. D. et al. (2009): Cancer Incidence and Mortality after Gastric Bypass Surgery. Obesity 17, S. 796–802

11 Mackenzie, H. et al. (2018): Obesity Surgery and Risk of Cancer. British Journal of

Surgery 105, Nr. 12, S. 1650–1657; Derogar, M. et al. (2013): Increased Risk of Colorectal Cancer After Obesity Surgery. Annals of Surgery 258, S. 983–988

12 Kant, P. und Hull, M. A. (2011): Excess Body Weight and Obesity – The Link with Gastrointestinal and Hepatobiliary Cancer. Nature Reviews Gastroenterology and Hepatology 8, S. 224–238

13 Moreschi, C. (1909): Beziehungen zwischen Ernährung und Tumorwachstum. Z Immunitätsforschung, Orig. 2, S. 651–675

14 Longo, V. D. und Fontana, L. (2010): Calorie Restriction and Cancer Prevention: Metabolic and Molecular Mechanisms. Trends in Pharmacological Sciences 31, Nr. 2, S. 89–98

15 Prisco, M. et al. (1999): Insulin and IGF-1 Receptors Signaling in Protection from Apoptosis. Hormone and Metabolic Research 31, S. 80–89

16 Kunkel, M. et al. (2003): Overexpression of GLUT-1 and Increased Glucose Metabolism in Tumors Are Associated with a Poor Prognosis in Patients with Oral Squamous Cell Carcinoma. Cancer 97, S. 1015–1024; Derr, R. L. et al. (2009): Association between Hyperglycemia and Survival in Patients with Newly Diagnosed Glioblastoma. Journal of Clinical Oncology 27, S. 1082–1086

17 Yuan, C. et al. (2017): Influence of Dietary Insulin Scores on Survival in Colorectal Cancer Patients. British Journal of Cancer 117, Nr. 7, S. 1079–1087

18 Morales-Oyarvide, Vicente (2019): Dietary Insulin Load and Cancer Recurrence and Survival in Patients with Stage III Colon Cancer: Finding from CALGB 89803. Journal of the National Cancer Institute 111, Nr. 2, S. 1–10

19 Krebs, H. A. (1966): The Regulation of the Release of Ketone Bodies by the Liver. Advances in Enzyme Regulation 4, S. 339–354

20 DeWys, W. D. (1986): Weight Loss and Nutritional Abnormalities in Cancer Patients: Incidence, Severity and Significance. in Calman, K. C. und Fearon,K. C. H.: Clinics in Oncology. London, Saunders, 5, S. 251–261

21 Tisdale, M. J. (1997): Biology of Cachexia. Journal of the National Cancer Institute 89, S. 1763–1773

22 Marinac, C. R. et al. (2015): Prolonged Nightly Fasting and Breast Cancer Risk: Findings from NHANES (2009-2010). Cancer Epidemiology, Biomarkers, and Prevention 24, Nr. 5, S. 783–789

23 Marinac, C. R. et al. (2015): Frequency and Circadian Timing of Eating May Influence Biomarkers of Inflammation and Insulin Resistance Associated with Breast Cancer Risk. PLoS One 10, Nr. 8, e0136240, doi: 10.1371/journal.pone.0136240; Marinac et al.: Prolonged Nightly Fasting and Breast Cancer Risk. S. 783–789

24 Moschos, S. J. (2002): The Role of the IGF System in Cancer: From Basic to Clinical Studies and Clinical Applications. Oncology 63, S. 317–332

25 Marinac, Catherine R. et al. (2016): Prolonged Nightly Fasting and Breast Cancer Prognosis. JAMA Oncology 2, Nr. 8, S. 1049–1055, doi: 10.1001/jamaoncol.2016.0164.

26 Safdie, F. M. et al. (2009): Fasting and Cancer Treatment in Humans: A Case Series Report. Aging 1, Nr. 12, S. 988–1007; Dorff, T. B. et al. (2016): Safety and Feasibility of Fasting in Combination with Platinum-based Chemotherapy. BMC Cancer 16, 360

27 de Groot, S. et al. (2015): The Effects of Short-Term Fasting on Tolerance to (Neo) Adjuvant Chemotherapy in HER2-Negative Breast Cancer Patients: A Randomized Pilot Study. BMC Cancer 15, S. 652

28 Lee, C. et al. (2012): Fasting Cycles Retard Growth of Tumors and Sensitize a Range of Cancer Cell Types to Chemotherapy. Science Translational Medicine 4, Nr. 124, S. 124ra27

29 Evans, J. M. et al. (2005): Metformin and Reduced Risk of Cancer in Diabetic Patients. BMJ 330, S. 1304-5; S. Bowker, L. et al. (2006): Increased Cancer-Related Mortality for Patients with Type 2 Diabetes Who Use Sulfonylureas or Insulin. Diabetes Care 29, S. 254–258; Libby, G. et al. (2009): New Users of Metformin Are at Low Risk of Incident Cancer: A Cohort Study among People with Type 2 Diabetes. Diabetes Care 32, S. 1620–1625; Li, D. et al. (2009): Antidiabetic Therapies Affect Risk of Pancreatic Cancer. Gastroenterology 137, S. 482–488; Landman, G. W. et al. (2010): Metformin Associated with Lower Cancer Mortality in Type 2 Diabetes: ZODIAC-16. Diabetes Care 33, S. 322–326

30 Bodmer, M. et al. (2010): Long-Term Metformin Use Is Associated with Decreased Risk of Breast Cancer. Diabetes Care 33, S. 1304–1308

31 Goodwin, P. J. et al. (2008): Insulin-Lowering Effects of Metformin in Women with Early Breast Cancer. Clinical Breast Cancer 8, S. 501–505

32 Yoshizawa, S. et al. (1987): Antitumor Promoting Activity of (-)- epigallocatechin Gallate, the Main Constituent of 'Tannin' in Green Tea. Phytotherapy Research 1, S. 44–47

33 Chen, I. J. et al. (2016): Therapeutic Effect of High-Dose Green Tea Extract on Weight Reduction: A Randomized, Double-Blind, Placebo-Controlled Clinical Trial. Clinical Nutrition 35, Nr. 3, S. 592–599, doi: 10.1016/j.clnu.2015.05.003; Dulloo, A. G. et al. (1999): Efficacy of a Green Tea Extract Rich in Catechin Polyphenols and Caffeine in Increasing 24-h Energy Expenditure and Fat Oxidation in Humans. American Journal of Clinical Nutrition 70, Nr. 6, S. 1040–1045; Rudelle, S. et al. (2007): Effect of a Thermogenic Beverage on 24-Hour Energy Metabolism in Humans. Obesity 15, S. 349–355

34 Nagao, T. et al. (2009): A Catechin-Rich Beverage Improves Obesity and Blood Glucose Control in Patients with Type 2 Diabetes. Obesity 17, Nr. 2, S. 310–317, doi: 10.1038/oby.2008.505

35 Bogdanski, P. et al. (2012): Green Tea Extract Reduces Blood Pressure, Inflammatory Biomarkers, and Oxidative Stress and Improves Parameters Associated with Insulin Resistance in Obese, Hypertensive Patients. Nutrition Research 32, Nr. 6, S. 421–427, doi: 10.1016/j.nutres.2012.05.007

36 Iso, H. et al. (2006): The Relationship between Green Tea and Total Caffeine Intake and Risk for Self-Reported Type 2 Diabetes among Japanese Adults. Annals of Internal Medicine 144, Nr. 8, S. 554–562

37 Nakachi, K. et al. (2000): Preventive Effects of Drinking Green Tea on Cancer and Cardiovascular Disease: Epidemiological Evidence for Multiple Targeting Prevention. Biofactors 13, Nr. 1-4, S. 49–54

38 Fujiki, H. et al. (2018): Cancer Prevention with Green Tea and Its Principal Consti-

tuent, EGCG: From Early Investigations to Current Focus on Human Cancer Stem Cells. Molecules and Cells 41, Nr. 2, S. 73–82

39 Shimizu, M. et al. (2008): Green Tea Extracts for the Prevention of Metachronous Colorectal Adenomas: A Pilot Study. Cancer Epidemiology, Biomarkers, and Prevention 17, S. 3020–3025

40 Bettuzzi, S. et al. (2006): Chemoprevention of Human Prostate Cancer by Oral Administration of Green Tea Catechins in Volunteers with High-Grade Prostate Intraepithelial Neoplasia: A Preliminary Report from a One-Year Proof-of-Principle Study. Cancer Research 66, S. 1234–1240

23 – IMMUNTHERAPIE

1 Hoption Cann, S. A.; van Netten, J. P. und van Netten, C. (2006): Acute Infections as a Means of Cancer Prevention: Opposing Effects to Chronic Infections?. Cancer Detection and Prevention 30, S. 83–93

2 Oiseth, S. J. et al. (2017): Cancer Immunotherapy: A Brief Review of the History, Possibilities, and Challenges Ahead. Journal of Cancer Metastasis and Treatment 3, S. 250–261

3 Kucerova, P. und Cervinkova, M. (2016): Spontaneous Regression of Tumour and the Role of Microbial Infection: Possibilities for Cancer Treatment. Anti-Cancer Drugs 27, S. 269–277

4 Hoption Cann, S. A.; van Netten, J. P. und van Netten, C.: Acute Infections as a Means of Cancer Prevention. S. 83–93

5 Groopman, Jerome (2012): The T-Cell Army. New Yorker, https://www.newyorker.com/magazine/2012/04/23/the-t-cell-army.

6 Coley, W. B. (1893): The Treatment of Malignant Tumors by Repeated Inoculations of Erysipelas: With a Report of Ten Original Cases. American Journal of the Medical Sciences 105, Nr. 5, S. 3-11

7 Ehrlich, P. (1909): Über den jetzigen Stand der Karzinomforschung. Ned Tijdschr Geneeskd 5, S. 273–290

8 Burnet, F. M.(1970): The Concept of Immunological Surveillance. Progress in Experimental Tumor Research 13, S. 1–27

9 Ribatti, D. (2017): The Concept of Immune Surveillance Against Tumors: The First Theories. Oncotarget 8, Nr. 4, S. 7175–7180

10 Loeb, L. A. (2011): Human Cancers Express Mutator Phenotypes: Origin, Consequences and Targeting. Nature Reviews Cancer 11, S. 450–457

11 Bajaj, N. S. et al. (2010): Donor Transmission of Malignant Melanoma in a Lung Transplant Recipient 32 Years after Curative Resection. Transplant Immunology 23, Nr. 7, e26-e31, doi: 10.1111/j.1432-2277.2010.01090.x

12 Pearl, R. (1929): Cancer and Tuberculosis. American Journal of Hygiene 9, S. 97–159

13 Morales, A.; Eidinger, D. und Bruce, A. W. (1976): Intercavitary Bacillus Calmette-Guerin in the Treatment of Superficial Bladder Tumors. Journal of Urology 116, Nr. 2, S. 180–183

14 Morales, A. (1980): Treatment of Carcinoma In Situ of the Bladder with BCG: A Phase II Trial. Cancer Immunology, Immunotherapy 9, nos. 1-2, S. 69–72

15 Redelman-Sidi, G.; Glickman, M. S. und Bochner, B. H. (2014): The Mechanism of Action of BCG Therapy for Bladder Cancer: A Current Perspective. Nature Reviews Urology 11, Nr. 3, S. 153–162

16 Ledford, Heidi (2014): The Killer Within. Nature 508, S. 24–26

17 Graeber, Charles (2018): Meet the Carousing, Harmonica-Playing Texan Who Won a Nobel for his Cancer Breakthrough. Wired, https://www.wired.com/story/meet-jim-allison-the-texan-who-just-won-a-nobel-cancer-breakthrough/

18 Leach, D. R.; Krummel, M. F. und Allison, J. P. (1996): Enhancement of Antitumor Immunity by CTLA-4 Blockade. Science 271, S. 1734–1736

19 Schadendorf, D. et al. (2015): Pooled Analysis of Long-Term Survival Data from Phase II and Phase III Trials of Ipilimumab in Unresectable or Metastatic Melanoma. Journal of Clinical Oncology 33, S. 1889–1894

20 Nobelpreiskomittee am Karolinska-Institut (2018): Pressemitteilung. https://www.nobelprize.org/uploads/2018/10/press-medicine2018.pdf

21 Wolchok, J. D. et al. (2017): Overall Survival with Combined Nivolumab and Ipilimumab in Advanced Melanoma. New England Journal of Medicine 377, S. 1345–1356, doi: 10.1056/NEJMoa1709684

22 Food and Drug Administration (2018): FDA D.I.S.C.O.: First FDA Approval of a CAR T-cell Immunotherapy. https://www.fda.gov/drugs/resources-information-approved-drugs/fda-disco-first-fda-approval-car-t-cell-immunotherapy

23 Postow, M. A. et al. (2012): Immunologic Correlates of the Abscopal Effect in a Patient with Melanoma. New England Journal of Medicine 366, S. 925–931

24 Mole, R. H. (1953): Whole Body Irradiation: Radiobiology or Medicine?. British Journal of Radiology 26, Nr. 305, S. 234–241

25 Ehlers, G. et al. (1973): Abscopal Effect of Radiation in Papillary Adenocarcinoma. British Journal of Radiology 46, S. 222–224

26 Dagoglu, N. et al. (2019): Abscopal Effect of Radiotherapy in the Immunotherapy Era: Systematic Review of Reported Cases. Cureus 11, Nr. 2, e4103

27 Golden, E. B. et al. (2015): Local Radiotherapy and Granulocyte-Macrophage Colony-Stimulating Factor to Generate Abscopal Responses in Patients with Metastatic Solid Tumours: A Proof-of-Principle Trial. Lancet Oncology 16, S: 795–803

28 Yilmaz, M. T. et al. (2019): Abscopal Effect, from Myth to Reality: From Radiation Oncologists' Perspective. Cureus 11, Nr. 1, e3860, doi: 10.7759/cureus.3860

29 Vanpouille-Box, C. et al. (2017): DNA Exonuclease Trex1 Regulates Radiotherapy-induced Tumour Immunogenicity. Nature Communications 8, S. 915618, doi: 10.1038/ncomms15618

30 Theelen, W. S. M. E. et al. (2019): Effect of Pembrolizumab After Stereotactic Body Radiotherapy vs Pembrolizumab Alone on Tumor Response in Patients with Advanced Non-Small Cell Lung Cancer: Results of the PEMBRO-RT Phase 2 Randomized Clinical Trial. JAMA Oncology 5, Nr. 9, S. 1276–1282: doi: 10.1001/jamaoncol.2019.1478

31 Gatenby, R. A. (1991): Population Ecology Issues in Tumor Growth. Cancer Research 51, Nr. 10, S. 2542–2547

32 Khamsi, Roxanne (2019): A Clever New Strategy for Treating Cancer, Thanks to Darwin. Wired, https://www.wired.com/story/cancer-treatment-darwin-evolution/

33 Zhang J. et al. (2017): Integrating Evolutionary Dynamics into Treatment of Metastatic Castrate-Resistant Prostate Cancer. Nature Communications 8, Nr. 1, S. 1816, doi: 10.1038/s41467-017-01968-5

34 Fojo, T. et al. (2014): Unintended Consequences of Expensive Cancer Therapeutics: The Pursuit of Marginal Indications and a Me-Too Mentality that Stifles Innovation and Creativity. JAMA Otolaryngology – Head and Neck Surgery 140, Nr. 12, S. 1225–1236

STICHWORTVERZEICHNIS

E

F

G